KB003258

한방의 특질

漢方の 特質

大塚敬節

한방의 특질

오오츠카 게이세츠 지음
김은하 · 변성희 옮김

전파과학사

〈지은이 소개〉

오오츠카 게이세츠(大塚敬節)

1900년 다카시(高知)시에서 출생. 1923년 구마모토의전(熊本醫專) 졸업. 1929년 유모토 큐우신(湯本求眞)에게 사사받아 한방의학을 배웠다. 1931년부터 한방 전문의로서 개업한 이래 한방 부흥의 선구적 활동을 계속하고, 1950년 동지와 함께 일본동양의학회(日本東洋醫學會)를 창립. 동 학회 이사, 평의원, 회장, 이사장 등을 역임. 또 1974년 사단법인 기타사토(北里)연구소 부속 동양의학종합연구소 설립과 함께 초대 소장에 취임. 1978년부터는 재단법인 일본한방의학연구소(日本漢方醫學研究所) 이사장을 겸임하고 명실공히 오늘날 한방 융흥의 기초를 쌓았다. 그 공적으로 1978년 일본의사회 최고유공상 수상. 1980년 10월 15일에 사망.

저서 『황한의학요결(皇漢醫學要訣)』, 『한방의학임상제요(漢方醫學臨床提要)』, 『동양의학사(東洋醫學史)』, 『한방진료삼십년(漢方診療三十年)』, 『동양의학(東洋醫學)과 함께』, 『증후(症候)에 따른 한방치료(漢方治療)의 실제(實際)』, 『임상응용상한론해설(臨床應用傷寒論解説)』, 『한방의학(漢方醫學)』, 『한방(漢方) 외줄기』, 『금궤요략강화(金匱要略講話)』, 『오오츠카 게이세츠 저작집(大塚敬節著作集)』(8권) 그 외.

서문에 대신하여

1927년 이른 봄 한방 연구에 뜻을 둔 나는 몇 년 뒤 근대서양의학의 세계관에 입각한 진단·치료에 저항감을 느끼게 되었고, 한방 연구는 고대 중국인의 세계관을 이해하는 것으로부터 시작하지 않으면 안된다고 생각하게 되었다.

1932년 5월에 나는 아라기 나리세이지(荒木性次)·사토오 쇼오고(佐藤省吾) 두 제자와 함께 동양고의학연구회(東洋古醫學研究會)의 기관지『고의도(古醫道)』를 창간했는데, 제2권 제6호에 「수(水)」라고 제목을 붙인 다음의 글을 실었다.

"흐르는 물은 썩지 않는데 고인 물은 썩는다는 사실은 누구도 이의(異意)를 달지 않는 상식이다. 그러나 고였음에도 불구하고 썩지 않는 물이 있다.

고여서 썩는 물은 살아 있는 물 즉 천연수이고, 고여도 썩지 않는 물은 죽은 물 즉 증류수라는 것은 흥미롭다. 오늘날의 의가는 약용으로서는 이 증류수가 가장 나은 것이라고 생각하고 있는 듯하다.

『상한론(傷寒論)』에 마황연초적소두탕(麻黃連軺赤小豆湯)은 요수(潦水)로 달인다는 말이 있다. 요수는 이시진(李時珍)의『본초강목(本草綱目)』에 의하면 내리는 빗물이다.『금궤요략(金匱要略)』에 복령계지감초대조탕(茯苓桂枝甘草大棗湯)은 감란수(甘爛水)로 달인다는 말이 있다. 감란수는 세숫대야 속에 들어 있는 물을 국자로 높이 들어 올려서 내리쏟고 그 한쪽에 거품이 생긴 것을 취한 것이라는 말이 있다.

『천금요방(千金要方)』에는 천리유수탕(千里流水湯)이라는 처방이 있다. 그 밖에 후세의 의사 중에는 흐름에 순행해서 떠올린 물과 흐름에 거슬러 떠올린 물은 성질이 다르다고 말하고 있다. 이런 말을 굳이 맹목적 미신이라고 해서 버릴 만한 용기가 지금의 나에게는 없다.

언젠가 아사히가와(旭川)[1] 시에서 양조업을 하는 다나카 토오고로오(田中藤五郎) 씨로부터 들은 말은 이런 것을 생각하고 있었던 나의 마음을 강하게 사로잡았다.

그 이야기 중에서 나다(灘)[2]의 물과 나다의 술에 대해 다나카 씨는 다음과 같이 말씀하셨다.

나다의 물은 술을 만드는 데는 대단히 좋은 물이다. 그 물과 화학성분을 같이 하기 위해서 염소(chlor)를 얼마 첨가해서 만든 물로 술을 만들면 그 결과는 반드시 나쁘다. 많이 첨가하면 첨가할수록 나쁘다. 이에 반해 화학성분은 나다(灘)의 물과 같지 않지만 그것과 비슷한 천연수를 쓰면 결과가 좋다고 한다. 오늘날의 분석으로는 알 수 없는 중요한 것이 천연수 속에 있는 것은 아닌가?"

그 다음 해인 1934년 5월에는 일본한방의학회(日本漢方醫學會)로부터 월간지『한방(漢方)과 한약(漢藥)』이 창간되고 나는 제1권 제3호에 다음과 같은 글을 실었다.

"근대의 서양의학은 자연의 비밀을 들춰 내고 이것을 정복하는 것을 목적으로 해서 발달해 왔지만, 동양의학의 목표는 어떻게 하면 자연에 녹아 들어 자연과 함께 살 수 있는지 그 법칙을 연구하는 데 있다. 서양의학에서는 몸체로부터 잘려나간 팔도 역시 팔이고, 적출된 안

---

1) 역자주 : 일본 혼슈우섬 오카야먀현(岡山縣) 중심부의 지명.
2) 역자주 : 일본 혼슈우섬 이시가와현(石川縣) 서부 해안의 지명.

구도 역시 눈이지만, 동양의학에서는 몸체로부터 잘려나간 팔은 팔로
서의 기능이 없기 때문에 팔이 아니고, 적출된 눈은 이미 눈이라고 불
려서는 안된다.

치료에 있어서도 진단에 있어서도 인간은 언제나 우주의 일부분이
고, 입술도 손톱도 머리카락도 신체의 일부분임과 동시에 우주의 일부
분이라는 것을 잊지 않는 점에 동양의학의 진면목이 있다. 그런 까닭
에 예를 들어 눈병치료에 있어서도 병든 눈을 전신과 조화시키면서 치
료하는 것을 원칙으로 한다.

자연을 정복하고자 하는 마음은 자연에서 떠나려는 마음이다. 자연
에 순응하고자 하는 마음은 자연에 녹아 들려는 마음이다.

서양으로 할 것인가? 동양으로 할 것인가? 아! 나는 자연과 함께 유
구한 삶을 원한다.”

이 잡지의 간행과 때를 같이 하여 죽은 친구 이후쿠 베다카요시[伊
福部隆彦, 그 때는 이후쿠 요시베다카(伊福吉部隆)라고 불렀다]의 『동
양정신(東洋精神)의 부활(復活)』이라는 단행본이 간행되었다.

이 책에는 겐도 나리사토(權藤成鄕) 선생의 서문이 있는데, 선생은
이 서문에서 사토 가이야마(佐藤回山)와 이후쿠 요시베다카(伊福吉部
隆)의 두 제자를 비교하면서 자연의 파괴가 그대로 현대의 종말로 이
어지는 것이라고 언급하고, 다음과 같이 서술하고 있다.

“동진인(東晉人)은 북명(北溟)의 북쪽을 조상이 일어난 곳으로 삼고
서진인(西晉人)은 파미르 고원을 인류번식의 기원으로 삼았다. 대저
북명의 북쪽은 고원이다. 그 설은 스스로 하나로 귀속되는 것 같지만
동진인은 탑의 꼭대기를 뾰족하게 하여 하늘을 파괴함으로써 극에 달
하고, 나는 여와(女媧) 씨의 돌로 하늘을 보수함으로써 극에 이른다.
하늘을 파괴한다는 것은 자연정복을 근원으로 삼는다는 말이고, 하늘
을 보수한다는 것은 자연과 어울리는 것을 근원으로 삼는다는 말이다.
가이야마(回山), 이후쿠 요시베코(伊福吉部子)는 자연을 지극한 도리

로 삼았는데 자연파괴는 곧 현대가 바야흐로 끝나려는 것을 논하는 것과 같다. 그의 우둔한 백성이 큰탑의 폐허에서 밭 가는 것을 보고 하늘이 파괴되면 고통스러운 신세가 된다는 것을 걱정할 줄 알았던 것은 가이야마(回山)이고, 지금의 나는 겹겹이 쌓인 큰 도시의 경영에 대해 쵸오요오(長楊)[3]의 빗소리를 듣고 쇼리(黍離)의 탄식을 하는 자는 나이후쿠 요시베코(伊福吉部子)이다. 만약 나로 하여금 류우샤(流沙)의 회풍(廻風)에 임(臨)하여 다도오(蛇頭)의 밝은 달을 부르고 청아한 비파의 맑은 소리를 듣게 한다면 그 문장이 어찌 여기서 그치리오?"

1941년에 나는 산가보(山雅)에서『동양의학사(東洋醫學史)』를 출판했다. 이 책의 서문에는 중국의학의 성격으로서 (1) 공리성(功利性)과 실용성(實用性), (2) 형식주의(形式主義), (3) 소요성(逍遙性), 정체성(停滯性), (4) 정치성(政治性), (5) 합일성(合一性), 전기성(全機性)의 다섯 개의 특징을 들고, 이것을 해설했는데 긴 문장이므로 그 해설은 생략한다.

그 뒤 나는 일본에서는 중국의학을 어떻게 받아들였는가, 말하자면 '중국의학의 일본적 수용'에 대해 골똘히 생각하게 되었는데 오늘날 우리가 말하는 한방은 중국의학의 일본적 탈바꿈이고, 이 주제는 그대로 중국문화와 일본문화의 차이로 이어지는 흥미 있는 연구이기도 하다.

나는 이번 저술에서도 이 문제에 접했지만 이것은 내가 지금부터 하고 싶은 의욕 있는 것 중의 하나이기도 하다. 내가 이 저서에서 특히 복증(腹證)에 힘을 기울인 것은, 이 복진법(腹診法)이야말로 일본 사람이 발명하고 일본 사람이 체계화한 것이며, 중국의학으로부터 탈피한 일본의 한방을 특징짓는 것이기 때문이다.

그러면 최후의 마무리로서 1971년 1월호『활(活)』에 게재한 권두언

---

3) 역자주 : 일본 큐우슈우섬 쿠마모토현(熊本縣) 북동부의 지명.

을 인용한다.

제목은 「새로운 문명의 여명」이다. 한방 연구에 뜻을 둔 지 45년 만에 나는 드디어 여기까지 온 것이다.

"의학은 언제나 그 시대 문명의 상징이다. 동양의학이 그렇고 근대서양의학 또한 그렇다. 근대서양문명은 자연정복을 목표로 발전하였고, 인류도 자연의 일원에 지나지 않는다는 것을 잊고 인간을 자연에 대립시켜 사람의 힘에 의해 자연을 정복할 수 있다고 망신(妄信)해 왔다. 그 결과 어떻게 되었는가?

자연은 파괴되고 인류의 멸망까지 걱정되는 상황으로 되어 왔다. 이렇게 해서 근대서양문명은 몰락의 양상을 보이게 되었다.

근대서양의학은 이 서양문명을 배경으로 해서 발전해 왔다. 그래서 일본이 메이지(明治)4) 초기에 이 문명을 받아들임과 함께 이 의학은 일본 의학의 주류가 되어 오늘에 이르렀다. 이 서양의학이 근대서양문명의 특질인 자연정복을 이상향으로 해서 전진(前進)하고 있다는 것은 여러 말 할 것 없이 분명하다.

우리 동양의학은 동양문명 속에서 자라 왔다. 동양문명은 자연순응을 이상향으로 하고, 인간도 역시 자연의 일원이고, 자연에 거스르는 것은 인류파괴라는 것을 알고 있다. 여와 씨가 오색의 돌을 갈아 하늘의 파괴된 곳을 보수했다는 이야기는 우리 동양문명의 이상향이고, 우리 동양의학의 특질이기도 하다.

동양에서 가장 일찍 서양문명을 흡수한 일본은 가장 일찍 동양의학을 억압했다. 동양문명 속에서 길러진 동양의학은 서양문명 속에서는 호흡곤란에 빠지지 않을 수 없었다. 민물고기가 바다에서는 살 수 없는 것과 같다.

이렇게 해서 일본에서 동양의학은 숨을 헐떡거리며 고통스럽게 남

---

4) 역자주 : 1868~1912년 동안 사용된 일본의 연호(年號).

은 목숨을 계속 유지해 오다가 근년에 이 의학의 재인식을 부르짖고 있는데, 저널리스트는 이 현상을 붐이라고 부르고 있지만 이것은 착각도 한참 착각이다. 붐이라는 것은 불꽃식으로 활짝 타올라가는 것이다. 동양의학의 현상은 결코 붐이 아니다.

이것은 도래할 새로운 문명의 여명의 빛이다. 21세기는 근대문명 마지막의 해이고, 이 문명에 대신하는 새로운 문명이 대두하는 해이다. 역사를 돌아보는 것이 좋다. 문명은 홀연히 망한다. 근대서양문명만이 영구히 계속된다고 생각해서는 안된다. 이미 이 문명몰락의 여러 가지 징후가 보이고 있는 것은 아닐까?

서양문명이 망하고 새로운 문명이 이에 대신할 때 서양의학도 역시 이전의 동양의학이 거쳤던 것처럼 호흡곤란에 빠질 것임은 상상할 수 있다.

다음 문명이 어떤 형태인지 예측하는 것이 반드시 쉽지는 않다. 그러나 다음 문명은 과학 지상의 유물사상이 주도권을 쥐는 것이 아니라는 것만은 틀림없다고 생각한다.

아전인수(我田引水)라는 비난을 면할 수는 없지만 우리 동양의학이 세계적으로 주목을 받고 있다는 것은 다음 문명이 어떠한 것인지를 암시하고 있는 것은 아닐까?

자연파괴를 죄악으로 반성하고 유물편중을 시정하는 새로운 문명 속에서 살아 남을 의학은 서양의학이 아니라 우리 동양의학을 기반으로 하는 새로운 형태의 의학이라는 것을 나는 믿는다.

새해 처음에 여기에 내 소신을 서술하는 것은 우리 동양의학의 앞길에 밝은 여명이 가까워지고 있음을 알리려는 것이고, 그것을 믿으며 이 펜을 놓는다.”

1971년 4월 29일
오오츠카 게이세츠

차례

서문에 대신하여 ·· 5

제 I 편

1. 서두에 ··· 18
2. 치료의학으로서 한방의 우수함 ································ 22
3. 한방약과 민간약, 한방약의 성분 ······························ 30
4. 처방의 특질과 구성 ··· 36
   1) 근대의학 처방과 한의학 처방의 차이 36
   2) 처방의 구성과 그 명명법 38
   3) 감초탕(甘草湯)을 예로 들어 약효를 생각한다 43
   4) 감초를 예로 들어 조합 상대가 되는 약에 따라 약효가 어떻게 변
      화하는지를 서술한다 46
5. 진단과 치료 ·· 55
   1) 증에 따라 치료한다고 하는 것 55
   2) 증과 그 구성 60
   3) 증의 진단과 수증치료(隨證治療)의 실례 64
   4) 복진법의 실례 70

5) 계절과 밤낮의 구별도 고려하여 치료법을 생각한다 76

6) 명현(瞑眩)의 실례 79

제 II 편

1. 수증치료(隨證治療)와 병명치료(病名治療) ····························· 87

   — 백혈병, 재생불량성빈혈, 악성빈혈을 예로 든다 —

2. 같은 병이라도 개인차에 따라 치료법이 달라진다 ·············· 92

   — 알레르기(allergy)성 비염을 예로 —

3. 국소의 병도 전신의 부조화로부터 ································· 94

   — 눈꺼풀 경련, 안면경련, 축농증을 예로 —

4. 만병(萬病)의 뿌리가 배에 있다 ································· 98

   — 중요한 복증(腹證) 예 —

5. 고방(古方)의 오묘함 ··· 106

   — 자궁근종, 자궁암, 뱃속에 두고 잊어버린 지혈집게 —

6. 치료상대는 살아 있는 환자 ································· 110

   — 고혈압증을 예로 —

7. 전체요법 ··· 113

   — 기관지천식, 야뇨증, 치질출혈, 동상을 예로 —

8. 심신(心身)이 하나와 같다는 입장 ························· 116

9. 약은 살아 있다 ··· 122

10. 편한 것이 좋다고 단정지을 수는 없다 ····················· 125

   — 불면증을 예로 —

   [1] 계지가용골모려탕(桂枝加龍骨牡蠣湯)으로 불면을 치료한 환자
      126

   [2] 계지가작약탕으로 수면 128

[3] 황련해독탕(黃連解毒湯), 삼황사심탕(三黃瀉心湯)으로 수면제가
필요 없게 된 환자 129

[4] 온담탕(溫膽湯)으로 잘 수 있게 되어 기운이 회복된 예 131

[5] 산조인탕(酸棗仁湯)으로 젊음을 되찾은 이야기 132

[6] 조등산(釣藤散)으로 불면과 두통이 치료된 예 133

11. 술(術)과 학(學) ··· 135

제 Ⅲ 편

[1] 면정(面疔)에 진무탕(眞武湯) 151

[2] 류머티스성 관절염에 의이인탕(薏苡仁湯), 성욕감퇴에 계지가용
골모려탕(桂枝加龍骨牡蠣湯) 152

[3] 탈모증에 계지가용골모려탕(桂枝加龍骨牡蠣湯) 153

[4] 발작성 심계항진(心悸亢進)에 계지가용골모려탕(桂枝加龍骨牡蠣
湯) 154

[5] 야뇨증에 계지가용골모려탕(桂枝加龍骨牡蠣湯) 155

[6] 퀸케 부종에 오령산(五苓散) 157

[7] 단백뇨에 오령산가연전초(五苓散加連錢草) 158

[8] 편두통에 오수유탕(吳茱萸湯) 160

[9] 상습적인 두통에 오수유탕(吳茱萸湯) 161

[10] 감기에 오수유탕(吳茱萸湯) 162

[11] 편두통에 오수유탕(吳茱萸湯) 162

[12] 원인과 병명 모두 분명하지 않은 하지의 붉은 반점에 계지복령
환(桂枝茯苓丸) 164

[13] 하지의 종창(腫脹)에 계지복령환(桂枝茯苓丸) 166

[14] 하지의 동통(疼痛)에 계지복령환가감초생강(桂枝茯苓丸加甘草

生薑) 167

[15] 요로결석에 계지복령환(桂枝茯苓丸) 168

[16] 자궁탈과 요통에 계지복령환(桂枝茯苓丸)과 팔미환(八味丸) 170

[17] 요배통(腰背痛)에 계지복령환(桂枝茯苓丸) 171

[18] 습진에 계지복령환 172

[19] 간경변증(肝硬變症)에 십전대보탕(十全大補湯) 173

[20] 심마진(蕁麻疹)에 십전대보탕(十全大補湯) 174

[21] 한성(寒性) 농양(膿瘍)에 십전대보탕(十全大補湯) 175

[22] 항문주위염(肛門周圍炎)에 십전대보탕(十全大補湯) 175

[23] 고혈압에 십전대보탕(十全大補湯) 176

[24] 복막염에 황기건중탕(黃芪健中湯) 178

[25] 고질적인 하복통에 당귀건중탕(當歸建中湯) 179

[26] 충수염 수술 후의 복통에 당귀건중탕(當歸建中湯) 180

[27] 진행성 지장각피증(指掌角皮症)에 자감초탕(炙甘草湯) 181

[28] 바세도우씨병에 자감초탕(炙甘草湯) 182

[29] 질내(膣內) 폴립(polyp)에 당귀사역가오수유생강탕(當歸四逆加吳茱萸生薑湯) 184

[30] 신경성불식병(神經性不食病)으로 월경불순이 있는 환자에게 시호계지탕가대황(柴胡桂枝湯加大黃) 185

[31] 갑상선종(甲狀腺腫)에 십육미류기음(十六味流氣飲) 187

[32] 폐기종(肺氣腫)에 영감강미신하인탕(苓甘薑味辛夏仁湯) 188

[33] 메니에르(Meniere) 증후군에 복령택사탕(茯苓澤瀉湯) 189

[34] 원형탈모증(圓形脫毛症)에 소시호탕(小柴胡湯) 191

[35] 궤양성대장염(潰瘍性大腸炎)에 위풍탕(胃風湯) 192

[36] 평범한 건선(乾癬)에 온청음(溫淸飲) 192

[37] 병명이 불분명한 흉통(胸痛)에 평간음(平肝飲) 193

[38] 듀링(Duhring) 포진상피부염(疱疹狀皮膚炎)에 당귀음자(當歸飮子) 194

[39] 변형성슬관절증(變形性膝關節症)에 월비가출탕(越婢加朮湯) 195

[40] 고혈압과 불면에 황련해독탕(黃連解毒湯) 196

[41] 현기증, 두통, 하리(下痢)에 진무탕(眞武湯) 197

[42] 현기증과 두통에 반하백출천마탕(半夏白朮天麻湯) 198

[43] 기관지천식(氣管支喘息)에 소청룡탕(小靑龍湯) 199

[44] 만성 해수(咳嗽)에 괄여지실탕(括呂枳實湯) 200

[45] 불면에 반하사심탕(半夏瀉心湯) 201

[46] 간경변증, 고혈압증에 쓴 각종 처방 202

[47] 불임과 습진에 온경탕(溫經湯) 204

[48] 협심증에 연년반하탕(延年半夏湯) 206

[49] 야간 빈뇨(頻尿)에 팔미환(八味丸) 207

[50] 기관지천식(氣管支喘息)에 맥문동탕(麥門冬湯) 208

[51] 한성(寒性) 농양(膿瘍)에 대시호탕합소승기탕(大柴胡湯合小承氣湯) 208

[52] 십이지장궤양(十二指腸潰瘍)에 인삼탕(人蔘湯) 210

[53] 혈청간염(血淸肝炎)에 인진호탕(茵陳蒿湯) 211

[54] 혈우병(血友病) 환자의 장폐색(腸閉塞)에 계지가작약탕가촉초인삼[桂枝加芍藥湯加蜀椒人蔘 ; 중건중탕(中建中湯)] 212

[55] 루드비히(Ludwig) 후두염에 감로음(甘露飮) 214

[56] 원인과 병명 모두 불분명한 혀가 굽는 병에 가미팔선탕(加味八仙湯) 215

[57] 원인과 병명 모두 불분명한 근육통에 갈근탕가의이인(葛根湯加薏苡仁) 216

[58] 만성 습진에 백호가계지탕(白虎加桂枝湯 ; 첫번째) 217

[59] 만성 습진에 백호가계지탕(두번째) 218

[60] 습진에 백호가인삼탕(白虎加人蔘湯) 219

[61] 특발성탈저(特發性脫疽)에 당귀탕(當歸湯) 220

[62] 신경증(神經症)에 당귀탕(當歸湯) 222

[부록] 처방집(處方集) ··· 225

제 I 편

1. 서두에

일본동양의학회(日本東洋醫學會) 제20회 총회가 1969년 4월에 토오쿄오에서 개최되었는데 '동서의학의 접점'이 의제의 중심이 되었다.

이 총회에 대한 소감을 써 달라는 의뢰를 받은 나는 "이번 모임에서 특히 인상적이었던 것은 연사 중에 신인이 많고 젊은 사람이 많았던 것과 동양의학과 서양의학의 융화를 목적으로 한 연설 제목이 많았던 점이다. 동양의학의 최근 경향, 특히 젊은 층에서는 동양의학과 서양의학을 어떻게 융화시킬 것인가 하는 점에 흥미의 중심이 놓여 있는 것 같았고, 이번 총회에서도 분명히 이런 경향이 보였다. 이런 경향은 역사의 흐름으로서는 당연할 것이다."라고 시작한 뒤 동양의학과 서양의학의 융화에는 먼저 이 두 의학의 장단점과 특질을 연구할 필요가 있다는 것을 말하였다. 일본의 동양의학은 동양의학으로서의 특질을 가지고 있고, 서양의학은 서양의학으로서의 특질을 가지고 있으면서 상호 이해를 바탕으로 조화하고 화해할 수 있고, 이렇게 해서 장기간 동안 융화하는 것이 바람직하다고 생각한다. 그러므로 서양의학의 입장에서 한약을 사용하거나 서양의학의 원리로 한방의학을 해설하는 것은 동양의학의 진수를 밝히는 것이 아니며, 동양의학의 전통을 지키고 그 위에서 근대화하는 것이야말로 바람직한 것이다라는 말로 끝맺었다.

그래서 이 책에서는 근대서양의학과 동양의학은 어떤 점에서 다른가, 이 방면에 중점을 두고 구체적인 예를 들어 설명하기로 한다.

추상적인 것을 구체적 예로 들어 보이는 것은 한방의학 특질의 하나이기도 하다. 또한 한방 최고의 고전인『상한론』에서도 상한(傷寒)이라 불리는 열병을 예로 들어, 시간적 경과에 따라 그 변화와 그에 대응하는 치료법을 서술하여 한방의학의 진단과 치료법을 보이고 있다. 나가토미 토쿠쇼오안(永富獨嘯庵)[주1]도 그의 저서『만유잡기(漫遊雜記)』에서 "상한에 만병(萬病)이 있고 만병(萬病)에 상한이 있다."라고 하였고『상한론』중에 만병의 치료 법칙이 나타나 있다고 했다.

우메바라 다케오(梅原猛) 씨는『현대의 대화』중의「문자와 문화」항에서 "중국의 것은 어디까지나 구체성이라고 하지만 사물을 떠나지 않는 추상성 같은 것은 아닐까 하는 기분도 든다."라고 하고 있으며, 이것 또한 중국 문화의 하나의 특질은 아닐까?

이러한 입장으로부터 구체적인 예, 특히 치료경험례를 다수 들고, 한방의 특질을 말함과 함께 이 책을 수필풍으로 정리해 보기로 했다.

중국에는 백 권, 이백 권이라는 많은 한방 서적이 있지만 일본에는 이런 체계적인 것은 없다.

일본에서 널리 읽힌 것은『초창잡화(蕉窓雜話)』[주2],『만유잡기(漫遊雜記)』,『요치차담(療治茶談)』[주3],『생생당의담(生生堂醫譚)』[주4],『도삼절지(道三切紙)』[주5],『유취방(類聚方)』[주6],『방극(方極)』[주7]이라는 종류의 것인데 스승의 이야기를 제자가 필기한 것과 메모, 감상문풍의 것이 압도적으로 많다.

나의 은사 유모토 큐우신(湯本求眞)[주8] 선생님도 서론이 있고, 결론이 있는 것 같은 형식주의적인 책보다도 차를 마시며 나누는 이야기 속에야말로 한방 치료의 비결이 숨어 있다고 말씀하셨다.

이것은 한방이 르네상스 이후 서양에서 일어났던 학(學)이 아니라 술(術)이라는 증거이기도 하다. 이것에 대해서는 따로 항을 나누어 쓰겠지만 어쨌든 한방의 특질은 수필풍으로 써야 그 진면목이 살아난다고 나는 생각한다.

[주1] 나가토미 토구쇼오안(永富獨嘯庵, 1732~66) 야마와키 토오요오(山脇東洋)의 제자. 의사로서 유학(儒學)을 겸비하고 준수하여 당대에 비교할 자가 없었고, 요시마스 토오도오(吉益東洞)로 하여금 "세상에서 깔볼 수 없는 자는 나가토미(永富) 씨의 자식이로다. 내가 죽으면 이 사람으로 하여금 국내 제일의 의사로 삼아야 할 것이다."라고 찬탄하게 만들었지만 토오도오보다 앞서 서른다섯 살에 죽었다. 저서에 『만유잡기(漫遊雜記)』, 『토방고(吐方考)』 등이 있다. 제자로는 가메이 난메이(龜井南溟)가 있다.

[주2] 『초창잡화(蕉窓雜話)』 와다 토오가쿠(和田東郭, 1744~1803)는 요시마스 토오도오(吉益東洞)의 의설(醫說)에 의문을 품고 그의 제자가 되어 나중에 하나의 설을 수립했는데, 고방(古方)을 주로 하고 후세방(後世方)을 오묘하게 사용하여 임상가로서 비상하게 뛰어난 기량이 있었다. 이 책은 그 시절의 토오가쿠(東郭)의 이야기를 제자가 필기(筆記)한 것인데, 모두 다섯 권으로 되어 있다. 그 밖에 『동곽의담(東郭醫談)』이라고 하는 것도 있다.

[주3] 『요치차담(療治茶談)』 츠다 겐센(津田玄仙)의 저서로 모두 다섯 권. 다무라 겐센(田村玄仙)이라고도 한다. 호(號)는 츠미야먀(積山)이다. 메이와(明和), 칸세이(寬政) 때 하라 난요오(原南陽)와 함께 간토(關東)에서 명의로 이름을 떨쳤다. 그 밖에 『요치경험필기(療治經驗筆記)』(10권), 『적산유언(積山遺言)』(15권) 등이 있는데, 모두 치료에 관한 경험을 말한 것이다.

[주4] 『생생당의담(生生堂醫譚)』 나카가미 긴케이(中神琴溪, 1743~1833)의 저서로 요시마스 토오도오 밑에 있었지만 독학으로 의술을 배웠고 "세상 의사들은 중경(仲景)을 스승이라고 하지만 나는 신하라고 부른다"라고 주장하며 자유분방한 독자적 치료를 전개했다. 『생생당치험(生生堂治驗)』, 『생생당잡기(生生堂雜記)』 등도 한 번 읽어 볼 만한 가치가 있다.

[주5] 『도삼절지(道三切紙)』 마나세 토오산(典直瀨道三, 1507~94)의 저서

로 두 권으로 되어 있고, 토오산의 의풍(醫風)의 특징이 잘 나타나 있다. 토오
산은 다이로 산키(田代三喜)의 제자로 이주의학(李朱醫學)을 부르짖고, 이것
을 천하에 펼쳐 후세맥의학(後世脈醫學)의 시조가 되었다. 저술이 많은데
『계적집(啓迪集)』(8권), 『운진야화(雲陣夜話)』(1권), 『노사잡화기(老師雜話
記)』(2권), 『약성능독(藥性能毒)』(1권), 『진맥구전집(診脈口傳集)』(1권), 『하
령소아방(遐齡小兒方)』, 『침구요집(鍼灸要集)』(1권), 『지남침구집(指南鍼灸
集)』(1권) 등 각 방면에 걸쳐 있다.

[주6] 『유취방(類聚方)』과 [주7] 『방극(方極)』은 모두 요시마스 토오도오
(吉益東洞, 1702~73)의 저서로 『유취방』은 『상한론』과 『금궤요략』 중의 처방
을 종류별로 모아 나열하고 각각의 조문을 원전에서 인용하여 각 처방의 아
래에 놓고, 이 조문의 문장을 토오도오의 식견으로 취사선택했으며, 아울러
그 증상을 자신의 견해에 따라 서술한 것인데, 이 책이 출판되자마자 에도(江
戶)와 쿄오토(京都)의 서점에서 각각 5,000부가 1개월 안에 매진되는 소동이
벌어졌다. 『방극』은 각 처방의 응용 목표를 짧고 분명하게 서술한 것인데, 이
두 가지 책과 『약징(藥徵)』을 합쳐서 토오도오의 3부작이라고도 한다. 토오도
오는 '만병일독설(萬病一毒說)'을 제창하고 고방가(古方家) 중에서도 가장 철
저한 논리를 펼쳤으며, 찬반 양론의 격렬한 논쟁을 불러일으켰다. 제자로 미
네쇼 오오(岻少翁), 무라이 긴잔(村井琴山), 나카니시 신자이(中西深齋) 등의
준수한 인재가 모여들었다.

[주8] 유모토 큐우신(湯本求眞, 1876~1941) 카나자와의학전문학교(金澤
醫學專門學校) 졸업. 와다 케이시쥬로오(和田啓十郎) 저(著) 『의계(醫界)의
철추(鐵椎)』를 읽고 느낀 바가 있어 한방을 연구하고, 『황한의학(皇漢醫學)』
(3권)을 썼다. 쇼오와(昭和)[5] 한방의 기초가 되는 명저이다.

---

5) 역자주 : 1926~88년 동안 사용된 일본의 연호.

2. 치료의학으로서 한방의 우수함

요즘 자연식이라는 것이 하나의 유행으로 되어 있다. 부자연식에 대한 반성이다. 일본에서는 자연식 가게가 번창하게 된 것이 최근 1~2년 정도이지만 유럽에서는 일찍부터 자연식 가게가 유행되어 왔다고 한다.

일본에서는 자연의학이라는 말이 아직 일반화되지 않았지만 근년 서양 여러 나라에서는 자연의학을 제창하고 이것을 연구하는 의사가 많아지고, 몇 개의 연구 단체가 생겨나고 있다. 몇 년 전부터 2번 정도 일본에 찾아온 슈람(Shuram, Authur Von) 박사는 국제자연의학협회의 명예회장인데 화학약품은 전혀 쓰지 않는다. 약은 천연약이 아니면 안되고, 먹는 것 또한 자연식이 아니면 안된다고 말하고 있다.

독일에는 독일자연요법전체의학의사연맹이라는 모임이 있고, 이 모임의 회장은 뮌헨대학의 자아르 교수가 맡고 있다. 이 모임의 회원들은 동양의학은 우리 자연의학과 한 가지이다, 함께 손을 맞잡고 크게 연구하자라고 말하고 있다.

세계의 의학은 크게 둘로 나눌 수 있다.

하나는 자연과학에 입각한 근대서양의학이다. 이 의학은 자연을 정복하고 자연의 비밀을 폭로하고 천지 자연 일체를 인간이 생각하는 대로 있게 하는 것을 목표로 해서 발달해 온 근대문명의 '사생아'이다.

이 의학에서는 병을 치료하는 것보다도 병의 정체를 추구하는 것에 중점을 둔다. 약물도 천연산을 그대로 쓰는 것이 아니라 이 약물에는 어떤 성분이 있고, 그것이 어떻게 작용하는가를 연구하고 합성에 의해 신제품을 만들려고 한다.

다른 하나의 의학은 자연에 순응해서 자연과 함께 살아가는 것을 이상으로 하는 자연의학이다. 이 의학에서는 자연을 이용하지만 정복의 야망을 갖지는 않는다.

한방의학은 이 자연의학에 속한다. 『십팔사략(十八史略)』을 읽으면 다음과 같은 것이 씌어 있다. "공공(共工) 씨가 축융(祝融)과 싸웠는데 이길 수 없었기 때문에 화를 내며 머리를 부주산(不周山)이라는 산에 부딪혔다. 그 때문에 하늘을 받치고 있던 기둥이 부러지고 하늘에 금이 가서 여화라는 왕이 오색의 옥을 갈아서 하늘의 갈라진 곳을 수리했다."

재미있는 말이다. 자연과학이 하늘을 파괴하는 것을 이상으로 하는 데 대해 하늘을 보수한다고 하는 동양문명의 자연존중의 이상이 여기에 설명되어 있다.

이러한 자연순응을 원칙으로 해서 발전해 온 한방의학은 병의 정체를 추구하거나 약물의 성분을 탐구한다고 하는 것 같은 데에는 관심이 없었다. 관심이 없었다기보다도 한방의학이 자라온 환경에서는 병의 정체 추구와 약물의 성분 연구 등이 불가능한 상황이었다고 하는 것이 진실에 가까울지도 모른다.

자연의학 중에는 각국에 제각기 전하는 민간전승 의학과 하네만 (Hahnemann)에 의해 시작된 동종요법(Homeopathy)[6] 의학 등이 있는데, 이 중에서 한방의학은 치료의학으로서 최고이다.

최근 나는 쿠라시키(倉敷)중앙병원의 원장 엔토오 닌로오(遠藤仁

---

6) 역자주 : 동종요법(同種療法)은 대량으로 인체에 사용하면 건강체의 환자와 비슷한 증세를 일으키는 약체를 환자에게 소량 시료하는 요법이다.

郎) 박사가 주재하고 있는『건강과 청즙(靑汁)』이라는 잡지의「자연식과 암(癌)」이라는 한 문장에 마음이 끌려서 그 일부를 인용하면 다음과 같다.

"…(전략)… 그것은 미국의 학자가 하고 있는 동물실험의 암에 대한 정제품과 자연식품의 영향을 조사한 자료이다.

자연 그대로의 사료와 그것을 정제한 것(정제에 의해 소실된 비타민과 무기질은 약품으로 보충했다. —— 따라서 영양적으로는 완전한 정제 사료)을 투여한 쥐에 X선과 화학적 발암제로 암을 만들어 보았다.

그러자 자연식 동물에 비해 정제식 동물 쪽이 훨씬 암을 일으키기 쉽고 보다 일찍, 보다 강하게 나타난다는 결과가 나왔다. 즉 자연식에는 발암에 대해 방위적으로 작용하는 힘이 있다는 것을 나타내는 셈이다. 더구나 그것은 지금까지 알려진 영양소와는 분명히 다른 무엇인가에 의한다. 어느 연구자들은 미지의 성분의 존재를 추정하고 있다.

그것은 어쨌든지 암의 예방에 앞으로는 어떻게 될지 모르지만 적어도 오늘날에 있어서는 발암성 또는 발암촉진성 물질은 피하고 자연적인 식생활 —— 자연의 혜택을 충분히 간직한 자연식품을 자연 그대로 혹은 될 수 있는 대로 자연에 가까운 상태로 먹도록 마음을 가져 녹채식(綠菜食), 청즙(靑汁)을 중심으로 한 완전식을 행하는 것은 유일하지는 않다 할지라도 꽤 유력한 방법이 되고, 또 병세를 겪고 치유하는 데에 도움이 되는 것은 아닐까 생각한다."

이러한 입장에서 생각하면 천연산인 일본 한약과 화학약품의 관계는 꽤 미묘해진다.

나카야마 타다나오(中山忠直)는『한방의학의 신연구』에서 "한방의학은 세계 최고의 임상의학이다."라고 말하고 있다.

한방의학은 고대 중국에서 발달했고, 그 후 일본에 전래되어 일본화한 것인데 이 의학의 저변에는 한족(漢族)의 피가 흐르고 있다. 이 의학은 어떤 방법을 써서라도 병만 나으면 된다는 공리주의(功利主義)와 실리주의(實利主義)에 의해 지탱되고 있다. 이 공리주의와 실리주의는 한족의 특징이기도 하다.

그런데 의학의 목적은 질병의 예방과 치료에 있기 때문에, 치료면에 있어서 한방의학이야말로 의학의 발달에 따라 발전해 온 것이다. 그러면 근대의 서양의학은 어떠한가 하면 질병의 정체탐구에 흥미의 중심이 있고, 검사에서 검사로 날이 저물어 병의 치료를 잊고 있는 것은 아닐까라고 생각될 때가 자주 있다.

토오쿄오(東京)대학 의학부의 강사였던 돌아가신 이타쿠라(板倉) 박사는 그의 저서『치료학총론(治療學總論)』에서 현대의학은 임상병리학인데 그 속에 치료학이 없다고 탄식하였으며, 유럽에서 돌아오자마자 일본에는『상한론』이라는 치료학 최고의 고전이 있으니 이것을 연구하면 되고, 유럽에 치료학을 배우러 갈 필요는 없다고 문부성7)에 보고해서 관리들의 마음을 안 좋게 만들었다는 이야기가 있다.

또 톨스토이는 임종의 자리에서 머리맡에 모여 앉은 명의들에게 다음과 같이 말했다고 한다. "여러분 슬퍼하지 마십시오. 내 병이 낫지 않았다고 해서 결코 당신들에게 수치가 되지 않습니다. 당신들은 동서고금의 의학에 정통한데 그 의학이 병을 치료할 수 있는 의학이 아닐 뿐입니다."

꽤 풍자적이다.

요시다(吉田) 수상의 주치의였던 바바(馬場) 씨는 토오쿄오대학을 차석으로 졸업한 수재였는데, 아오야마(靑山) 내과에서 조수로 있을 때 맹장염으로 입원 중인 환자에게 대황목단피탕(大黃牧丹皮湯)이라는 한방약을 주었다. 그런데 효과가 빨라서 아오야마 교수에게 그것을 보고했더니 교수는 다음과 같이 바바 씨를 꾸짖었다고 한다.

---

7) 역자주 : 우리나라의 교육부에 해당한다.

"병이 나았다고 해서 뭐가 어떻다는 거야? 그것은 의학이 아니다. 왜, 어떻게 해서 나았는지를 알지 못하면 한푼의 가치도 없다."라고.

무슨 짓을 해서라도 의사는 병을 치료하지 않으면 안된다고 생각하던 바바 씨는 대학을 그만두고 민간의 일개 개업의로서 생을 마쳤다.

나는 전쟁 뒤 바바 씨를 알게 되어 친하게 교제했는데 바바 씨와의 화제는 언제나 치료에 관한 것뿐이었고 세간의 이야기와 사람들의 소문, 정치문제, 사상문제 등에는 일절 관심이 없었다. 치료 이야기가 나오면 열을 띠게 되어 코를 문지르면서(이것은 바바 씨의 버릇이었다) 시간이 흐르는 것을 잊을 정도였다. 언젠가 하라 난요오(原南陽)의 『총계정의사소언(叢桂亭醫事小言)』[주]을 읽고 재미있었다고 해서 그 중의 일부를 가락을 붙여 암송하여 나에게 들려 주었다. 일흔 살이 가까워져도 여전히 기억력이 쇠하지 않은 확실성에 나는 놀랐다.

의대생 시절 나는 『내과집성(內科集成)』이라는 책을 읽었다. 이 책은 다이쇼오(大正)[8] 10년경에 출판된 것으로 지금은 죽은 내 친구 데라사키 도자오(寺崎十三男)가 유품으로 나에게 준 것이다. 이 책은 그 당시의 것으로서는 진귀한 서양글자로서 테(て), 니(に), 오(を), 하(は)는 일본어지만 대부분은 독일어였다. 몇 년 전 나는 서고에서 이 책을 발견하고 그것이 바바 씨 젊었을 때의 저술이라는 것을 알았는데 황달 치료에 인진호탕이 효과가 있다고 씌어 있는 점에 놀랐다.

바바 씨는 일찍이 나에게 지금의 의사는 딸꾹질 하나 치료하지 못한다라고 말한 적이 있다. 요시다 시게루(吉田茂) 씨가 선거 때문에 다카시현(高知縣)[9]에 머물러 있을 때 딸꾹질이 났는데 어떻게 해도 그치지 않았다. 토사(土佐)[10]의 명의들도 치료하지 못했다. 그래서 바바 씨가 비행기로 다카시에 날아가 한방약을 주어 하루 만에 치료하고 돌

---

8) 역자주 : 1912~26 동안 사용된 일본의 연호.
9) 역자주 : 일본 시코쿠섬 남부의 지명.
10) 역자주 : 일본 시코쿠섬 다카시현 남부의 지명.

아왔다. 그때 바바 씨가 쓴 처방은 감초사심탕가진피(甘草瀉心湯加陳皮)였다.

1910년에 『의계의 철추(醫界之鐵椎)』라는 책을 써서 한방연구의 중요성을 강조한 와다 케이시쥬로오(和田啓十郞) 선생은 나의 은사 유모토 큐우신(湯本求眞) 선생의 스승이었는데, 이 선생이 의사가 된다면 한방의가 돼야지라고 결심한 동기는 다음과 같은 점에 있다.

와다 선생이 6~7세 때 가족 중에 난치병자 한 사람이 생겨 5~6년이 되어도 낫지 않았다. 그 동안 십여 명의 의사의 진단을 받고 그 지방의 명의들에게는 모두 보였다. 드디어 그 환자는 배에 물이 고이고 그 물을 관으로 4~5회 빼냈지만 곧바로 또 고이는 상태여서 어떤 치료효과도 없었다.

그런데 어떤 사람이 의사 한 명을 소개했다. 그 의사는 한방의인데 집이 가난하고 환자도 적었다. 그러나 그 기술은 신의 경지에 들어 기이한 효과가 많았다. 당신 집의 환자도 그 사람이라면 고칠 수 있을 것입니다라고 하는 것이었다.

그러나 가족들은 그 의사의 초라한 모습을 깔보고 이것을 받아들이지 않았다. 그리고 십여 명의 의사에게 치료를 청했지만 낫지 않고 6년 정도가 더 지났으며, 환자는 점점 더 쇠약해지고 배는 더욱더 부풀었다. 그래서 가족들도 드디어 불치인 것을 알고 죽을 각오로 먼저의 한방의를 부른 결과 복약 반년에 병의 대부분은 낫고, 1년 정도로 완치됐다.

그럴 무렵 와다 선생은 10여 세였는데 훌륭한 의사라는 것은 번쩍번쩍 빛나는 차를 타고 다니는 사람도 아니고, 비싼 진찰료를 받는 사람도 아니며, 고무와 금속제품의 의료기구를 사용하는 사람도 아니어서, 짚신을 신고 걸어오는 가난한 의사라 할지라도 난치병 환자를 고칠 수 있는 자가 훌륭한 의사이다라고 깨달았으며, 만일 의사가 된다면 한방의술의 오묘한 처방을 연구하고 싶다고 생각하게 되었다고 한다.

이 와다 케이시쥬로오 선생이 메이지 대제(大帝)의 병이 중태에 빠졌을 때 덕대사(德大寺) 시종장에게 올린 상서의 초고를 나는 가지고 있었다(전쟁으로 타버렸지만). 거기에는 미우라 나리유키(三浦謹之) 조교수가 세계의 의학을 참고해서 왕의 병을 치료해 드리고 있다고 하는데 왜 한방을 참작하지 않는 것인가? 만약 한방 치료를 현대의 명의 나카가와 아키노리(中川昌義) 선생에게 부탁하면 반드시 좋은 결과를 얻게 될 것이라고 하는 의미가 씌어 있었다. 그러나 이 상서는 올라가지 못하고 말았다고 와다 마사이토(和田正系) 씨로부터 들었다. 수속 절차를 밟느라고 시간을 끄는 동안 대제께서 돌아가셨기 때문은 아니었을까?

가난한 한방의(漢方醫) 이야기가 생각났는데 1937년경에 동창인 우노 아키오(宇野秋生) 군이 후쿠지마(福島)현이라는 시골에서 개업하고 있을 무렵 코오리야마(郡山)의 시골에 나이든 한방의가 있어 안과 치료에 묘한 재주가 있고, 난치병 환자가 오면 자신이 산에 들어가 약초를 캐 와서 치료하고, 거의 보수를 받지 않는다는 것이었다. 나는 이 나이든 한방의를 방문하기를 원했지만 전쟁이 격렬해지고 교통사정이 나빠져서 결국 실현되지 않았다.

이 사람은 이전에 와다(和田) 선생이 소년 시절 슬쩍 엿본 노 한방의라고 해도 좋고, 코오리야마의 시골에 은둔해 있던 노 한방의라고 해도 좋은 '술(術)'을 즐기는 부류의 사람이었을 것이다.

병을 잘 치료하는 의학이 좋은 의학이고, 병을 잘 치료하는 의사가 훌륭한 의사인 것은 동서고금을 통해 변하지 않는 이치이다. 그런데 그저 병만 고치면 좋다고 하는 공리주의로 진행되어 온 한방의학은 왜, 어떻게 치료되었는가 하는 점이 밝혀져 있지 않다. 여기에 근대의학으로부터의 비판이 집중된다. 그래서 왜 한방약은 효과가 있는가, 어떻게 해서 나았는가의 연구가 지금부터의 과제로 대두된다.

[주] 『총계정의사소언』하라 난요오(原南陽, 1753~1820)의 저서로 7권으로 되어 있고, 진단법으로부터 병증별 치료에 대해 서술한 것이다.

3. 한방약과 민간약, 한방약의 성분

약이라는 것은 무엇인가?

충분히 알고 있는 것 같으면서 이것을 한마디로 정의내리기는 어렵다.

후생성11)에서 정한 약사법에 의하면 약이라는 것은 사람 및 동물의 질병을 예방 또는 치료할 목적으로 쓰는 것을 말한다. 단 식품과 화장품은 제외된다.

이 법률에 의하면 우리의 상식으로는 약이라고는 생각되지 않는 가제와 탈지면도 약이다. 그런데 식품과 약의 구별, 화장품과 약의 구별은 미묘한 점이 있고 그 경계를 정하기 어려운 경우가 생긴다.

오늘날 약이라고 불리고 있는 것은 크게 나누어 화학약과 생약으로 구별할 수 있다. 생약은 천연산인데 한방약은 모두 생약이다. 그런데 한방약에는 식품과 공통되는 것이 많이 있다. 예를 들면 밀, 팥, 현미, 참깨, 조, 달걀, 술, 식초, 메주콩 등 일상식품의 대부분이 약이 된다. 그래서 식품이라도 병을 치료할 목적으로 사용되면 약이 되는 것이다.

생약에는 한방약 외에 민간약이 있고 세계 각국에 민간 전승의 약이 있다. 몇 년 전 가나에 국립 민간약 연구소가 생겨서 그 초대 회장

---

11) 역자주 : 우리나라의 보건복지부에 해당한다.

으로 전 농림장관이 취임하여 그 연구를 어떻게 진행시키면 좋을까 하고 나를 찾아 왔었다.

그 사람에 의하면 아프리카에는 각 민족 사이에 전하는 민간약이 있는데 근대서양의학의 보급에 따라 이것이 점점 쇠미해졌기 때문에 이것을 지금 과학적으로 연구해 놓을 필요가 있다고 말하고 있었다. 그래서 일본의 한방의학 연구방법을 참고하고 싶은 염원을 가지고 일본에 와서 후생성의 소개로 나를 찾아 왔다. 그런데 일본에는 그에게 보일 만한 시설이 어느 것 하나 없어 초라하다고 할 수밖에 없었다.

한방약과 민간약은 어디가 다른가? 재료로 볼 때는 모두 자연약이고 게다가 공통되는 것이 있어서 엄밀하게 구별하기는 어렵다.

종전 후 2~3년경이라고 기억하고 있는데 스위스에서 일본 천황 앞으로 많은 약초를 보낸 적이 있었다. 거기에 첨부된 편지에는 천황에게는 다리에 병이 있으시니 이 약으로 치료하시라는 것이 있었다. 그런데 이 약초의 운송료가 선불이었기 때문에 궁내청이 그것을 받지 않았다는 말이 신문에 보도되었다. 이 약초에는 한방에서는 쓰지 않는 도깨비부채 등 20여 종 정도가 있었는데, 이것을 보내온 스위스의 약국은 세계 최대의 약초 전문가게라는 것이었다.

이 스위스에서 보내온 약초는 스위스의 민간약이었다.

한방약과 민간약의 차이는 그 용법에 있다.

어느날 TV에 출연했다. 일반 가정에서 손쉽게 먹고 또 건강에 도움이 되는 한방약 이야기를 하라고 했다. 게다가 내 뒤에 구기자를 애호하는 모씨가 구기자 얘기를 하니까 그것에 어울리게 해달라고 했다.

그래서 하는 수 없이 가정에서 차 대신 손쉽게 먹는 것은 민간약인데 구기자차를 마시는 것도 그 하나이다. 한방약은 한방 진단에 따라 각각의 적응증을 정해서 먹기 때문에 모르는 사람의 판단으로 차 대신 먹을 수는 없다.

민간약은 대부분 하나나 두 종류를 함께 먹는 정도이지만 한방약은 몇 종류를 배합한 처방으로 쓰고 그 처방에는 각각의 적응증이 있기 때문에 삼백초(三白草)와 하부차(波布茶)12)를 먹는 것같이 해서는 안된다는 것을 말하고, 삼백초 등은 꽤 좋은 민간약이며 뇌출혈과 심장병 예방의 목적으로 차 대신 먹는 것도 좋다고 말했다. 그러나 구기자도 삼백초도 다른 한방약과 조합해서 처방하고 한방 진단에 따라 쓰면 더 이상 민간약이 아니다. 또 감초 같은 한방약이라도 한방 진단을 무시하고 위궤양에 효과가 있다고 해서 모르는 사람의 판단으로 먹으면 민간약이 된다. 따라서 한방약과 민간약의 구별은 용법 여하에 달려 있다고 할 수 있다.

한방약에는 몇 개의 특질이 있다. 특히 그 약효를 생각하는 것에 더하여 중요한 문제가 있다. 현재 일반에서 쓰이고 있는 한방약은 대부분이 식물이고, 그 다음으로 동물과 광물이 있다. 이 식물과 동물은 살아 있던 것이다.

이 살아 있던 약이라는 것이 사실은 중요하다. 우리 인간도 그렇지만 살아가려면 그 개체에 있는 여러 가지 기관의 작용이 조화되지 않으면 안된다. 남자에게도 남성호르몬만이 아니라 여성호르몬이 있으며, 여성에게도 여성호르몬만이 아니라 남성호르몬이 있다. 또 자율신경에도 교감신경과 부교감신경이 있어서 상호 길항하고 있는 것처럼 한방약의 원료가 된 동·식물에도 여러 가지 성분이 있어 조화가 유지되고 있었을 것이다.

한방약에는 아직 성분을 잘 모르는 것이 많이 있는데 지금까지 알려진 것으로 유추하면 결정으로서 대량 추출되는 것 이외에도 불순물이라고 해서 간과되어 버린 미량성분 중에 사실은 중요한 성분이 있다는 것이 알려져 있다.

갈근(葛根)은 칡의 뿌리로서 갈근탕 등에 쓰이는 중요한 한약인데,

---

12) 역자주 : 파포초(波布草)의 종자(種子)를 볶아서 만든 약용 차. 건위약(健胃藥)이 되
며 해독(害毒) 효과가 있다. 결명자(決明子)로 대용하기도 한다.

이것의 주성분은 종래는 전분이라고 되어 있었다. 그런데 전분을 유효성분으로 해서는 갈근의 약효가 설명될 수 없다. 전분이 주성분이라면 고구마로도 감자로도 대용할 수는 없을까 하는 사람도 있었다.

그런데 근래 들어 토오쿄오대학(大學)의 시바다(柴田) 교수 등은 갈근에서 전분 외에 12종의 성분을 발견하고, 이 밖에도 더 새로운 것이 발견될지도 모른다고 했다. 더구나 그 중에 3종의 성분은 약리작용도 밝혀져 있다고 한다. 이러한 성분의 작용이 밝혀지고 보면 갈근에 근육 긴장을 완화시키는 작용이 있어 목과 어깨의 뻐근함을 풀어주기도 하고, 후중증(後重症)의 하리(下痢)에 효과가 있기도 하고, 파상풍에 쓰이기도 하는 이유가 설명된다. 이렇게 되고 보면 지금까지 쓸모 없는 불순물이라고 해서 버렸던 미량의 성분이야말로 사실은 갈근의 가장 중요한 성분이라는 것을 알게 될 것이다.

또 옛날부터 천식(喘息)과 같은 병에 자주 사용된 마황(麻黃)에서는 1885년 나가이 나가요시(長井長義) 토오쿄오대학 교수에 의해 에페드린(ephedrin)13)이 분리되었는데, 이 에페드린이 천식에 효과가 있다는 것은 그로부터 30년이나 지나고 나서 독일인에 의해 발표되었다. 그런데 에페드린을 사용한 경우와 마황을 사용한 경우는 작용이 틀린다. 에페드린을 쓰면 호흡은 편해져도 심계항진을 일으키기도 하고 매우 피곤하기도 하고 식욕이 없어지기도 하고 혈압이 높아지기도 하지만, 마황을 쓰면(특별히 다른 한방약에 배합해서 쓴다) 이러한 부작용을 일으키지 않고 낫는 경우가 있다는 것도 알려졌다.

내가 전부터 이상하게 생각하고 있던 것은 한방에 속명탕(續命湯)이라는 처방이 있다. 이 속명탕이라는 처방에는 대속명탕(大續命湯), 소속명탕(小續命湯), 서주속명탕(西州續命湯) 등 여러 가지가 있는데

---

13) 역자주 : 백색결정으로 마황 중에 들어 있으며, 나가이 나가요시(長井長義)가 처음으로 추출한 알칼로이드로 합성할 수도 있다. 교감신경 흥분작용이 있으며 기관지천식 등에 쓴다.

이 속명탕이라는 처방에는 반드시 마황이 배합되어 있다. 속명탕은 그 이름이 가리키는 것처럼 생명을 존속시키는 작용이 있는 것으로 뇌출혈, 뇌연화증 등으로 반신불수와 언어 장애 등을 일으키는 사람에게 쓰인다. 에페드린이 혈압을 항진시키는 작용이 있는데도 이 에페드린을 유효성분으로 하는 마황이 속명탕에 조제되어 있는 것은 왜일까? 더구나 이런 처방을 뇌출혈과 뇌연화증 등의 환자에게 써보니(물론 한방 진단에 의하고 이러한 처방의 적응증을 확인하고 나서) 경과가 좋고 그 때문에 악화되는 것이 없다는 것도 알려져 왔다. 속명탕에는 마황 이외의 약도 들어 있지만 마황이 중요한 것은 대속명탕, 소속명탕, 서주속명탕 등의 속명탕에는 반드시 이 약이 들어 있다는 것으로 추측할 수 있다. 왜일까? 이것이 나의 어리석은 의문이었다.

그런데 근년들어 마황에서 에페드린 외에 메틸에페드린(methyl ephedrin)[14], 노르에페드린(nor ephedrin)[15], 슈도에페드린(pseudo ephedrin)[16] 등의 성분이 발견되고 나의 의문도 틀린 것이 아니었다는 것을 알게 되었다.

이렇게 한방약에는 여러 가지 성분이 함유되어 있기 때문에 순수하게 결정으로 추출한 성분을 쓸 때와 같은 날카로움이 없다. 약은 순수하게 되면 도리어 부작용이 강하게 되는 경향이 있다.

최근의 화학약품에는 브레이크가 없는 자동차처럼 무턱대고 목적지로 향해 돌진하고 주위에 부상자가 생겨도 태연하게 있는 것 같은 점이 있지만, 한방약에는 여러 가지 성분이 있어서 서로 견제하고 있기 때문에 브레이크와 방향전환기가 있는 자동차로서 안전운전을 하고 있는 것과 같은 것이다.

---

14) 역자주 : 에페드린에 메틸기가 결합한 화합물.
15) 역자주 : 에페드린의 아미노기의 메틸기가 수소에 의해 치환된 화합물.
16) 역자주 : 마황과 식물인 *Ephedra distachya*의 잎에 들어 있는 알칼로이드로서 에페드린의 입체 이성체.

더욱이 뒤에서 서술할 한방약은 몇 종류를 배합해서 처방으로 쓰고 있기 때문에 그 배합의 여하에 따라 약효가 여러 가지로 변화하게 되어 있다.

한방약에는 성분을 모르는 것이 많고 그 중에는 알고 있는 것도 있지만, 그 알고 있는 성분으로는 그 약의 작용을 설명할 수 없는 것이 많다. 게다가 지금까지 서술한 것과 같은 복잡한 조건이 얽혀 있기 때문에 현단계에서는 한방약의 약효를 성분으로 설명할 수 있을 정도까지는 이르지 못했다.

한방약에는 식물이 가장 많고 그 뿌리, 줄기, 가지, 잎, 꽃, 열매 등을 쓴다. 이런 식물은 그 산지에 따라 또 채집 시기에 따라 품질의 상하가 나뉘고, 따라서 성분에도 차이가 생긴다. 또 채집 후의 보존법에 따라서도 품질이 달라진다. 약에 따라서는 새것일 동안에는 효과가 있지만 오래되면 못 쓰게 되는 것도(예를 들면 자소엽, 국화 등) 있고, 또 반대로 어떤 종류는 너무 새것보다도 채집해서 반년, 1년 된 것이 좋은 것도 있다.

또 하나의 약초 중에 여러 가지 작용이 있어 그 중에는 반대 작용을 하는 것도 있고, 이것을 불로 굽기도 하고 물에 담그기도 하고 술에 담그기도 하면 그 작용에 변화가 일어나는 것도 옛날부터 알려져 왔다. 이러한 준비단계를 '수치(修治)'라고 부르는데 지금으로부터 1,700년쯤 전에 나온 『상한론(傷寒論)』이라는 고전에는 마황은 마디를 잘라 사용하고, 감초는 구워서 사용하고, 부자는 싸서 구워 사용하라고 되어 있다. 이러한 수치에 의해 성분의 변화가 나타나는 것을 생각할 수 있고, 약효상에도 또한 차이가 생겨날 수 있다.

4. 처방의 특질과 구성

(1) 근대의학 처방과 한의학 처방의 차이

한방에서는 처방이라는 것을 약방17)이라고 부르고 있다. 이 약방과 근대의학 처방의 차이를 먼저 서술해 볼 필요가 있다.

근대의학의 처방은 이를테면

　　아미노필린(aminophylline)18) 0.3g,

　　카페인(caffeine)19) 0.2g,

　　페나세틴(phenacetin)20) 0.8g

　　　　이상 1일량. 1일 3회 나누어 복용

이라고 되어 있어 처방에 일정한 명칭이 붙어 있지 않다. 게다가 이 처방은 각자 나름대로 창의 연구해서 짓는 것으로 옛날 명의의 처방을 답습하는 것이 아니다.

이에 반해 한방의 약방에는 각각 일정한 명칭이 붙어 있고, 그 명칭

---

17) 역자주 : 우리나라의 한의학에서는 방(方), 화제(和劑), 처방(處方) 등으로 부르고 있다.

18) 역자주 : 백색 또는 미황색의 분말로 암모니아 냄새와 쓴 맛이 있는 강심·이뇨제이며, 천식에도 사용된다.

19) 역자주 : 커피의 알칼로이드.

20) 역자주 : 아세토페네티딘의 상품명이며, 아세토페네티딘은 백색분말로 해열제이다.

을 알면 어떤 약이 조제되어 있는가를 알 수 있다. 예를 들어 갈근탕이라는 약방은 갈근, 마황, 계지, 작약, 대조(大棗), 감초, 생강의 7개의 약으로 구성되어 있고, 더구나 이 약방은 1,700년쯤 전에 쓰였다고 생각되는『상한론』이라는 고전에 나와 있다. 이러한 오랜 전통이 있는 약방을 우리는 사용하고 있다.

한편 메이지 초기에 쓰인 근대의학 처방으로 오늘날 그대로의 상태로 사용되고 있는 것이 과연 얼마나 있을까? 물거품처럼 꺼져가는 이러한 근대의학과는 반대로 우리들이 오늘날 쓰고 있는 약방의 반 이상은 1,700년의 전통 위에 서 있다. 이 오랜 세월 동안 많은 의가에 의해 종횡무진으로 쓰인 경험의 집적, 이것에 의해 우리들은 이러한 약방을 쓰고 있다.

어떤 사람은 말할 것이다. 한방의학에는 진보, 발전이 없기 때문에 1,700여 년 전의 처방을 그대로 쓰고 있는 것이다라고. 또 어떤 사람은 말할 것이다. 1,700여 년 전의 처방을 오늘날도 그대로 쓰고 있다는 것은 동양문화의 정체성 때문이다라고.

그건 그렇다. 다만『상한론(傷寒論)』,『금궤요략(金匱要略)』[이 두 개를 묶어『상한잡병론(傷寒雜病論)』이라고 부르고 있다]의 처방이 오래됐기 때문에 그것을 존중하여 쓰고 있는 것이 아니라 당, 송, 금, 원, 명, 청 시대에 많은 명의가 나타났고 뛰어난 처방을 여러 가지 만들어 냈지만 배합의 오묘한 점에서는『상한잡병론』보다 못하다. 그래서 고인(古人)도『상한잡병론』을 성인의 저작이라고까지 극찬하고 있는 것이다.

그런데 여기서 한마디 해두고 싶은 것은 아시아적인 정체성이 유럽적인 진보보다 못하다라는 생각이 애초부터 서양적인 생각이고, 이마니시 카네모토(今西錦司) 씨도 시모무라 엔타로오(下村寅太郎) 씨와의 대화『학문의 건설』에서 말하고 있는 것처럼 서양적인 견해로부터라면 아시아적인 정체는 나쁘다고 하는 것이 되지만 정체라는 것이 의

외로 진보나 발전보다도 한층 더 나은 형태일지도 모른다는 것이다.

특히 『상한잡병론』의 처방은 배합이 오묘할 뿐만 아니라 약물이 흔하여 구하기 쉽고 진귀한 고가의 것을 쓰지 않는다는 점과 대부분의 처방이 4~5종에서 10종 안팎의 배합으로 되어 있어서, 당(唐)의 『천금요방(千金要方)』의 처방이 40종~50종 혹은 그 이상의 약물인 것과 대비할 때 얼마나 간소한가.

『상한잡병론』의 처방을 일반적으로 '고방(古方)'이라고 부르고 당(唐), 송(宋) 이후의 것을 '후세방(後世方)'이라고 부르고 있는데, 고방에는 간소한 것이 많은 데 비해 후세방에는 복잡한 처방이 많다.

(2) 처방의 구성과 그 명명법

『상한잡병론』의 처방 중에 별로 필요 없는 것은 빼고 명명법에 따라 처방을 분류해 보자.

[1] 처방 중 주된 약의 명칭을 취해 처방명으로 한 것

계지탕(桂枝湯), 인삼탕(人蔘湯), 택사탕(澤瀉湯), 저령탕(猪苓湯), 마황탕(麻黃湯), 갈근탕(葛根湯), 인진호탕(茵蔯蒿湯), 산조인탕(酸棗仁湯), 황련탕(黃連湯), 오수유탕(吳茱萸湯), 황금탕(黃芩湯), 목방기탕(木防己湯), 백두옹탕(白頭翁湯), 복령음(茯苓飮), 마자인환(麻子仁丸), 맥문동탕(麥門冬湯), 황토탕(黃土湯), 자감초탕(炙甘草湯), 부자탕(附子湯), 오두탕(烏頭湯), 천웅산(天雄散), 오매환(烏梅丸), 대시호탕(大柴胡湯), 소시호탕(小柴胡湯)

[2] 처방 중 두 가지 약물의 명칭을 취해 처방명으로 한 것

과루계지탕(瓜蔞桂枝湯), 오두계지탕(烏頭桂枝湯), 계지부자탕(桂枝附子湯), 감초부자탕(甘草附子湯), 계지인삼탕(桂枝人蔘湯), 복령택사탕(茯苓澤瀉湯), 복령감초탕(茯苓甘草湯), 생강감초탕(生薑甘草湯), 부자갱미탕(附子粳米湯), 반하고주탕(半夏苦酒湯), 반하후박탕(半夏厚朴湯), 황련아교탕(黃連阿膠湯), 치자백피탕(梔子柏皮湯), 방기복령탕(防己茯苓湯), 방기황기탕(防己黃芪湯), 계지복령환(桂枝茯苓丸), 대황목단피탕(大黃牧丹皮湯), 대황소석탕(大黃消石湯), 죽엽석고탕(竹葉石膏湯), 당귀작약탕(當歸芍藥散), 대황부자탕(大黃附子湯), 선복화대자석탕(旋覆花代赭石湯), 귤피죽여탕(橘皮竹茹湯)

[3] 처방을 구성하고 있는 약물 중 세 종류의 명칭을 취해 처방명으로 한 것

갈근황련황금탕(葛根黃連黃芩湯),　　시호계지건강탕(柴胡桂枝乾薑湯), 계지작약지모탕(桂枝芍藥知母湯), 마황연초적소두탕(麻黃連軺赤小豆湯)

[4] 처방을 구성하고 있는 약물의 모든 명칭을 취해 처방명으로 한 것

계지감초탕(桂枝甘草湯), 복령행인감초탕(茯苓杏仁甘草湯), 영강출감탕(苓薑朮甘湯), 영계출감탕(苓桂朮甘湯), 영계감초탕(苓桂甘草湯), 영계미감탕(苓桂味甘湯), 영감오미강신탕(苓甘五味薑辛湯), 영감강미신하탕(苓甘薑味辛夏湯), 영감강미신하인탕(苓甘薑味辛夏仁湯), 영감강미신하인황탕(苓甘薑味辛夏仁黃湯), 감초마황탕(甘草麻黃湯), 마황부자세신탕(麻黃附子細辛湯), 마황부자감초탕(麻黃附子甘草湯), 마황행인감초석고탕(麻黃杏仁甘草石膏湯), 마황행인의이감초탕(麻黃杏仁薏苡甘草湯), 대황감초탕(大黃甘草湯), 귤피대황박소탕(橘皮大黃朴消湯), 작약감초탕(芍藥甘草湯), 작약감초부자탕(芍藥甘草附子湯), 감맥대조탕(甘麥大棗湯), 감초분밀탕(甘草粉蜜湯), 감초건강탕(甘草乾薑湯), 의이부자패장산(薏苡附子敗醬散), 치자시탕(梔子豉湯), 치자감초시탕(梔子甘草豉湯), 치자생강시탕(梔子生薑豉湯), 후박생강반하감초인삼탕(厚朴生薑半夏甘草人蔘湯),　건강인삼반하환(乾薑人蔘半夏丸),

계지감초용골모려탕(桂枝甘草龍骨牡蠣湯), 궁귀교애탕(芎歸膠艾湯)

[5] 처방의 효능에 관련된 명명

사심탕(瀉心湯), 조위승기탕(調胃承氣湯), 하어혈탕(下瘀血湯), 배농탕(排膿湯), 배농산(排膿散), 이중환(理中丸), 속명탕(續命湯), 소건중탕(小建中湯), 대건중탕(大建中湯), 대함흉탕(大陷胸湯), 대함흉환(大陷胸丸), 소함흉탕(小陷胸湯), 회역탕(回逆湯)(사역탕(四逆湯)의 원래 處方명), 통맥회역탕(通脈回逆湯), 회역산(回逆散), 비급원(備急圓), 주마탕(走馬湯), 신기환(腎氣丸), 분돈탕(奔豚湯), 온경탕(溫經湯)

이상 외에 월비탕(越婢湯), 저당탕(抵當湯), 백통탕(白通湯) 등의 이름이 있고 이것에 대해서는 여러 가지 설이 있는데 이것이 어떠한 의미인가 지금의 나는 잘 모르겠다.

또 [7]항에 있는 현무탕(玄武湯, 진무탕의 원래 처방명), 백호탕(白虎湯), 소청룡탕(小靑龍湯), 대청룡탕(大靑龍湯) 등은 북방 수호신의 명칭인 현무, 서방 수호신의 명칭인 백호, 동방 수호신의 명칭인 청룡의 명칭을 각각 취해서 처방명으로 한 것이다.

더욱이 일반에 유포되어 있는『상한론』에서는 사역탕이라고 되어 있는데 이것은 회역탕을 옮겨 적는 과정에서 잘못된 것이라고 생각되며,『강평상한론(康平傷寒論)』에서는 회역(回逆)이라고 되어 있다.

그리고 사심(瀉心)의 '사(瀉)'는 '마음을 옮긴다'라는 뜻인데 심장이 있는 부위의 사독(邪毒)을 옮겨 버린다는 뜻일 것이다. 조위승기(調胃承氣)는 위장 기능을 순조롭게 한다는 뜻이다. 하어혈은 어혈을 내린다는 뜻이다. 배농은 고름을 배출시킨다는 뜻이다. 이중(理中)은 중초(中焦)의 작용이 흐트러져 있는 것을 정리한다는 뜻이다. 속명(續命)은 생명을 존속시킨다는 뜻이다. 건중(建中)은 중초가 고장난 것을 바로 세운다는 뜻이다. 함흉(陷胸)은 결흉(結胸)으로 가슴이 부풀어 나온 것을 누른다는 뜻이다. 회역은 사지의 궐역(厥逆)을 회복시킨다는 뜻이다. 비급(備急)은 갑작스런 변화에 준비한다는 뜻이고, 주마(走馬)는 그 효력이 말이 달리는 것처럼 빠르다는 뜻이고, 신기(腎氣)를 보강하는 효과가 있는 것을 신기환(腎氣丸)이라고 하고, 히스테리성의 격렬한 심계항진(心悸亢進)을 다스리는 효과가 있는 것을 분돈탕(賁豚湯)이라고 이름붙이고, 경락을 따뜻하게 해서 월경불순을 다스리는 것을 온경탕(溫經湯)이라고 이름붙였다.

더욱이 당송(唐宋) 이후가 되면 약효를 암시하는 듯한 처방명이 아주 많아진다. 예를 들면 안중산(安中散), 십전대보탕(十全大補湯), 온청음(溫淸飮), 온담탕(溫膽湯), 황련해독탕(黃連解毒湯), 귀비탕(歸脾湯), 구풍해독탕(驅風解毒湯), 자음강화탕(滋陰降火湯), 패독탕(敗毒湯), 윤장탕(潤腸湯), 주사안신환(朱砂安神丸), 청습화담탕(淸濕化痰湯), 청상방풍탕(淸上防風湯), 소자강기탕(蘇子降氣湯), 탁리소독음(托裏消毒飮), 내탁산(內托散), 보중익기탕(補中益氣湯), 억간산(抑肝散), 리격탕(利膈湯), 육군자탕(六君子湯), 용담사간탕(龍膽瀉肝湯) 등이 이러한 예이다.

[6] 크기, 숫자를 써서 명명한 것

소건중탕(小建中湯), 대건중탕(大建中湯), 소시호탕(小柴胡湯), 대시호탕(大柴胡湯), 소청룡탕(小靑龍湯), 소승기탕(小承氣湯), 대승기탕(大承氣湯), 소반하탕(小半夏湯), 대반하탕(大半夏湯), 소함흉탕(小陷胸湯), 대함흉탕(大陷胸湯), 오령산(五苓散), 팔미환(八味丸), 인진오령산(茵陳五苓散), 후박칠물탕(厚朴七物湯), 삼물황금탕(三物黃芩湯), 육물황금탕(六物黃芩湯)

[7] 사방 수호신의 이름을 빌려 명명한 것

청룡탕(靑龍湯), 백호탕(白虎湯), 현무탕(玄武湯, 진무탕의 원래 처방명)

[8] 원방에 가감한 것

계지가작약탕(桂枝加芍藥湯), 계지거작약탕(桂枝去芍藥湯), 계지가갈근탕(桂枝加葛根湯), 계지가황기탕(桂枝加黃芪湯), 계지가작약대황탕(桂枝加芍藥大黃湯), 계지거작약가마황부자세신탕(桂枝去芍藥加麻黃附子細辛湯), 계지가용골모려탕(桂枝加龍骨牡蠣湯), 계지거작약가촉칠용골모려탕(桂枝去芍藥加蜀漆龍骨牡蠣湯), 마황가출탕(麻黃加朮湯), 갈근가반하탕(葛根加半夏湯), 시호거반하가과루탕(柴胡去半夏加括蔞湯), 시호가용골모려탕(柴胡加龍骨牡蠣湯), 백호가인삼탕(白虎加人蔘湯), 백호가계지탕(白虎加桂枝湯), 회역가인삼탕(回逆加人蔘湯), 소반하가복령탕(小半夏加茯苓湯), 목방기거석고가복령망초탕(木防己去石膏加茯苓芒硝湯), 당귀회역가오수유생강탕(當歸回逆加吳茱萸生薑湯)

[9] 약효를 암시하는 처방명에 약물명을 덧붙인 것, 또는 처방을 덧붙인 것

황기건중탕(黃芪健中湯), 대황황련사심탕(大黃黃連瀉心湯), 도핵승기탕(桃核承氣湯), 복령회역탕(茯苓回逆湯) 또는 복령사역탕(茯苓四逆湯), 부자사심탕(附子瀉心湯), 회역가인삼탕(回逆加人蔘湯) 또는 사역가인삼탕(四逆加人蔘湯), 반하사심탕(半夏瀉心湯), 감초사심탕(甘草瀉心湯), 생강사심탕(生薑瀉心湯), 정력대조사폐탕(葶藶大棗瀉肺湯), 당귀회역탕(當歸回逆湯), 당귀회역가오수유생강탕(當歸回逆加吳茱萸生薑湯), 당귀건중탕(當歸建中湯)

이상이 분류의 대강이다. 이러한 명명법의 차이에 의해 그 처방의 성립연대를 고증하고자 한 사람이 있지만 확실한 증거는 없고, 억지에 지나지 않는다. 그러나 가감방(加減方)이 원방(原方)보다 나중에 만들어졌다는 것은 확실할 것이다.

(3) 감초탕(甘草湯)을 예로 들어 약효를 생각한다

『상한론』의 처방 중에서 단미(單味)만으로 되어 있는 것에 감초탕이 있다. 이 감초탕은『상한론』의 소음병편(少陰病篇)에 나와 있는데 "소음병이 2~3일 되어 인통(咽痛)이 있는 자에게는 감초탕을 주어야 한다. 낫지 않는 자에게는 길경탕(桔梗湯)을 주어야 한다."라고 되어 있다.

소음병이라는 것은 어떤 것인가 하면 "소음병은 맥(脈)이 미세(微細)하고 단지 자고 싶어만 한다."라는 말이 있다. 이것을 의역해 보면 소음병에서는 양기(陽氣)가 쇠미(衰微, 신진대사의 침쇠)하기 때문에 가볍게 눌러서는 접촉하기 어려운 폭이 작은 맥을 하고 있고, 다만 드러누워 자고 싶어 하는 것이다.

그래서 감초탕은 양기가 쇠약해서 기력이 없고, 목이 아픈 자에게 쓰는 것이다. 그런데 2, 3일 이상 지나도 감초탕으로 낫지 않는 자에게는 길경탕을 쓰게 되어 있다. 길경탕은 감초와 길경을 배합한 것이다. 감초탕은 목이 아파도 염증이 심하지 않은 자에게 쓰는데 편도선염 등을 일으켜 아픈 자에게는 길경탕(桔梗湯)을 쓴다.

그런데 감초탕을 인통에만 쓰는가 하면 복통에도 쓴다. 게다가 기묘하게 인통의 경우에도 복통의 경우에서도 급성의 격렬한 통증에 효과가 있고, 완만한 자에게는 효과가 없다. 요시마스 토오도오(吉益東洞)도『약징(藥徵)』[주1]에서 감초는 급성 통증을 치료한다라고 하고 있다. 대개 처방 구성이 단순한 약은 급성(急性)으로 일어난 격렬한 증상이 있는 자에게 적합하기 때문에 고인(古人)도 이것을 단판승부에 비유하고 있다.

20여 년쯤 전의 일이다. 나의 딸이 어느날 급하게 인통을 호소했는데 평소 얌전한 성격인데도 참을 수 없는 듯한 고통이었다. 목을 보니 어떤 변화도 보이지 않았다. 그래서 감초탕을 달여 먹였더니 약이 목을 넘어가자마자 거짓말처럼 좋아졌다. 또 전쟁 중의 일이다. 심한 원인불명의 복통을 주소(主訴)로 모 병원에 입원해 있던 한 부인에게 감초분밀탕(甘草粉蜜湯)을 주었더니 마약 이상의 효과를 나타내서 2~3일로 완치된 적이 있었다. 감초분밀탕은 감초와 쌀가루와 봉밀(蜂蜜)로 만든 것이고, 감초 이외의 것은 식품이기도 하다.

감초분밀탕도 감초가 주약이고,『금궤요략』[주2]에 "회충병(蚘蟲病)이 있으면 사람이 침을 뱉게 되며 심통(心痛), 발작이 있게 된다. 이것을 약으로 멈추게 할 수 없을 때는 감초분밀탕으로 그를 다스린다."라는 말이 있다.

회(蚘)는 회(蛔)와 같고 회충(蛔蟲)으로 복통을 호소하는 환자 중에 격렬한 작용이 있어서 약을 써도 통증이 멎지 않는 자는 감초분밀탕으로 치료한다는 뜻인데, 이 환자는 몇 일 동안 복통이 계속되고 그 동안 격렬한 작용이 있는 약을 여러 가지 썼기 때문에 독약으로 멈추게 할 수 없는 자로서 이 처방을 쓴 것이다.『외대비요(外臺秘要)』[주3]를 읽으면 '모든 약의 독을 풀어 주는 처방'으로서 이 처방을 예로 들고 있다. 앞으로 서술하겠지만 감초에는 해독의 효과도 있기 때문이다.

그런데 이 환자는 감초탕만으로도 좋아졌을지 모른다.

1927년 내가 한방연구에 흥미를 가지기 시작했을 무렵 우리 마을에 50세 정도의 경찰이 전근해 왔다. 이 경찰은 토사(土佐)의 산골에서 주재 경찰로 오래 살았던 사람으로 꽤 박식했다. 어느날 내가 한방 이야기를 하자 감초를 달여 먹으면 주사로도 멈추게 할 수 없을 것 같은 격렬한 복통이 치료됩니다. 내(경찰 자신)가 지금까지 있던 곳은 벽지로 의사가 멀리 있고 불편하기 때문에, 급히 복통이 생기는 사람에게는 감초를 권했는데 의사의 약보다도 효과가 있었던 적이 있습니다라고 해서 나를 기쁘게 했다.

이 이야기는 꽤 재미있다. 주사로도 멈추게 할 수 없을 듯이 격렬한 통증에 효과가 있다는 점에 주목하기 바란다.

이 감초에는 해독의 효과도 있다. 음식물과 여러 약을 해독할 때 감초를 진하게 달여서 대량 마시면 해독의 효과가 있다. 이러한 감초의 해독효과에 대하여 『외대비요』에서는 다음과 같이 서술하고 있다.

"여러 가지 약에는 각각 그 독을 푸는 약이 있지만 언제나 이러한 모든 것을 갖추어 놓을 수는 없다. 그런데 단 하나로 모든 독을 풀고 게다가 손쉽게 구할 수 있는 것이 있다. 그것은 감초이며 이것을 진하게 달여 대량 마시면 해독되지 않는 것은 없다."

특히 감초탕은 음식물과 약물의 독을 풀어 줄 뿐만 아니라 공기중의 독과 수중의 독까지도 다스리는 효과가 있고, 『외대비요』에는 "천하의 독기, 산수로무(山水露霧)의 독기, 지풍기(地風氣)의 장려(瘴癘) 등의 독을 치료한다."라는 말이 있다.

또 감초탕은 이수(羸瘦)21)를 치료하고 노약한 것을 강건하게 한다고 『외대비요』에 나와 있다.

『신농본초경(神農本草經)』[주4]에 "감초는 오장육부의 한열(寒熱), 사기(邪氣)를 치료하고 근골(筋骨)을 굳게 하며, 기육(肌肉)을 살찌게 하고 힘을 북돋우며, 금창(金瘡)과 부종(浮腫)을 치료하고 독을 풀고, 오래 복용하면 몸을 가볍게 해서 장수의 효과가 있다."라고 서술하고 있다.

감초에 응급질환을 치료하는 효과가 있는 것을 알아차린 사람은 요시마스 토오도오(吉益東洞)로 그의 저서 『약징(藥徵)』에서 "감초는 급박한 것을 주로 치료하게 된다. 그러므로 이급(裏急), 급통(急痛), 연급(攣急)을 치료하고, 한편 궐랭(厥冷), 번조(煩躁), 충역(衝逆) 등 모든 급박한 독을 치료한다."라고 하고 있다. 감초에 급박한 것을 치료하는 효과가 있다고 한 것은 토오도오의 탁견으로 『외대비요』에도 하루에 수십 번의 격렬한 하리(下痢)에 감초탕을 쓰는 것을 서술해서 급성 하

---

21) 역자주 : 몸이 약하고 파리한 것.

리를 그 치료목표로 하고 있다.

여기서 한마디 주의를 주고 싶은 것은 감초를 오래 복용하면 몸이 가벼워져 장생한다는 설은 신선류의 의가의 설이었지, 질병을 치료하는 의사의 설은 아니다.

이상 감초 한 가지의 약효에 대해 고인의 설을 소개했는데 한방에서는 몇 가지 약물을 배합해서 이것을 무슨무슨 탕, 무슨무슨 환, 무슨무슨 산 등으로 명명(命名)해서 쓴다. 그래서 약이 그 배합 상대 나름으로 약효가 변화하는 것에 대해 서술하지 않으면 안된다.

(4) 감초를 예로 들어 조합 상대가 되는 약에 따라 약효가 어떻게 변화하는지를 서술한다

감초를 예로 들어 여기에 일미(一味), 이미(二味), 삼미(三味)의 약물을 배합했을 때 그 상대가 되는 약물에 따라 그 약효가 어떻게 변화하는가 표를 보자.

감초에 계지를 가(加)하면 계지감초탕이 되어 심계항진을 치료한다. 『상한론』에서는 발한의 정도가 지나쳐 동계(動悸)가 격렬해지고 환자가 두손을 모아 심장 부분을 눌러서 동계를 진정시키려 할 때 쓴다는 말이 있다. 이때 이 동계는 신경성 심계항진으로 보아도 좋고, 또 심장에 기질적 변화가 있는 자에게 써도 좋지만 갑자기 일어나는 것에 적합하다.

이 계지감초탕에 복령과 대조를 가하면 영계감조탕(苓桂甘棗湯)이라고 불리는 것이 되고 배꼽 아래에서 동계가 일어나는데 그것이 격렬하게 가슴으로 치솟아 오르는 자에게 쓴다. 분돈(奔豚)이라는 것은 어떤 병인가 하면 『금궤요략』에 "분돈병은 소복(하복)으로부터 생겨 인후(咽喉)로 상충하여 발작하면 죽을 것같이 아프다가 또 금방 멎는다.

이것은 모든 두려움과 놀람으로부터 생긴다."라는 말이 있는데 오늘날의 히스테리 발작과 빈맥증(頻脈症), 신경성심계항진(神經性心悸亢進) 등에 해당한다. 이 영계감조탕은 발작성 심계항진 뿐만 아니라 급성 구토와 복통에 써도 좋을 때가 있다. 나는 어린아이의 자가중독증(自家中毒症)[22]에 이 처방을 써서 완치시키고 다시 발작이 일어나지 않게 된 예를 가지고 있다. 이 어린아이는 발작시의 상황이 분돈의 병증을 띠고 있었기 때문이다.

계지감초탕에 복령과 백출을 더하면 영계출감탕이 되고, 이 처방은 명치가 물과 가스 때문에 팽만해서 가슴이 치솟아 오르는 듯이 느끼고 갑자기 일어서면 현기증을 느끼는 자에게 쓴다. 이 처방은 영계감조탕의 대조 대신 백출이 들어가 있다. 대조에는 감초와 비슷하게 급박한 것을 치료하는 효과가 있는데, 백출은 복령과 섞여 위(胃) 내에 고인 물을 제거하고 배뇨가 잘 되게 하는 작용이 있어서, 여기에 두 가지 처방의 차이가 보인다. 하지만 두 처방에 계지, 감초가 들어 있기 때문에 영계출감탕도 기(氣)의 상충이 있고 동계, 현기증이 있는 곳에 쓴다. 오직 동계가 발작성으로 심한 데 쓰는 것은 아니다.

계지감초탕에 용골, 모려를 가하면 계지감초용골모려탕(桂枝甘草龍骨牡蠣湯)이 되고 소침(燒鍼)으로 인하여 번조(煩躁)하게 된 자를 치료한다. 소침은 침을 찌르고 나서 이것에 열을 가해서 발한시키는 방법으로, 고대에 그것 때문에 번조가 일어난 자를 치료하기 위해서 생겨난 처방이 이것인데 용골, 모려에 진정(鎭靜), 강장(强壯)의 효과가 있기 때문에 나는 신경성심계항진과 바세도우(Basedow)씨병 등에도 쓴다.

계지감초탕에 출(朮)[23]과 부자(附子)를 더하면 감초부자탕(甘草附

---

22) 역자주 : 어린이에게서 볼 수 있는 주기성(周期性) 구토증(嘔吐症)으로 자율신경이 불안정한 것으로 여겨진다.
23) 역자주 : 이 책에서 출(朮)이라고 한 것은 백출(白朮)을 말한다.

감초

⊕계지(계지감초탕) 심계항진(心悸亢進)

- ⊕복령·대조(영계감조탕) 배꼽 아래에 동계(動悸)가 있고 분돈(奔豚)이 있다
- ⊕복령·백출(영계출감탕) 심하(心下)가 역만(逆滿)하고 기(氣)가 가슴으로 치고 올라와서 일어나면 어지럽다
- ⊕용골·모려(계지감초용골모려탕) 번조(煩躁)
- ⊕백출·부자(감초부자탕) 골절동통(骨節煩疼), 체통(掣痛), 굴신(屈伸)을 할 수 없다
- ⊕복령·생강(복령감초탕) 궐역(厥逆)해서 심하에 동계가 있다
- ⊕복령·오미자(영계오미감초탕) 수족궐역(手足厥逆), 기가 소복(少腹)으로부터 가슴과 인후(咽喉)로 치고 올라오는 것, 손발저림, 얼굴이 발갛고 술취한 것 같음, 소변곤란, 때때로 어지러움

⊕마황(감초마황탕) 부종(浮腫), 천명(喘鳴)

- ⊕계지·행인(마황탕) 두통, 발열, 신동요통(身疼腰痛), 골절동통, 오풍(惡風), 땀이 없고 숨이 찬 자
- ⊕행인·석고(마행감석탕) 땀이 나고 숨이 차며, 대열(大熱)이 있는 자
- ⊕행인·의이인(마행의감탕) 온몸이 아프고, 발열이 해질 무렵에 심한 자
- ⊕부자(마황부자감초탕) 수병(水病), 맥(脈)이 침(沈)·소(小)

- ⊕건강(감초건강탕)
  궐랭(厥冷),
  다뇨(多尿)
  - ⊕복령·출(영강출감탕) 몸이 무겁다, 요랭(腰冷)하여 물 속에 앉아 있는 것 같다, 형태가 물과 같은 형상, 소변은 잘 나옴, 식욕은 정상, 허리 아래가 차고 아프다
  - ⊕인삼·출(인삼탕) 곽란(霍亂), 한(寒)이 많아 물을 사용할 수 없는자, 가래를 뱉는 것이 오래도록 낫지 않는 것은 위상부(胃上部)에 한(寒)이 있는 것이다
  - ⊕부자(회역탕) 소화가 되지 않은 상태의 음식물이 나오는 설사가 그치지 않음, 하리복창만(下利腹脹滿), 땀이 많이 나옴, 하리를 많이 해서 궐랭한 자, 구토와 설사, 한출(汗出), 발열, 오한, 사지구급(四肢拘急), 수족궐랭한 자

- ⊕작약(작약감초탕)
  근(筋)의 연급(攣急)
  - ⊕부자(작약감초부자탕) 땀이 나도 병이 낫지 않고 도리어 오한한 자
  - ⊕시호·지실(회역산) 혹은 기침하고, 혹은 동계가 있으며, 혹은 소변이 잘 안 나오기도 하고, 혹은 복통이 있고, 혹은 설사하면서 뒤가 무거운 자

- ⊕대황(대황감초탕) — ⊕망초(조위승기탕) 대변이 통하지 않고 위기(胃氣)가 고르지 못한 자
  구토

- ⊕길경(길경탕) — ⊕생강·대조(배농탕) 모든 종양(腫瘍)과 농혈(膿血)
  인통(咽痛)

子湯)이 되고 관절이 아프고 당겨서 굴신하기 어렵고 숨을 헐떡거리며 땀이 많이 나서 소변이 적어지고 오한이 있는 자에게 쓴다. 오늘날의 관절류머티즘의 상태이다. 부자는 출과 함께 신진대사를 왕성하게 하고 배뇨가 좋아지게 해서 신체 내에 쓸데없이 괴어 있는 수분을 제거하고 통증을 없애는 효과가 있다. 그런데 이 처방에도 계지, 감초가 들어 있기 때문에 동계와 숨을 헐떡거리는 증상을 치료할 수 있으며, 이 처방의 특징은 부자라는 극약이 들어 있다는 점이다.

계지감초탕에 복령과 생강을 더하면 복령감초탕(茯苓甘草湯)이라는 처방이 되는데 땀이 나도 구갈이 없고 오줌량이 적고, 동계가 있어서 수족이 차가운 자에게 쓴다. 이 처방은 영계감조탕의 대조 대신 생강을 넣은 것이기도 하고, 또 영계출감탕의 출 대신 생강을 넣은 것이기도 하고, 또 다음에 나오는 영계오미감초탕(苓桂五味甘草湯)의 오미자 대신 생강을 넣은 것이기도 하다. 이 처방의 특징은 생강이 든 것이다. 생강을 건조시켜 만든 건강과 감초로 이루어진 감초건강탕(甘草乾薑湯)에 수족궐랭(手足厥冷)을 치료하는 작용이 있는 것을 생각하면 이 처방도 또한 그 정도는 약하지만 수족궐랭을 치료하는 효과가 있는 것으로 추측할 수 있다.

나에게 이런 예가 있다. 그 환자는 40도에 가까운 고열(高熱)이 계속되고 모 병원에 입원해 있었는데, 의사가 링거액을 대퇴부에 주사했더니 주사액이 흡수되지 않고 대퇴부에 사발을 엎어 놓은 것처럼 부풀어 올랐으며, 전신에 식은 땀이 나고 동계가 격렬해지고 수족이 차고 오줌량도 적어졌다. 그런데 이 처방(복령감초탕)을 먹였더니 30분쯤 지나자 주사액은 완전히 흡수되고, 땀은 멎고 동계가 가라앉고 많은 양의 오줌이 나오면서 금방 증상이 호전되었다.

계지감초탕에 복령과 오미자를 넣으면 영계오미감초탕이 되고, 수족이 차고 하복으로부터 가슴, 목을 향해 무엇인가가 치솟아 오르는 것처럼 느껴지고, 얼굴은 술에 취한 듯이 붉게 되고 소변이 제대로 안 나오고 때때로 머리에 무엇인가가 씌워져 있는 것처럼 되는 자를 치료한다.

내일은 무대에 서지 않으면 안되는데 이런 귀로는 곤란하니까 어떻게든 해달라고 애원한 환자로 삼출성 중이염인데 주사기로 삼출액을 뽑아 내도 곧바로 괸다고 했다. 얼굴이 상기된 듯 발갛고 머리에 무엇인가가 씌워져 있는 듯이 무겁고, 손발이 차고 오줌이 잘 안 나온다고 했다. 맥을 짚어 보니 침(沈), 미(微)했다. 그래서 이 처방을 주었더니 배뇨가 쉬워지고 그 뒤로는 삼출액도 고이지 않게 되었다.

이상의 처방을 훑어보면 어느 것에서나 심계항진(정도의 차는 있지만), 기(氣)의 상충(아래로부터 위로 솟아오르는 것), 배뇨의 감소를 볼 수 있고 대부분 수족의 궐랭(차가워짐)이 있다. 감초에 마황을 더하면 감초마황탕(甘草麻黃湯)이 되어 부종을 치료한다. 또 한편 이것으로 천명촉박(喘鳴促迫)한 것을 치료하므로 기관지천식(氣管支喘息)의 발작시에 돈복(頓服)[24]으로 사용하는 경우가 있다.

감초마황탕에 계지(桂枝), 행인(杏仁)을 더하면 마황탕(麻黃湯)이 되어 감기 초기에 보이는 두통, 발열, 전신통(全身痛), 오한(惡寒) 등으로 땀이 나지 않고 천명(喘鳴)이 있는 자에게 쓴다. 이것으로 발한해서 해열시키는 것도 있고, 오줌이 다량 나와서 열이 내리는 경우도 있다. 어느 것으로 해도 '수분을 제거하는' 효과가 있다.

감초마황탕에 행인, 석고를 더하면 마행감석탕(麻杏甘石湯)이 되는데 땀이 나고 천명이 있으며, 체표에 열이 없는 자에게 쓴다. 대열(大熱)은 고열(高熱)이 아니라 체표(體表)의 열을 말한다.

여기서 주목해야 할 것은 마황탕은 땀이 나지 않는 경우에 쓰고, 마행감석탕은 땀이 나는 자에게 쓴다는 것이다. 전자는 마황과 계지로 구성되어 있고 후자는 마황과 석고로 구성되어 있다. 그래서 마황은

---

24) 역자주 : 나누어 복용하는 것이 아니고, 그때그때 일회적(一回的)으로 복용하는 것.

계지와 배합(配合)되면 발한의 효과가 있고, 석고와 배합되면 지한의 효과가 있다는 것을 알 수 있을 것이다. 마황은 계지와 배합되어 체표의 열을 제거하는데 석고와 배합되면 몸 속의 열을 식혀서 땀을 그치게 하는 효과가 있다. 그래서 마황탕은 감기, 유행성 감기 등의 초기에 쓰이는 데 반해 마행감석탕은 기관지천식(氣管支喘息), 천식성기관지염(喘息性氣管支炎) 등에 쓰이는 경우가 많다.

감초마황탕에 행인(杏仁), 의이인(薏苡仁)을 더하면 마행의감탕(麻杏薏甘湯)이 되는데, 몸의 구석구석이 아프고 발열하고 저녁이 되면 그러한 증상이 심해지는 자에게 쓴다. 여기서 의이인과 석고의 약효 차이를 추측할 수 있다.

감초마황탕에 부자(附子)를 더하면 마황부자감초탕(麻黃附子甘草湯)이 되는데 소음병 초기에 이증(裏證)이 없는 자에게 써서 약간 발한시키는 효과가 있고, 또 부종으로 맥이 침소(沈小)한 자에게 쓴다. 이로써 부자의 약효를 추측할 수 있다.

감초에 건강(乾薑)을 배합하면 감초건강탕(甘草乾薑湯)이 되어 수족의 궐랭을 치료하는 효과가 있고, 또 다뇨(多尿)한 자에게도 좋다.

감초건강탕에 복령(茯苓)과 백출(白朮)을 더하면 영강출감탕(苓薑朮甘湯)이 되어 몸이 무겁고, 허리가 물 속에 들어가 있듯이 차고, 허리 아래가 차가워져 아프고, 소변이 지나치게 나오는 자에게 쓴다. 이 때 식욕에는 이상이 없다는 조건이 붙는다.

감초건강탕에 인삼(人蔘)과 백출(白朮)을 더하면 이중탕(理中湯)이 되어, 위(胃)가 차가워지고 맑은 침이 입에 고이며, 소변이 많이 나오고 위의 상태가 나쁘며, 또 토하기도 하고 하리(下痢)하기도 함에도 불구하고 갈증이 없는 자에게 쓴다.

여기서 복령과 인삼의 약효 차이를 추측할 수 있다. 이 처방은 인삼이 들어 있어서 소화장애의 치료를 목표로 하는데 인삼 대신 복령이 들어 있는 영강출감탕(苓薑朮甘湯)에서는 "식생활은 전과 같다."라고 해서 소화장애가 없는 것이 조건으로 되어 있다.

그래서 영강출감탕과 인삼탕의 차이를 요약하면 전자는 하초(下焦)에 한(寒)이 있고, 후자는 중초(中焦)에 한(寒)이 있는 것을 치료함을 목표로 한다.

감초건강탕에 부자를 더하면 회역탕(回逆湯) 또는 사역탕(四逆湯)이 되는데 신진대사가 극도로 침쇠해서 수족궐랭, 오한, 맥이 침미(沈微) 혹은 침지약(沈遲弱), 하리(下痢), 구토 등이 있는 자를 목표로 한다. 또 특히 진한가열(眞寒假熱)·이한외열(裏寒外熱)의 상태로 발열, 오한하는 경우가 있다. 이때는 태양병(太陽病)의 계지탕증과 비슷하여 맥이 부(浮)해야 하지만 지약(遲弱)하다. 계지탕증의 맥이라면 부삽(浮澁)하다. 이런 경우는 진단이 미묘하다.

감초에 작약(芍藥)을 더하면 작약감초탕(芍藥甘草湯)이 되는데 근육의 연급동통(攣急疼痛)을 치료하는 효과가 있다. 작약감초탕을 써야 될 것 같은 환자를 복진하면 복직근(腹直筋)이 연급(攣急)되어 있는 경우가 많다. 급격하게 격렬한 운동을 해서 하지가 당겨 아픈 자에게 이 처방을 써서 한 번의 복용으로 큰 효과를 본 적이 있다. 작약감초탕에 부자를 넣으면 작약감초부자탕(芍藥甘草附子湯)이 되는데 발한해도 병이 낫지 않고, 오히려 오한하게 되는 것을 치료한다. 오한은 태양병에도 보이지만 회역탕(回逆湯)의 경우와 같이 부자가 치료할 수 있는 것이기도 하다.

작약감초탕에 시호, 작약을 더하면 회역산(사역산)이 되는데 복진(腹診) 상에서는 흉협고만(胸脇苦滿), 복직근련급(腹直筋攣急)을 나타내고 사지의 궐랭, 복통, 이급후중(裏急後重) 등이 있는 자에게 쓴다.

감초에 대황(大黃)을 더하면 대황감초탕(大黃甘草湯)이 되는데 식사가 끝나자마자 구토하는 증상이 있는 자에게 쓴다. 구토에는 일반적으로 소반하가복령탕(小半夏加茯苓湯), 오령산(五苓散) 등이 쓰이는데 대황감초탕으로 그치는 구토도 있다. 이 대황감초탕에 망초(芒硝)를

더하면 조위승기탕이 되는데 변비로 위장기능이 정상적이지 못한 자
에게 쓴다.

감초에 길경(桔梗)을 더하면 길경탕(桔梗湯)이 되고 인통(咽痛)을
치료한다. 길경탕에 생강(生薑)과 대조(大棗)를 더하면 배농탕이 되어
각종 화농성 종양에 쓰인다.

이상에서 감초를 배합한 비교적 단순한 처방의 약효를 비교함으로
써 한방약이 배합 상대에 따라 여러 가지로 약효가 변화하는 예를 보
였다.

[주1] 『약징(藥徵)』요시마스 토오도오(吉益東洞)의 저술로 7번 원고를 고
쳤지만 결국 미완성으로 끝났다. 종래의 본초서에 기재된 것을 부정하고『상
한론』,『금궤요략』에서 증거를 찾아 약의 효능을 규정한 획기적인 저술이다.

[주2] 『금궤요략(金匱要略)』『상한잡병론』의 잡병론에 해당하는 것으로
상한 이외의 일반 잡병의 치료를 논한 것이다.

[주3] 『외대비요(外臺秘要)』당의 왕도(王燾)의 저술로 40권으로 되어 있
고, 손사막(孫思邈)의 『천금요방(千金要方)』과 함께 당대(唐代)를 대표하는
명저이다.

[주4] 『신농본초경(神農本草經)』저자는 분명하지 않은데 후한(後漢) 말
기의 저술일 것이라고 추정되고, 현존하는 중국의 본초서로서는 최고(最古)
이다. 다만 현재의 것은 후인이 찬술한 것으로 원본 그대로는 아니다.

5. 진단과 치료

(1) 증에 따라 치료한다고 하는 것

한방의학에서는 진단과 치료가 밀접하게 연결되어 있기 때문에 그 것들을 떼어 내어 각각 해설하기보다도 같이 해서 그 특질을 서술하는 것이 편하다.

그런데 근대의학의 진단은 병의 원인을 탐구하고 병의 본태를 구명한 후 그것에 근거하여 병명을 결정하는 것이다. 결정된 뒤에 치료 방침이 세워진다. 이것이 근대의학의 원칙이다.

병의 치료에 대증요법(對症療法)과 원인요법(原因療法)이 있는 것은 이미 일반에게 알려진 상식이다.

대증요법은 말할 것 없이 개개의 증상에 대한 치료여서, 예를 들어 불면에는 수면약을 주고 변비에는 사하제(瀉下劑)를 쓰는 등의 경우이다. 원인요법은 그 병의 원인에 대한 치료인데 원인 불명의 병은 많이 있고, 또 현단계에서 원인이라고 추정하고 있는 것이 과연 진짜 원인인지 의심스러운 것도 있고, 또 원인은 이미 지나가 버려서 현재로서는 그 원인에 대해 손을 쓸 수 없는 것도 있다.

요시마스 토오도오(吉益東洞)는 병의 치료에 있어서는 원인을 추구할 필요는 없다, 병에 원인이 없는 것은 없지만 그것은 억측과 상상이 섞여서 진짜 원인이라고는 인정하기 어렵다, 이렇게 불안정한 것은 치료방침을 세우는 데에 도움이 되지 않는다라고 말했다. 이와 같은 사고로부터 병명도 또한 필요 없다고 했다.

이와 같이 해서 토오도오는 "증(證)에 따라 치료한다." [수증요법(隨證療法)]라는 것을 제창했다.

대증요법과 수증요법은 다르다. 한방치료의 특질은 이 수증요법이기 때문에 한방의 진단은 '증(證)'을 진단하는 것이다.

'증(證)'이라는 것은 치료 방침을 세우는 목표이고, 한방에서 갈근탕증(葛根湯證)이라고 하면 갈근탕으로 치료하는 증, 즉 '목표' 또는 '확증(確證)'이 있다고 하는 것이 된다. '증'의 진단은 중요하므로 여기서 조금 구체적으로 서술해 보자.

우리들이 있는 곳에 모여드는 환자는 여기저기 병원과 진료소를 많이 찾아다녔고, 내가 증상을 물어도 그것에는 대답하지 않고 나의 위는 골반까지 내려와 있다라든지, 만성간염인데 B·S·P가 어떻다, 황달지수가 어떻다라고 가르쳐준다. 그 중에는 장이 너무 길어서 변비가 있습니다라고 이미 결론을 지어 버린 환자도 있다. 이렇게 일반 개업의가 좀처럼 만나기 어려운 희귀한 환자가 찾아 오는 경우가 있다.

예를 들면 윌슨(wilson)병이라는 희귀한 병이 있다. 이 병은 혈액 중의 구리(Cu)의 대사와 관계가 있는 것으로 근육의 강직과 경련을 주된 증상으로 하고, 환자는 격렬한 동통을 호소하며 그 때문에 잠을 못 자는 경우도 있다. 나는 이 병에 걸린 소년에게 작약감초탕(芍藥甘草湯)에 후박(厚朴)과 조구등(釣鉤藤)을 더해 써서 마약을 쓰지 않고도 잘 수 있도록 한 적이 있는데, 움직이지도 못했던 사람이 어머니에게 업혀서 내원하게 되었다.

이와 같이 한방에서는 병명이 정해지지 않아도 '증(證)'을 진단하면 치료방침이 서게 되어 있다. 이 증의 진단에는 환자의 호소(괴로워 하는 곳)가 중요하고, 내가 듣고 싶은 것은 어디가 어떻게 아픈가인데 환자는 여기에 대답하지 않고 의사의 진단을 그대로 말하고 태연히 있다. "누가 의사입니까?" 하고 웃으면 환자도 웃고 있다. 이런 환자에게 자신의 괴로운 곳을 있는 그대로 말해 보세요라고 하면 "위(胃)가 아픕니다."라고 대답한다. "위인지 어디인지 모르시겠죠? 명치입니까?"라고 물으면 "위입니다."라고 한다. 진단해 보면 확실히 위의 주위이다. 그러나 위가 아프다고 결정하는 것보다도 여기가 어떻게 어느 때 아프다라는 것을 듣고 싶은 것이다.

한방에서는 아무 것도 아닌 것처럼 보이는 호소가 증(證)을 결정하는 데에 중대한 역할을 하는 경우가 있다. 근대의학에서는 어느 특정한 병에서만 보이는 특수 증상은 중시하지만 어떤 병에서도 공통적으로 보이는 비특이성 증상에는 흥미를 나타내지 않는다. 예를 들면 발이 차다든가 발이 달아오른다든가 어깨가 뻐근하다고 하는 것은 별로 문제시하지 않는다.

그런데 한방에서는 흔히 있는 환자의 호소를 근거로 해서 치료 방침을 세운다. 이에 반해 근대의학에서는 객관적으로 소견을 발견하지 못하는 경우에는 환자가 아무리 괴로움을 호소해도 아무 데도 아픈 곳이 없다고 진단을 내리는 경우가 있다. 환자의 호소 그 자체를 병이라고 보는 한방의 입장과는 다른 것이다.

S씨는 인간 도크(dock)[25]에서 아무 데도 아프지 않다는 말을 듣고 좋아했지만 4~5일 뒤에 갑자기 죽었다. 이 이야기를 들은 M씨는 "인간 도크 따위는 믿을 게 못되는군요."라고 분개했다. 나는 M씨에게 말했다. 현대의학에서 여러 가지 방법으로 검사한 정도로는 그 진찰에 한계가 있다. 인간 도크의 결과가 모두 정상 범위에 있었다고 해도, 아무 데도 아프지 않다라는 등의 진단을 내릴 수 있는 것은 아니다. 인간

---

25) 역자주 : 배가 도크(선박을 수리·건조하거나 선박의 하물을 적재·하륙하기 위해 만든 축조물)에 들어가듯이 단기간에 입원하여 전신의 정밀검사를 행하여, 질병을 조기 진단하기도 하고 건강지침 등을 세워주기도 하는 시설.

도크로 조사한 범위 안에서는 이상은 없습니다라고 진단해야 한다.

그런데 인간 도크의 정밀검사에서 이상이 없게 되면 검사를 한 의사도 검사를 받은 환자도 아무 데도 아픈 곳은 없다고 생각하게 마련이다. 일종의 마술에 걸려 있다.

인간 도크는 근대의학의 진찰법으로 전신을 정밀하게 검사해서 이상이 있는지 없는지를 조사하게 되어 있는데, 이 의학은 끊이지 않고 진보하는 중이다. 의학이 좀더 진보하면 그에 따라 더욱 넓고 깊게 검사하는 여러 가지 방법이 발명될 것이다. 그것을 생각하면 오늘날의 인간 도크라는 것은 완전한 것이 아니다. 그것을 완전무결한 것이라고 생각하면 나중에 분개할 사건이 일어난다.

K씨는 내 오랜 환자인데 내가 진단한 결과로는 심장이 튼튼하지 않지만 심전도로는 이상이 보이지 않는다고 하기 때문에 안심하고 있었던 것 같다. 심장이 나쁘지만 심전도에 걸리지 않는 경우가 있는데도 미숙한 자는 기계를 과신하는 경향이 있고, 임상적 견해와 '감(勘)'에 의한 진단보다도 심전도가 옳다고 생각하는 경향이 있다.

K씨는 그로부터 반년쯤 지나서 친구와 나리다(成田) 부동산중개소에 참가했는데 돌아온 날 밤부터 심한 흉협고민(胸脇苦悶)이 생겨서 다음날 죽어 버렸다.

근대의학은 타각적·객관적으로 붙잡을 수 있는 것을 진단하고 이것을 중시해서 환자의 호소를 경시하는 경향이 있다. 이 때문에 환자가 고민하는 원인을 타각적으로 증명할 수 없을 때는 병이 아니라며 병 그 자체를 부정하기까지 한다.

언젠가 이런 환자가 왔다.

50세의 부인인데 여름에도 발이 차다고 해서 털양말을 신고 배에는 전기회로를 넣고 다녔다. 게다가 어깨가 뻐근하고 두통이 있고 쉽게 피로하고 앉았다가 일어서면 현기증이 있다고 했다. 여기저기의 의사에게 보였지만 신경성이라며 상대해 주지 않았다. 그래서 어느 병원의 인간 도크에 들어가 조사해 봤는데 여기서도 아무 데도 나쁘지 않다고 하는 것이었다. 이렇게 된 이상 한방에 매달릴 수밖에 없다고 해서 온 것이라고 했다.

나는 환자를 진찰하고 나서 말했다.

"당신이 괴로워하는 그 자체가 병입니다. 그 이외에서 병을 찾을 필요는 없습니다. 한방에는 당신의 병을 고칠 약이 있으니까 그것을 드십시오."

"선생님 제 병은 뭐라고 하는 병일까요?"

"당신의 병은 당귀사역가오수유생강탕(當歸四逆加吳茱萸生薑湯)이라는 약을 먹으면 낫는 병입니다. 이 약의 이름 밑에 '증(證)' 자를 붙이면 그것이 당신의 병명이 되는 것입니다. 그러니까 당신의 병은 당귀사역가오수유생강탕증이라는 병입니다."

환자는 어이가 없어 멍청히 앉아 있었다. 그래서 나는 말했다.

"병명이라는 것은 병을 예방하기도 하고 치료하기도 하기 위해서 편의상 의학자가 붙인 것입니다. 따라서 신장염이니까 신장만 나쁘다라고 생각하거나 간염이니까 간만 나쁘다라고 생각하는 것은 매우 잘못된 것입니다. 사람의 몸은 텔레비전이나 자동차와 달리 생명이 있기 때문에 신장이 나빠도 간이 나빠도 전신의 병입니다. 그래서 신장염을 제1호 병이라고 부르고, 간염을 제2호병이라고 부르기로 정해도 되는 것입니다. 한방에서는 어떤 병의 경우에도 전신적인 치료를 하기 때문에 치료 상대는 병이 아니라 병으로 괴로워하는 당신입니다."

나는 이렇게 말했는데 환자는 이해가 잘 안되는 것 같았다. 그래서 나는 또 이렇게 말해 보았다.

"이 약을 먹으면 당신 몸 속의 고장난 곳이 모두 좋아집니다."

이 환자는 당귀사역가오수유생강탕을 먹고 1개월 정도로 병이 나았다.

병명은 추상화되어 버린 것이다. 한방 치료는 살아 있는 환자를 치

료대상으로 한다. 따라서 한방에서는 병명이 붙지 않은 환자라도 고칠
수 있게 되어 있다. 한방 진단은 병명을 진단하는 것이 아니라 치료법
을 진단하기 때문이다.

다만 여기서 오해를 피하기 위해 한마디 덧붙여 둘 것이 있다.

한방 치료는 한방 진단에 의해 결정되지만 근대의학의 진찰을 병용
해서 치료방침을 세우고 '증'의 결정을 쉽게 할 수가 있다. 나아가 환자
가 납득하도록 병명을 알려주기 위해서도 근대 의학의 진찰은 필요하
다. 근대의학의 병명이 결정되지 않는 경우에는 결정되지 않는다고 말
하는 것도 또한 의의가 있는 것이다.

(2) 증과 그 구성

1948년에 침구·안마·마사지사(師)의 재교육 기운이 일어나 일본
침구마사지사회연맹 주최로 후생성 후원하에 제1회 재교육 강사양성
강습회가 토오쿄오도(東京都) 고가네이(小金井)의 요쿠온칸(浴恩館)
에서 열려 '한방의학개론'의 강의를 내가 담당했다.

이때 필기한 것이 1949년에 『한방의학개론』이라는 소책자로 되어
재단법인 동방치료연구회(東方治療研究會)에서 간행되었다.

그 책 중에 「증의 구성과 증의 진단」이라는 항목이 있는데 나는 다
음과 같이 서술하였다.

'증'이라는 것이 어떤 것인지를 아는 데 도움이 된다고 생각하기 때
문에 인용한다. (이하 64쪽까지)

*　　　*　　　*

증을 구성하는 중요한 자료는 환자가 나타내는 증상입니다. 예를 들
면 두통이 있다, 현기증이 있다, 오한이 있다, 귀에서 소리가 난다, 목

이 마르다, 하리가 있다는 등의 환자의 호소입니다. 그런데 환자가 호소하는 증상 그 자체로는 어렵기 때문에 이 증상을 다시 한 번 분석해 볼 필요가 있습니다. 예를 들어 구토라는 증상이 있다고 합시다. 환자가 토했습니다라고 하면 어떻게 토했는지 소급하여 묻는 것이 중요하고 이렇게 하지 않으면 증의 구성에 불편함을 초래하게 되는 것입니다.

예를 들면 이것은 젖먹이 아이들에게서 흔히 볼 수 있는 증상인데 감기약을 먹은 뒤라든가 급성 위장염 등이 있을 때 격렬한 구토가 일어나 멈추지 않는 경우가 있습니다. 이럴 때의 상황을 보면 매우 목이 말라 물을 마시고 싶지만 마시면 곧 왈칵 토하고, 토하면 또 물을 마시고 싶고 마시면 또 토하고 이것을 되풀이해서 환자는 번조하게 됩니다. 번조라는 상태는 데굴데굴 구르기도 하고 손발을 자주 움직이기도 하면서 괴로워하는 것으로 가만히 얌전하게 잘 수 없는 상태입니다. 이런 경우에는 반드시 오줌량이 감소하게 마련이므로 그 점을 물어 볼 필요가 있습니다. 이러한 구토를 한방에서는 수역성(水逆性) 구토라고 부르는데 오령산증의 구토입니다. 여기에 오령산을 쓰면 한두 번 복용으로 구토도 구갈도 그치고, 오줌이 많이 나와 번조도 그칩니다. 열이 있는 환자에게서는 땀이 나는 수도 있습니다. 그런데 같은 구토라도 임신오조 때의 구토는 시종 메슥메슥해서 물도, 차도 마시고 싶어지고 뭐든지 먹고 싶어져서 귀찮은 기분으로 토하는 때가 많은데, 이것은 오령산증의 구토가 아니라 소반하가복령탕(小半夏加茯苓湯)을 쓰는 구토입니다. 이렇게 오령산증의 구토와 소반하가복령탕증의 구토는 완전히 증이 다른데도 반하에 구토를 다스리는 효과가 있다고 해서 증을 분명히 하지 않고 이것을 써서는 소기의 효과를 거두기가 어렵습니다.

또 편두통 환자로 구토를 수반하는 경우가 있는데 이럴 때는 오수유탕(吳茱萸湯)이 흔히 쓰입니다. 이렇게 구토가 있다고 해도 어떠한 종류의 구토이고 그것이 어떠한 증상과 결부되어 있는지 조사해 볼 필요가 있습니다.

두통의 경우라도 그것이 어떤 두통인지, 현기증이 있어도 그것이 어떤 현기증인지 추구해 볼 필요가 있습니다.

하리의 경우라도 어떤 하리인가, 뱃속에서 꼬르륵 꼬르륵 소리가 나고 좌악 설사하는 경우에는 감초사심탕(甘草瀉心湯)을 생각해 볼 필요가 있고, 후중증(後重症)으로 대변이 좀처럼 나오지 않고 배가 아프고 화장실로부터 떨어져 있기 어렵다는 등의 하리라면 작약과 대황이 배합된 작약탕(芍藥湯) 같은 것을 쓰지만, 후중증과 비슷하지만 후중증이 아니라서 변을 누고 싶어 참을 수 없는데 누려고 누려고 해서 조금 누면 그걸로 배뇨(排尿)하고 싶은 생각이 없어져 버리는 하리에는 대황 등을 쓰지 않고 진무탕을 써서 좋을 때가 있습니다.

또 해수라도 가래가 없는 것, 가래가 끊어지기 쉬운 것, 가래가 끊어지기 어려운 것, 천명(喘鳴)이 있는 것, 몹시 콜록거리는 것, 야간에 강한 기침이 나는 것 등 여러 가지로 분석해 볼 필요가 있습니다.

이러한 환자의 하소연 외에 맥진(脈診)과 복진(腹診)을 병용해서 증을 결정하지 않으면 안되지만 그 외에 근대의학의 이화학적 검사, 예를 들면 혈압을 잰다든지 소변검사를 하든지 X선 촬영을 하든지 하는 진찰도 증을 구성하는 중요한 자료가 됩니다.

한방이니까 옛날에 하던 대로 혈압도 재어 볼 필요 없다, 소변검사를 할 필요도 없다라고 하며 편협될 필요는 없습니다. 이화학적 소견도 증을 구성하기 위해 꽤 도움이 되는 것이 있습니다. 요즘 잡지를 보면 수증요법과 병명요법(病名療法)이 대립되어 있습니다. 전혀 반대의 것이고 서로 대립하고 있듯이 씌어 있는 것을 봅니다. 또 그렇게 생각하는 분이 계신 것 같습니다. 그런데 나는 병명요법이라는 것은 수증요법 중에 포함되어야 한다고 생각합니다. 병명을 모르면 하는 수 없지만 알면 역시 증을 진단하기 위해 매우 도움이 되는 것이 있습니다.

나에게 이런 경험이 있습니다.

10살 정도의 남자아이인데 야뇨증(야간에 오줌 누는 것)으로 어려움을 겪는다고 해서 진찰했는데 이 환자는 영양, 혈색 모두 나쁘고 복직근의 연급(攣急)이 있고 구갈이 있는 것들을 고려해서 소건중탕(小建中湯)을 주었습니다. 이 소건중탕은 이러한 환자의 야뇨증에는 잘 듣는데도 이 환자에게는 전혀 효과가 없어서 소변 검사를 했더니, 신장결핵 때문에 방광에도 궤양이 생겨서 그 때문에 모르는 사이에 오줌이 새나온다는 것을 알았던 것입니다. 그래서 이것은 단지 야뇨증이 아니라는 것을 알고 신방광결핵이 있을 때 흔히 쓰이는 사물탕합저령탕(四物湯合猪苓湯)을 썼더니 점점 가벼워졌습니다.

일본인만큼 약을 좋아하는 민족은 없다고 합니다. 내 약을 먹으면서 대학병원약을 먹고 거기에 건강식품을 먹는다는 조심스러운 환자가 흔히 있습니다. 그런데 여기서 주의하지 않으면 안되는 것은 여러 가지 요법을 병용하면 예상도 못했던 증의 변화가 발생하는 수가 있습니다. 예를 들면 디기탈리스(digitalis)라는 심장 약을 먹고 있는 환자가 있다고 합시다. 이 환자의 맥을 짚어 보면 크고 떠 있어서 힘이 있고 게다가 느립니다. 이때 디기탈리스를 먹고 있는 것을 모르고 진찰하면 '실증(實證)'으로 보입니다. 이 경우에 디기탈리스를 먹고 있는 것을 환자가 말해 주면 좋지만 잠자코 있으면 전신상태를 신중하게 종합적으로 진단해서 허실(虛實)을 판단하고 증을 결정하지 않으면 치료 방침을 잘못 세울 우려가 있습니다.

또 이런 예도 있습니다. 위가 나쁜 환자로 목이 마르다고 해서 지금까지 먹던 약을 그치게 했더니 목이 마르는 것이 그쳤습니다. 이것은 낭탕(莨菪)[26] 익스트랙트를 먹고 있음에 틀림없다고 생각했기 때문입니다. 만일 이 구갈을 석고제(石膏劑)를 쓰는 구갈로 실수하면 돌이킬

---

26) 역자주 : (식) 미치광이풀, 깊은 산의 응달에 자생하는 가지과에 속하는 다년초. 잎과 씨는 맹독성(猛毒性)이 있어서 잘못 먹으면 미치광이가 된다 하여 생긴 이름.

수 없게 됩니다. 또 복통 환자에게 판토폰(pantopon)[27] 같은 마약을 쓰면 변비하는 수가 있습니다. 이 경우에 이것을 실증의 변비라고 생각해서 사하제를 쓰면 극심한 복통을 일으켜서 상황이 나빠집니다.

이렇게 환자가 무엇을 쓰고 있는지 의사가 아는 것은 증을 결정하는 데에 중대한 역할을 하는 것입니다.

그리고 나서 환자의 체질, 성별, 연령 등도 증을 결정하는 데에 꽤 도움이 됩니다. 유아에게는 이런 증(證)이 많다, 노인에게는 이런 증이 많다라는 것이 있습니다. 그리고 나서 음식의 좋아하고 싫어하는 것, 생활환경 등도 증을 결정하는 데에 참고가 됩니다.

(3) 증의 진단과 수증치료(隨證治療)의 실례

이상 서술한 것처럼 한방에서는 환자가 여러 가지 하소연을 하는 경우에 그러한 하소연이 어떻게 유기적으로 관련되어 있는지 관찰하고, 그것을 더욱 환자의 체질, 맥진, 복진 등으로부터 얻은 지식과 결부시켜 종합적인 진단을 내려 '증'을 결정한다. 이 '증'의 결정 방법이 어떤가에 따라 의사의 실력 정도를 알 수 있다.

'증'의 진단은 한방의 '망(望)', '문(聞)', '문(問)', '절(切)'이라는 사진(四診)이 기본이 되어 있다.

'망'은 망진(望診)으로서 육안(肉眼)으로 보는 것이고, 소리를 듣기도 하고 냄새를 맡기도 하는 것이 '문(聞)'이고, 병의 상태를 묻는 것이 '문(問)', 맥을 짚기도 하고 배를 만지기도 해서 의사가 직접 환자의 몸에 손을 대는 진찰법이 '절'이다. 옛 사람들은 보고 병을 아는 것이 '신(神)'이고, 소리를 듣고 병을 아는 것이 '성(聖)'이고, 병의 상태를 물어

---

27) 역자주 : 아편에 들어 있는 몇 종의 알칼로이드를 염화물로서 함유한 아편제제의 상품명.

아는 것이 '공(工)'이고, 맥을 짚어 병을 아는 것이 '교(巧)'이다라고 했다. 이것은 얼핏 본 것만으로도 병을 진단하는 사람이 가장 훌륭한 의사라는 뜻이다. 지금도 중국에서는 이러한 사고방식이 남아 있어 환자로부터 병의 상태를 듣지 않고 맥을 짚는 것만으로 병을 알아 맞추고 치료하는 것이 행해지고 있다. 잠자코 앉아 있으면 꼭 들어맞는 인상견식(人相見式)의 진찰법에 의해 진단한다.

이에 반해 일본의 한방은 증상을 상세히 듣고 배도 진찰하고 게다가 근대의학의 여러 가지 이화학적 진찰법을 병용한다. 특히 복진법은 토쿠가와(德川) 시대에 발달했는데 일본의 독자적인 것이다.

근대의학에도 복부 진찰법이 물론 있다. 그러나 그것은 한방의 복진과 그 방법도 목적도 다르다. 근대의학에서 배를 진찰하는 것은 복부의 장기 이상을 발견하기 위함이다. 한방의 복진도 물론 뱃속 기관의 이상을 문제로 하지만 그것보다도 복진으로 환자의 허실을 판정하고 '증'을 결정하기 위한 수단이 된다.

여기에서 '허(虛)', '실(實)'이라는 말이 나왔는데 이것이야말로 한방진단의 기초가 되는 가장 중요한 개념이다.

허라는 것은 공허(空虛)의 허이고 실은 충실(充實)의 실이다. 우리는 환자를 진찰해서 이 환자는 '허인가', '실인가'를 진단한다. 같은 병에 걸렸어도 허가 되어 나타나는가 하면 실이 되어 나타나기도 한다. 그 나타나는 것이 어떤가에 따라 치료법이 달라진다.

예를 들면 고혈압 환자인데 비만해서 근육긴장이 좋고, 혈색도 좋고 변비 경향이 있고, 배가 팽창하고 특히 명치로부터 옆구리에 걸쳐 저항이 있고, 흉협고만(胸脇苦滿)이라고 부르는 복증이 있고, 어깨로부터 목이 뻐근하고 머리가 무겁다는 상태라면 이것을 실이라고 진단해서 대시호탕(大柴胡湯)을 주로 한 처방을 쓴다.

이에 반해 야위고 혈색이 안 좋고 차가워지는 증상으로 배에도 힘이 없고, 복부에서 진수음(振水音)이 들리고 현기증과 두통도 있으면 이러한 고혈압 환자는 허라고 진단해서 반하백출천마탕(半夏白朮天麻湯)을 주로 한 처방을 쓴다.

그런데 고혈압증 치료는 이것으로 끝나는 것이 아니다. 환자의 호소는 가지각색이고 같은 실한 환자라도 실에 정도가 있고, 심한 실증과 가벼운 실증에서는 약의 가감이 있고, 더욱이 전신이 실한 것은 아니고 실한 부분과 허한 부분이 뒤섞여 있을 수가 있다. 이렇게 되면 처방도 또한 달라진다.

내가 만든 칠물강하탕(七物降下湯)이라는 처방이 있다. 이 처방은 내가 20년쯤 전에 고혈압으로 안저출혈(眼底出血)을 일으켰을 때 여러 가지로 궁리하고 근대의학의 약리 등을 참작해서 만든 것인데, 특히 흥미로운 것은 최저혈압이 높아서 신경화증(腎硬化症)의 경향이 있는 자에게도 효과가 있다는 것이다. 이 처방을 만들었을 때의 나의 병 상태와 왜 이런 구성으로 했는가 등의 자세한 것은 졸저『증후(症候)에 따른 한방 치료의 실제』(南山堂, p.456)에 나와 있으니 흥미있는 분은 참조하기 바란다.

자, 그러면 수증치료의 한두 예를 들어 보자.

여기에 어젯밤부터 열이 났다고 하는 환자를 진찰했다고 하자. 이때 근대의학에서는 이 환자의 병은 무슨 병인가, 감기인가 편도염인가 등의 병명 검색에 전념한다. 그리고 병명이 결정되면 치료 방침이 선다. 그런데 한방에서는 이 열이 있는 환자에게는 어떤 치료를 하면 나을까를 진단한다. 한방 진단은 치료법의 진단이다.

그래서 열이 있는 경우에 반드시 묻지 않으면 안될 증상에 오한(惡寒)이 있다. 오한은 "한(寒)을 싫어한다."라고 씌어 있는데 오싹오싹 춥다고 하는 것이다. 이 오한이 가벼운 것이 오풍이다. 만약 그 환자에게 오한이나 오풍이 있으면 사하제(瀉下劑)를 주어서는 안되는 것이 원칙이다.

만약 오한(惡寒) 또는 오풍(惡風)이 있고 열도 있고, 몸의 마디마디가 아프고 두통도 있고, 맥이 떠서 힘이 있는데 땀이 저절로 나오는 상태가 없으면 무슨 병이든지 병명에 얽매이지 않고 마황탕(麻黃湯)을 쓴다. 이것을 마황탕증(麻黃湯證)이라고 이름붙인다.

만약 오풍이 있고, 열도 있고, 두통도 있고, 맥이 떠도 맥에 힘이 없고, 땀이 저절로 나오는 상태라면 병이 무슨 병이든지 계지탕(桂枝湯)을 쓰고 이것을 계지탕증(桂枝湯證)이라고 이름한다.

만약 마황탕증과 비슷해서 목으로부터 어깨에 걸쳐 긴장감이 있고 늘 어깨가 뻐근하다고 하는 증상이 있으면 갈근탕(葛根湯)을 써야 될 증이고, 이것을 갈근탕증(葛根湯證)이라고 이름한다.

그러고 보면 갈근탕은 감기약으로 알려져 있지만 감기에 한하지 않고 갈근탕증이 있으면 어느 병에 써도 좋다. 그래서 응용범위를 넓혀서 갈근탕을 오십견(五十肩, 쉰 살이 되면 어깨가 뻐근한 것)에 쓰기도 하고, 부비강염(副鼻腔炎)에 쓰기도 하고, 결막염(結膜炎)에 쓸 때도 있다.

이렇게 한방에서는 처방 이름 밑에 증이라는 글자를 붙여서 그 처방의 적응증이라는 것을 나타내고, 그 처방을 써서 낫는 병이라는 것을 밝히고 있다.

이렇기 때문에 하나의 처방을 능숙하게 사용하면 여러 가지 병을 치료할 수 있다. 메이지 시대에 돌팔이를 업신여기는 뜻으로 갈근탕 의사라는 말이 있었는데 어떤 환자를 보아도 갈근탕을 쓰는 서투른 의사라고 생각했지만 갈근탕을 기초로 해서 여기에 하나 또는 두 개의 약물을 첨가하면 그 응용은 더욱 넓어져서 여러 가지 병에 쓸 수 있게 된다.

따라서 갈근탕 하나로 만병을 고칠 수 있는 의사는 돌팔이기는커녕 오히려 명의이다. 의사로서 노련해지면 흔한 몇 종류의 처방을 능숙하게 써서 병을 치료하게 된다. 여러 가지로 희귀한 처방을 이것저것 찾아 쓰는 동안에는 아직 명의 축에 끼지 못한다.

와다 토오가쿠(和田東郭)라는 명의는 "처방은 자유롭게 지어야 한다. 이것은 탈항약(脫肛藥), 이것은 하혈약(下血藥)이라고 해서는 재미가 없는데, 예를 들면 약절구에 재를 넣으면 화로가 되고 또 흙을 넣으면 화분도 되고 물을 넣으면 물동이도 되고 뒤집으면 계단도 된다. 처방도 이렇게 연구해야 한다."라고 하고, 또 "처방을 쓰는 것이 간단한 자는 그 기술이 날로 정통해지고 처방을 쓰는 것이 번잡한 자는 그 기술이 날로 서툴러진다. 세상 사람들이 자칫하면 간단한 것으로써 서투른 것으로 삼고 번잡한 것으로써 정통함으로 삼는다."라며 한탄하고 있다. 이렇게 해서 토오가쿠는 만년에 30여 처방을 써서 모든 병을 고쳤다고 한다.

이제 예를 하나 든다.

환자는 65세의 남자이고, 1개월쯤 전에 감기에 걸려 아직 37도 남짓의 열이 있고 기침이 그치지 않았다. 기침은 밤에도 심하고 그 때문에 잠도 못 잤다. 그런데 최근 변비가 있고 식욕도 없어지고 날로 기운이 없어져서 폐렴이라도 되면 곤란하다며 걱정하고 있다고 했다.

의사는 기관지염이라고 진단하고 기침 그치는 약과 식욕이 나는 위장약과 완하제(緩下劑)를 투여하고, 저녁에 한꺼번에 다먹는 수면제를 먹이고 포도당을 주사하고 있다고 했다.

진찰해 보니 맥은 폭이 있고 조금 크다는 느낌이었지만 약했다. 혀는 조금 건조해서 얇은 백태(白苔)가 있다. 진찰 중에도 때때로 기침을 하지만 가래는 쉽게 끊어진다. 복부는 원래 탄력이 모자라고 배꼽 위에서 동계(동계)가 약간 항진하고 있다. 어디에도 압통(壓痛)은 없다.

나는 이것을 죽여온담탕증(竹茹溫膽湯證)이라고 해서 죽여온담탕을 주었다. 그러자 2~3일 복약으로 기침도 줄어들고 밤에도 편히 잘 수 있게 되고, 대변도 잘 나오고 식욕도 나고 자리를 털고 일어나 마당에서 산책하게 되었다.

서양의학에서 기관지염이라고 진단해서 기침 그치는 약, 식욕 나는 약, 완하제, 수면제, 포도당을 주사하는 식으로 치료한 것은 대증요법 (對症療法)이다.

같은 환자를 한방에서는 죽여온담탕증이라고 진단해서 죽여온담탕을 준 것은 수증요법(隨證療法)이다. 수증요법에서는 환자가 나타내는 여러 가지 증상을 종합적으로 관찰해서 이러한 증상이 연결되는 상황을 환자의 혈색, 영양, 맥진(脈診), 복진(腹診), 혀의 상태와 조합해서 어떤 치료를 하면 나을까를 진단하고 그에 따라 치료할 뿐이다.

죽여온담탕은 『수세보원(壽世保元)』이라는 고전에 나와 있는 유명한 처방으로 "상한(傷寒)이 몇 일 지나도 그 열이 물러나지 않고 깊은 잠을 못 자고, 마음이 놀라고 황홀(恍惚), 번조(煩躁)하고 가래가 많아서 잠을 못 자는 것을 치료한다."라는 말이 있는데, 이 처방은 상한으로 대표되는 열이 있는 병에 걸려 몇 일 지나도 여전히 여열(餘熱)이 계속되고, 신경질적으로 되어 잘 놀라고 가래가 많아 편하게 잘 수 없는 증상이 있는 자에게 쓴다.

나는 이 환자가 변비가 있고 식욕이 없는 것은 먹었던 화학약품 때문일 것이라고 생각하고 모든 복약을 중지시키고 이 처방만 먹도록 했는데, 이것으로 기침이 줄고 편안한 잠을 잘 수 있게 되었을 뿐만 아니라 대변도 잘 통하고 식욕도 생겨났다.

오오사카(大阪)대학의 오모다카 큐우케(澤瀉久敬) 교수는 「한방의학과 베르그송 철학」에서 원인요법(原因療法)과 대증요법(對症療法)에 대해 논하면서 한방치료를 전신적 대증요법이라고 부르고, 그 치료는 근본적이며 원인요법이라고 서술하고 있다. 또 같은 논문에서 한방에서는 하나하나의 증후가 문제가 아니라 증후군(症候群)이 문제라고 서술하고 있다. 오모다카 교수가 말하는 전신적 대증요법이야말로 우리가 수증요법(隨證療法)이라고 부르고 있는 것으로 여기서는 각종 증후군이 어떻게 유기적으로 연결되어 있는지를 중시한다.

수증요법은 전신요법이고 그 치료는 종합적이기 때문에 국소에 치

우치거나 단일 증상을 목표로 치료하는 것이 아니다. 내가 언제나 한
방은 병을 치료하는 것이 아니라 환자를 치료하는 것이라고 주장하는
것은 이런 점에 근거가 있다.

죽여온담탕(竹茹溫膽湯)은 시호(柴胡), 죽여(竹茹), 복령(茯苓), 생
강(生薑), 반하(半夏), 향부자(香附子), 길경(桔梗), 진피(陳皮), 지실(枳
實), 황련(黃連), 감초(甘草), 인삼(人蔘), 맥문동(麥門冬)의 열세 가지
약물로 되어 있고 해독(解毒), 진통(鎭痛), 거담(去痰), 진해(鎭海), 강
장(强壯), 건위(健胃)의 효과가 있어서 급성병의 발병초기에 쓰지 않
고 폐렴, 기관지염, 감기 등이 오래가고 체력이 소모되어 신경이 과민
해지고 불면, 불안, 해수, 식욕부진 등을 호소하는 자를 목표로 한다.

한방의 처방에 온담탕(溫膽湯)이라고 부르는 처방이 몇 개 있는데
이런 것은 모두 불면이 있는 자에게 쓰이고 있다. 옛 사람들은 담(膽)
이 차가워지면 잘 수가 없다고 생각했는데, 이 차가워진 담을 데우는
것이 온담탕이다. 이 담은 오늘날의 담낭을 의미하는 것이 아니라, 담
이 크다든가 배짱이 있다든가 하는 담이다.

(4) 복진법의 실례

"에도(江戶)28)의 적을 나가사키(長崎)29)에서 찬다30)."라는 속담이
있는데 한방 치료에는 이와 비슷한 방법이 많다. 뜸의 경우에서도 치
질(痔疾)을 치료하는 데 머리 꼭대기의 '백회(百會)'와 팔의 '공최(孔
最)'에 뜸을 뜨기도 하고, 위(胃)가 나쁜데 족삼리(足三里)에 뜸을 뜨기
도 한다. 이와 같은 요령으로 기관지천식에 배를 목표로 치료하지 않

---

28) 역자주 : 일본의 수도인 토오쿄오의 옛 이름. 토오쿄오는 혼슈우섬 남동부의 지명.
29) 역자주 : 일본 큐우슈우섬 북서부의 나가사키현(長崎懸).
30) 역자주 : 의외의 장소에서, 다른 일로 지나간 분(忿)을 지금 푼다는 뜻.

으면 근치되지 않는 것이 있다.

몇 년 전 7월의 일이었다. 심한 천식으로 매일 죽을 생각을 하는 환자가 있는데 왕진해 주지 않겠는가 하고 아는 사람이 부탁해서 M씨 댁을 방문했다.

환자라는 사람은 이 집의 가장으로 49세의 남자인데 몇 년 전부터 점점 비만하고 빨리 걸으면 호흡이 가빠졌다. 그런데 1959년 여름 보슈(房州)[31]의 별장에서 갑자기 심한 호흡곤란을 일으켰는데 의사로부터 기관지천식이라고 진단받았다. 그러나 그 해는 겨울이 되자 점차로 괜찮아졌는데 1960년 8월에 또 호흡곤란과 심한 기침으로 괴로워했고, 너무 심해서 모 병원에 입원했다. 그리고 나서 1년 가까이 됐는데 겨울 동안은 조금 발작이 가벼워진다는 정도이고 완치되지는 않았다. 그런데 5월경부터 점점 기침과 호흡곤란이 심해지고 최근에는 밤에 거의 잠을 못잘 정도로 괴로워했다. 게다가 강렬한 주사와 내복약의 부작용으로 급속히 기력이 쇠약해졌다고 했다.

환자는 거무죽죽하고 광택이 없는 얼굴을 하고 있었는데 영양은 그다지 나쁘지 않았다. 그런데 복진을 하고 놀란 것은 상복부가 돌처럼 딱딱하게 팽륭(膨隆)하고, 이 부위를 약간 강하게 압박하면 호흡이 멈추게 될 것같이 괴롭다고 했다. 한방에서 말하는 흉협고만(胸脇苦滿)이 심한 상태였다. 환자는 오래 전부터 명치에 뭐가 들어가 있듯이 괴롭고 여러 번 의사에게 이것을 호소해도 전혀 문제시하지 않았다고 했다.

이것이 천식의 원인이에요라고 내가 말하자 선생님이 처음으로 이 고통을 받아주셨습니다라며 자못 만족한 것 같았다.

그래서 나는 이 배가 부드러워져서 오그라들게 되는 약을 드릴 텐데 이것을 드시는 동안 천식의 뿌리가 없어져요라고 말하고 다음의 처

---

31) 역자주 : 일본 혼슈우섬 치바현(千葉縣) 남부의 지명.

방을 주었다.

대시호탕가후박행인(大柴胡湯加厚朴杏仁).

그러나 당분간 심한 발작이 올테니까 그때는 이것을 한꺼번에 다 드십시오라고 하고 신비탕(神秘湯) 익스트랙트를 주었다. 그러자 3개월 지날 무렵부터 발작이 없어지고 2년간 복용으로 완전히 체질이 바뀌어 건강해졌다.

배는 완전히 다른 사람의 배 같아졌고, 명치로부터 계륵하(季肋下)에 걸친 저항이 없어졌고, 이 무렵에는 몸이 가벼워져서 일에 피곤함을 느끼지 않는다고 했다.

따라서 이 환자는 기관지천식에 좋다고 여기는 여러 가지 치료법을 사용해서는 효과가 없었지만 흉협고만을 목표로 하여 대시호탕(大柴胡湯)을 써서 뚜렷한 효과를 본 것이었다.

대시호탕은 시호(柴胡), 황금(黃芩), 지실(枳實), 작약(芍藥), 대조(大棗), 반하(半夏), 생강(生薑), 대황(大黃)으로 되어 있는데, 이 환자에게는 대황을 빼고 후박(厚朴)과 행인(杏仁)을 넣었다. 변비 경향이 있으면 대황을 넣어 쓰지만 이 환자는 매일 대변이 잘 나오고 있었기 때문에 이것을 뺀 것이다.

이 환자는 이 약을 써서 복부의 팽만과 긴장이 풀림과 동시에 흉부의 압박이 사라지고, 호흡이 좋아지고 그로부터 나아 버린 것이다.

이 대시호탕은 실로 응용 범위가 넓은 처방으로 흉협고만을 목표로 해서 담낭염, 담낭결석, 간염, 고혈압증, 비반증(肥胖症) 등에 쓰는 기회가 많고 또 잘 듣는다.

왼쪽 엄지발가락의 특발성(特發性) 탈저(脫疽)[32]로 동통(疼痛)이 심하고, 거의 못 자는 날이 계속되고, 마침내 몇 일 뒤 수술을 한다고 하는 환자를 진찰하고, 이 사람에게 당귀탕(當歸湯)을 주었더니 동통

---

32) 역자주 : 괴사(necrosis)의 일종을 국소의 부패나 탈락을 수반한다.

이 가벼워져서 아주 기뻐했다. 당귀탕은 탈저의 특효약은 아니고, 배로부터 가슴에 걸쳐 냉감(冷感)을 느끼고 그 때문에 등까지 아프다고 하는 경우에 쓰는 처방이다. 이 환자에게도 이러한 경향이 있어서 먼저 배를 치료해 주면 발도 나을 거라고 생각해서 이 처방을 쓴 것이다.

한방의 입장에서는 무슨 병일 경우라도 배가 중심이다. "먼저 배를 보라."라는 것이 나의 주장이다. 특발성탈저라는 명칭 그 자체도 우습지만 이와 같은 탈저도 이것을 발병이라고 보지 않고 배에 원인이 있다고 보는 점에 한방의 특질이 있다.

요시마스 토오도오(吉益東洞)는 "만병은 배에 근거한다."라고 했는데 그야말로 말 그대로이다. 이렇기 때문에 우리들은 눈병도, 귀·코의 질환도, 피부병도 모두 배를 본다. 배를 보는 것을 한방에서는 복진이라고 부르고 있는데, 이 복진은 중국에서는 없어져 전하지 않고 일본 명의의 노력과 연구에 의해 개척된 것이다. 근대의학에서도 배를 보고 X선에 의해 상세한 것을 읽어낼 수 있지만 한방의 복진은 이것과 완전히 체계를 달리하고, 배를 보는 것은 반드시 복부 장기의 병변만을 알기 위한 것이 아니라 이것으로 그 환자의 경향을 알고 어떻게 하면 무너진 부조화(不調和)를 바로잡을 수 있을까를 진단하는 것이다.

흉협고만(胸脇苦滿)이라는 것은 계륵하(季肋下)에 저항, 압통을 증명하는 하나의 복증으로 간비(肝脾)의 종창(腫脹)과는 관계없이 이러한 징후를 띠는 경우가 많다. 이 흉협고만은 시호(柴胡)를 주로 하는 처방을 쓰는 중요한 목표이다.

또 복직근의 긴장과 이완이 한방에서는 약을 쓰는 중요한 목표가 된다. 복직근이 상부에서 긴장하는 경우와 하부에서 긴장하는 경우는 사용하는 처방이 달라진다. 또 왼쪽과 오른쪽 어느 쪽이 긴장하고 있는가 하는 것도 문제가 된다.

또 배꼽 주변의 동계(動悸)가 처방 결정에 중요한 역할을 담당하는 경우가 있다. 배꼽의 동계의 모양과 그 상하좌우 어느 부분에서 심하게 동계가 있는가에 의해 병의 예후를 생각하고 또 처방을 결정하는 목표로 삼는다.

또 복부의 정중선을 따라 피하(皮下)로 따라가는 연필심 같은 것이 닿는 경우가 있다. 이것이 배꼽 아래에 있는 경우와 배꼽 위에 있는 경우는 처방이 달라진다. 그리고 이와 같은 덩어리가 닿는 환자는 반드시 체력이 쇠한 자로 어떤 변비가 있어도 사하제(瀉下劑)를 쓰지 않게 되어 있다.

한방의 복진에서 중요한 것으로 '어혈(瘀血)'이라는 복증이 있다.

어는 정체라는 뜻이므로 어혈이라는 글자의 뜻은 정체되어 있는 피이다. 어혈은 여러 가지 만성병의 원인이 되는 것으로 나의 스승은 만성질환에는 반드시 이 어혈을 없애는 처방을 썼는데, 이와 같은 약을 우리들은 구어혈제(驅瘀血劑)라고 부르고 있다. 보통 우리가 흔히 쓰는 구어혈제에는 계지복령환(桂枝茯苓丸), 도핵승기탕(桃核承氣湯), 대황목단피탕(大黃牧丹皮湯)이 있다.

그런데 이 점에 대해서는 근대의학적인 해명이 전혀 되어 있지 않다. 미지수이다.

그래서 우리는 복진으로 어혈의 복증을 진단하고 이렇게 해서 구어혈제를 쓰고 있다.

먼제 예를 들어 보자.

만성 심마진(蕁麻疹)으로 여러 가지 치료를 해봤지만 어떻게 해도 완치되지 않는다고 하는 32세의 환자가 내원했다. 우리들은 심마진에 십미패독산(十味敗毒湯), 인진호탕(茵蔯蒿湯) 등을 주로 해서 쓰기 때문에 먼저 이런 것들을 써봤지만 효과가 없었다. 그래서 아주 조심스럽게 복진해 봤더니 오른쪽 하복부에 저항과 가벼운 압통이 있는 부위를 발견했다. 한방에서는 이것을 어혈의 복증이라고 하므로, 이것을 목표로 해서 계지복령환을 썼더니 복약 4~5일로 효과가 나타나고, 한 달 못 되어 완치되었다.

또 이런 예도 있다.

환자는 튼튼한 체격의 남자로 심상성건선(尋常性乾癬)으로 여러 가지 치료를 하고 있었지만 전혀 효과가 없었다.

이 환자도 오른쪽 하복부에 저항과 압통을 나타내고, 그 압통도 저항도 앞에서 말한 환자보다 훨씬 강했다. 게다가 변비의 경향도 있었다. 그래서 이 저항과 압통을 어혈의 복증이라고 진단하고 이것을 목표로 대황목단피탕가의이인(大黃牡丹皮湯加薏苡仁)을 썼더니, 복약 1주일 만에 왠지 좋다고 환자가 말하므로 이것을 계속했더니 1개월 정도로 눈에 띄게 증상이 경감되었다. 그런데 업무 때문에 출장을 가서 잠시 복약을 멈추었더니 또 약간 되돌아갔다. 그래서 또 앞의 처방을 주었더니 가벼워졌다.

이 환자는 앞의 환자와 체격이 달라 튼튼하고 한방에서 실증이라고 부르는 부류에 속하는 것으로 계지복령환을 쓰지 않고 대황목단피탕을 썼다. 앞의 환자는 체격이 중간 정도였기 때문에 계지복령환을 썼다.

이런 예도 있다.

26세의 미혼 여성으로 매달 월경 때에 정신착란 상태가 된다. 체격은 중간 정도이고, 변비 경향이 있었다. 복진해 보니 왼쪽 장골와(腸骨窩) 부위에 압력에 대해 대단히 과민한 부위가 있었고, 양다리를 편 채로 손가락 끝으로 가볍게 이 부위를 두드리면 환자는 '으악'이라고 소리를 내고 무릎을 구부렸다. 이것은 한방에서 '소복급결(少服急結)'이라고 부르는 중요한 어혈의 복증으로, 이것이 있는 환자는 반드시 월경시에 뭔가 이상이 있고, 월경곤란증이 있는 경우가 많다.

그래서 이 소복급결을 목표로 해서 도핵승기탕을 썼더니 다음달부터 정신착란이 가벼워졌다. 그와 함께 3개월쯤의 복약으로 소복급결도 없어졌다.

나는 이 소복급결을 목표로 해서 도핵승기탕을 써서 상습성두통(常

習性頭痛)을 치료하기도 하고, 누낭염(淚囊炎)을 치료하기도 하고, 고질적인 요통을 치료한 적이 있다.

이상 든 예로도 알 수 있듯이 어혈의 복증은 주로 하복부에 나타나고 저항과 압통을 나타낸다. 그렇다면 하복부에 저항과 압통이 있으면 어떤 경우에도 이것을 어혈의 복증이라고 해도 좋은가 하면 그렇지 않다. 그것을 분별하는 것이 진단기술이다.

어혈의 본태(本態)는 무엇인가 하고 어떤 사람이 어혈의 복증이 있는 환자를 개복(開腹)해 봤지만 특별한 소견을 발견할 수 없었다고 한다. 현재 어혈에 대해서는 여러 가지 설이 있지만 요약하면 아직 억지나 상상의 범위를 벗어나지 못한다. 어혈에 한정되는 것이 아니다. 한방의학 분야에는 아직 모르는 것이 많다.

이상에서 예로 든 것 같은 구어혈제로 쓰이고 있는 약물도 어떤 약리작용을 가지고 있는지 아직 밝혀지지 않았다. 이러한 처방의 약리가 밝혀지면 거꾸로 어혈이란 무엇인가의 해명의 열쇠가 될 것이지만 이 방면도 아직 개척되지 않았다.

복증에 대해서는 제2편 (4)의 복증도(腹證圖, 100～103쪽)를 참조하기 바란다.

(5) 계절과 밤낮의 구별도 고려하여 치료법을 생각한다

한방에서는 같은 병이라도 그 증상이 밤에 심한 것과 낮에 심한 것은 그 치료법이 달라지는 것이 있다. 또 같은 병이라도 여름에 악화되는 것과 겨울에 악화되는 것은 치료법에 차이가 생긴다.

한방치료에서는 계절의 차이와 밤낮의 구별이 문제가 되지만 근대서양의학에서는 이런 것에 얽매이지 않는다.

또 한방에서는 신경통이라도 하지(下肢)에 나타나는 것과 상지(上

肢)에 나타나는 것은 치료법이 달라진다. 몸의 좌측에 생긴 것과 우측에 생긴 것, 이것 또한 치료법이 반드시 같지는 않다.

자, 여기에 기침이 나는 환자가 있다. 이 환자는 낮에는 거의 기침이 나지 않는데 밤에 심한 기침이 나며, 가래는 거의 나오지 않고, 목구멍 속이 건조하여 흔히 말하는 마른 기침이다. 이런 환자는 수포음(Rale)[33]도 대부분은 건성(乾性)이고 습성(濕性)이 아니다. 대변도 하리하지 않고 딱딱한 편이다. 색깔도 거무스레한 사람이 많다. 여기에는 자음강화탕(滋陰降火湯)이 잘 듣는다.

요즘 사람들에게는 이해되기 어렵겠지만 한방으로 설명하면 이 처방은 '음허화동(陰虛火動)'을 다스리는 방제이다. 음허화동의 음(陰)은 주로 신(腎)에 해당한다. 화(火)는 양(陽)으로 심(心)에 해당한다. 그런데 오행설(五行說) 이론으로 보면 이 수(水)와 화(火)는 서로 극(克)하는 관계에 있기 때문에, 수인 신의 기능이 쇠하면 화인 심의 작용이 상대적으로 강해져서 동계하기도 하고 숨이 차기도 한다. 이것이 음허화동으로 이 처방은 음을 돕고 여기에 윤택함을 주고 망동하는 화를 진정시키는 작용이 있다.

이런 작용이 있어서 이것을 쓰면 기침에 습기가 붙어 목마른 것이 그치고 점점 치유된다. 노인의 고질적인 기침에 이 약을 쓸 때가 많고 특히 겨울은 난방을 하기 때문에 이 약을 쓸 때가 많다.

새벽부터 점심까지 기침이 많이 나는 자에게는 괄여지실탕(括呂枳實湯)의 적응증이 많다. 이것을 쓰는 환자는 담배를 피우고 체격은 근골질이고 근육긴장이 좋다. 가래는 점조성(粘稠性)으로 잘 끊어지지 않는다. 이러한 환자에게 이 처방은 잘 듣는다. 그런데 이른 아침에 가래가 많이 나오는 기관지확장증이 되면 청폐탕(淸肺湯)의 증이 많다.

---

33) 역자주 : 기관 등 호흡기관의 소관(小管) 내에 분비물 또는 기타 액체 등이 정체하여 공기와 혼합되어 기포(氣泡)를 만드는데, 그것이 부서질 때 또는 점조(粘稠)한 물질들이 이동될 때 나는 호흡음.

습진이라도 여름이 되면 더욱 악화되어 분비물이 많고 때로는 흐를
정도로 딱지가 생기는 환자에게는 소풍산(消風散)을 쓰고 겨울이 되
면 더욱 악화되어 까칠까칠해지고 가루가 떨어지는 것 같은 환자에게
는 당귀음자(當歸飮子)를 쓴다.

신경통이라도 삼차신경통(三叉神經痛)과 좌골신경통(坐骨神經痛)
은 쓰는 처방이 달라지고, 늑간신경통(肋間神經痛)이 되면 또한 달라
진다.

팔미환(八味丸), 계지복령환(桂枝茯苓丸), 작감황신부탕(芍甘黃辛
附湯) 등은 좌골신경통에 쓰이고, 오령산(五苓散), 청상견통탕(淸上蠲
痛湯), 갈근탕(葛根湯) 등은 삼차신경통에 쓰이고, 청습화담탕(淸濕化
痰湯), 당귀탕(當歸湯) 등은 늑간신경통에 쓰인다.

또 왼쪽 어깨가 뻐근할 때는 연년반하탕(延年半夏湯)이 잘 듣지만
오른쪽 어깨가 뻐근할 때는 별로 효과가 없다.

이렇게 때와 장소의 차이에 따라 처방을 변경하는 점에 한방의 특
질이 있다. 고대의 한족(漢族)은 인간의 몸을 소우주(小宇宙)라고 생
각하고 모든 것이 자연의 지배를 받기 때문에 자연에 순응해서 살아가
지 않으면 안된다고 생각하고, 사계절의 변천과 일기의 변화가 인간의
생리에 주는 영향을 중시했기 때문에 한방에서는 환경의 변화를 소홀
히 생각하지 않는다.

한방의학의 최고 고전인 『상한론(傷寒論)』에서는 병을 시간적으로
연구해서 병이 변화하는 법칙과 그것에 대응하는 치료법을 상한(傷寒)
이라고 이름붙인 열병을 예로 들어 구체적으로 논하고 있다. 병을 시
간 경과에 따라 그 변화를 추구한 책은 『상한론』 이외에는 없지 않을
까?

우츠기 곤다이(宇津木昆台)[주1]라는 학자 겸 의사는 "천지가 생긴
이래 지금까지 이와 같은 책을 보지 못했다."라고 『상한론』을 칭찬하
고 있는데 이것은 결코 과장이 아니다. 한방의학의 진수를 찾고자 하

는 자는 이『상한론』을 음미하면서 읽을 필요가 있다. (『임상응용 상
한론 해설』; 창원사 간행 참조)

(6) 명현(瞑眩)의 실례

약을 써서 일어난 바람직하지 않은 반응을 일반적으로 부작용이라
고 부르고 있는데, 이 부작용과 비슷하지만 결과적으로 보아 매우 바
람직한 반응을 일으킬 때가 있다. 이러한 반응을 한방에서는 '명현'이
라고 부르고 있다.

몇 년 전쯤의 일이다. 53세의 부인이 기관지천식으로 치료를 요청했
다. 나는 이 부인을 진찰하고 나서 소청룡탕(小靑龍湯)을 주었다. 그런
데 이것을 먹기 시작한 후 사흘이 지나자 일찍이 지금까지 본 적도 없
는 대하(帶下)가 흐르기 시작했다. 더구나 그것은 열흘간이나 계속되
고 악취가 났다. 이 대하가 흐르게 되고 나서 환자는 급속히 몸이 가벼
워지고 그 후로 천식이 나아 버렸다.

환자는 매우 기뻐하며 저런 더러운 것이 괴어 있어서 천식이 낫지
않았던 거로군요라며 감탄했다.

소청룡탕은 대하가 흐르게 하는 약이 아닌데도 이것을 먹고 뜻밖에
대하가 흘러 천식이 나았다는 경우에 한방에서는 명현을 일으켜서 병
이 나았다고 생각한다. 이 부인은 소청룡탕으로 대하가 흘렀는데 이것
을 먹고 자궁출혈을 일으켜 천식이 나은 예도 있다. 이것도 명현이다.

그런데 부작용인지 명현인지 판단내리기 어려운 것도 있다.

언젠가 습진 환자에게 소풍산(消風散)을 주었는데 이틀 먹었더니
환부가 확장되고 가려움이 심해졌다. 환자는 약이 몸에 맞지 않는 것
은 아닌가 했다. 나는 잠시 당황했지만 이 환자에게는 소풍산이 반드
시 들을 것이라고 생각했기 때문에, 그것은 좋아지는 전조예요라고 말

해 두었는데 과연 그러고 나서 2~3일 지나자 급속히 좋아졌다.

또 습진 환자로 온청음증(溫淸飮證)이라고 진단해서 온청음을 주었더니 2~3일 심하게 악화된 후 급속히 좋아진 예도 있다.

이런 것은 모두 명현이라고 생각해도 좋을 것이다.

하리(下痢) 환자에게 하리가 멈추는 감초사심탕(甘草瀉心湯)을 주어 도리어 하리가 심해지기도 하고, 간질병 환자에게 시호가용골모려탕(柴胡加龍骨牡蠣湯)을 주어 도리어 발작이 많아질 때도 있다.

이 경우 그것이 명현인지 처방이 몸에 맞지 않기 때문에 병의 상태가 악화된 것인지 어떤 것인지를 판단하는 것은 반드시 쉽지는 않다. 명현이라면 그것은 일시적인 현상에 지나지 않지만 약이 병의 상태에 맞지 않는 것이라면 먹으면 먹을수록 나빠진다. 따라서 몇 일간의 경과를 보면 어느 쪽인지 짐작이 간다.

에도(江戶) 시대의 명의인 요시마스 토오도오(吉益東洞)는 "약은 명현이 없으면 그 병이 낫지 않는다."라고 해서 명현을 두려워하지 않았는데, 이것은 자기의 진단과 치료에 절대적인 자신이 있었기에 말할 수 있는 것으로 나처럼 '비틀거리는 미혹된 의사'는 명현을 환영하는 심경이 못 된다.

토오도오는 언젠가 만성 위장병 환자에게 생강사심탕(生薑瀉心湯)을 주었는데, 환자가 이것을 먹자 심하게 구토하기도 하고 설사하기도 한 뒤 기절해서 죽어 버렸다. 그래서 환자의 집에서는 큰 소동이 벌어지고 다른 의사를 불렀더니 어느 의사도 이미 죽었다며 돌아갔다. 그래서 또 토오도오가 불려가 진찰했는데 정말 맥(脈)도 닿지 않고 호흡도 멈추어 죽은 것처럼 보였다. 그러나 그 상태가 의심스러웠기 때문에 약을 입에 넣어 만일 통하게 되면 계속 넣어보도록 권하고 돌아왔는데, 그날 밤 환자는 꿈에서 깬 것처럼 눈을 뜨더니 친척들이 모인 것은 어떻게 된 것인가 하고 놀라는 모습을 해서 사실은 이러이러하다라고 그날의 사연을 애기했다. 그러자 환자는 푹 자서 기분이 좋아졌으니까 이제 걱정없다, 모두 돌아가 주십시오라고 했다. 그래서 그날부터 이 환자는 다년간의 지병을 잊고 완전히 건강해졌다.

이것은 심한 명현의 예인데 나도 생강사심탕으로 명현을 일으킨 예를 가지고 있다. 그 환자는 내 친구의 누이동생으로 다년간의 만성 위장병으로 고생하고 있었기 때문에 생강사심탕을 주었더니, 1일분을 먹고 큰 세수대야에 한가득 물을 토했는데 그 후로 위의 고통을 잊어버렸다.

30년쯤 전의 일인데 내 병원의 조제를 돕고 있던 청년이 위장이 약하고 하리가 잦고 야윈 채로 살찌지 않기 때문에 진무탕을 먹였더니, 몇 일로 부종이 나타나고 그것이 어느샌가 살로 되고 광택이 좋아졌다. 이상하다고 생각했는데 그 뒤 위하수증(胃下垂症)과 위무력증(胃無力症) 등으로 심하게 야위어 있는 환자에게 인삼탕을 주었더니 4~5일로 전신에 부종이 나타났고, 이어서 부종이 아닌 살이 되어 보기 좋게 되었다. 그래서 이런 것을 처음으로 깨달았다.

이것도 명현인데 이런 경우 반드시 급속히 상태가 좋아져서 다른 사람처럼 건강해질 때가 많다. 그러나 환자에 따라서는 부종을 매우 꺼리는 자가 있다. 이런 부종은 특별히 손을 쓸 필요는 없는데 오령산을 먹으면 2~3일로 없어진다.

그런데 이런 예가 있다. 한 노인이 평소부터 위장이 약하고 하리가 잦고 식욕도 없었다. 차가워지는 증상으로 기력도 없었다. 키가 크고 야위어 있어서 인삼탕을 주었더니 2~3일 먹자 부종이 나타났다. 부종이 생긴 것은 약이 듣는 증거예요라고 나는 환자에게 말했다. 그러나 왠지 명현의 부종과는 모양이 다른 것 같은 기분이 들어서 소변검사를 했더니 단백질이 있었다. 이것은 명현이 아니라 처방을 잘못 쓴 것이었다.

인삼탕에는 건강과 감초가 배합되어 있어서 감초건강탕(甘草乾薑湯)의 적응증[「처방의 특질과 구성」의 (4)를 참조]이 있었기 때문에 오줌량이 줄어들어서 부종이 나타나던 것이다.

명현이라면 위장의 증상이 가벼워져야 하는데도 그 환자는 조금도 좋아지지 않고 부종이 더욱 심해져서 환자에게서 원망을 샀다.

요시마스 토오도오(吉益東洞)의 제자 중에는 부작용을 명현이라고 해서 자신의 오진(誤診)을 속이는 구실로 삼는 자가 있었다고 하는데 있을 수 있는 일이다.

토오도오의 제자 중에 니미야 토오테(二宮桃亭)[주2]라는 사람이 있었다. 이 사람은 그림을 잘 그렸는데 토오테가 그린 토오도오의 초상화 등도 남아 있다. 이 토오테가 독신의 젊은 시절 쿄오토(京都)의 센토쵸오(先斗町)에 살고 있었는데 그 이웃집에 아름다운 아가씨가 있었다. 무용이 뛰어나고 사미센(三味線)[34]도 능숙했다. 어느날 토요테가 그 집에 놀러갔는데 아가씨의 어머니가 말하기를 이 딸은 노래 소리가 좋지 않아서 조금 더 좋은 소리가 나오게 해주고 싶습니다라고 했다.

그래서 토오테는 그 아가씨를 진찰해서 감수반하탕증(甘遂半夏湯 證)이라고 진단하고, 이것을 먹으면 소리가 좋아집니다라고 하며 투약했다. 그런데 이 아가씨는 이 감수반하탕을 1회분 복용만으로 그날 밤 기절해 버렸다. 명현이 아니었다. 정말로 죽은 것이었다. 토오테는 놀라서 오오사카(大阪)로 도망가서 잠시 있다가 몰래 쿄오토로 돌아와서 토오도오에게 사연을 말했더니 감수반하탕은 봉밀(蜂蜜)을 넣어 먹게 되어 있는데 봉밀을 넣었는가 하고 물었다. 꿀을 넣지 않고 먹였습니다라고 토오테는 말했다. 토오도오는 그러면 네가 죽인 것이다라고 토오테를 호되게 꾸짖었다.

감수(甘遂)는 극약인데 봉밀을 넣어서 흡수를 완만하게 하고 부작용을 막도록 되어 있다. 이런 독한 약을 쉽게 쓰는 것이 토오도오류(東

---

34) 역자주 : 일본 음악에 사용하는 세 개의 줄이 있는 현악기.

洞流)의 장점이지만 한 번 잘못하면 사람을 죽일 수밖에 없는 것이다.

세상 사람들은 한방약에는 부작용이 없다고 생각하는 것 같다. 그러나 지금까지 서술한 것처럼 한방치료에서도 제법 부작용이 있는 것은 당연한 것이고, 치료를 잘못하지 않아도 명현을 일으켜서 환자를 놀라게 하는 경우가 있다. 그래서 부작용과 명현을 될 수 있는 대로 일으키지 않도록 치료하려면 약의 용량을 적게 해야 한다.

나카가와 슈우테(中川修亭)[주3] 등은 약은 될 수 있는 대로 효과 없는 것을 쓰는 것이 좋다라고 의미심장한 말을 하고 있는데, 여기에는 속뜻이 있기 때문에 속뜻을 꿰뚫어 보지 않고 말 그대로 받아들여서는 안된다.

[주1] 우츠기 곤다이(宇津木昆台, 1779~1848) 의(醫), 신도(神道), 유교(儒敎), 불교(佛敎), 도교(道敎) 다섯 가지에 대해, 각각 얻은 바가 있다고 해서 오족제(五足齋)라고 불렸다. 저서에 『古訓醫傳』(25권), 『日本醫譜』(70권) 등이 있다.

[주2] 니미야 토오테(二宮桃亭) 여기에 인용한 일화는 이와야 쵸오안[賀屋恭安 ; 요시마스 토오도오의 수제자. 장문(長門)의 계승자]의 『호생저언(好生著言)』에 나와 있는데, 토오테가 몰래 쵸오안에게 말한 참회의 말이다. 토오테는 뒤에 토오도오의 딸과 결혼했다.

[주3] 나카가와 슈우테(中川修亭, 1773~1850) 요시마스 난가이(吉益南涯)의 수제자로 저술이 많다. 그의 저서 『의방신고변(醫方新古弁)』은 당시 의가의 의풍(醫風)을 해설한 인상기(印象記)인데 흥미가 있다.

제 II 편

1968년 1월부터 9월까지 나는 『주간조일(週刊朝日)』에 「한방입문(漢方入門)」이라고 제목을 붙여 한방의 특질을 구체적인 예를 들어 설명했는데 대단한 호평을 받았다. 이 편은 이때의 기사를 재료로 증보·정정하여 한방치료가 어떻게 근대의학 치료와 다른지 서술하기로 하겠다.

1. 수증치료(隨證治療)와 병명치료(病名治療)
········백혈병, 재생불량성빈혈, 악성빈혈을 예로 든다······

비장(脾臟)이 부어 있으니 진찰해 달라며 어느날 혈색이 나쁜 젊은 부인이 내원했다. 이 부인의 말에 의하면 최근까지 모 대학병원에 입원했었는데 병명도 분명하지 않고 조금도 나아질 징조가 보이지 않아서 퇴원했다고 한다.

진찰해 보니까 비장이 배꼽 주위까지 부어 있고 간(肝)도 컸다. 자각 증상으로서는 피로 권태감과 불면이 있고, 출혈이 잘 되고, 출혈이 시작되면 좀처럼 멈추지 않는다는 것이었다.

장기간에 걸쳐 비장과 간장이 부어 있다고 하는 것은 쉬운 병이 아니라고 생각되었다. 이 환자를 진찰하고 먼저 의심한 것은 백혈병인데 백혈병이라면 대학에서 진단이 내려졌을 것이라고 생각했다(나중에 알았는데 이 환자는 백혈병이므로 몇 개월밖에 살지 못할 것이라는 선고를 받았다).

나는 이 환자를 진찰하고 곧 귀비탕(歸脾湯)을 주었다. 근대의학에서는 이런 환자를 진찰했으면 이 병의 본태(本態)가 어떤 것인가의 추구에 전력을 집중하고, 병명도 모르는 환자에게 초진한 날 약을 주는 일은 없을 것이다.

그런데 한방 진단에서는 이 환자의 병명이 무엇이든지 귀비탕을 쓸 밖에 방법이 없었다. 목표는 비장종대와 간의 비대와 피로와 불면과 출혈의 경향이다.

여기에 한방의학의 특질이 있음과 동시에 여러 가지 문제가 남아 있다.

그런데 이 부인은 귀비탕을 먹기 시작해서 1개월 정도에 비장은 절반 정도로 축소되었고 간장도 축소되었다. 그뿐인가, 피로를 완전히 잊고 편안하게 잘 수 있게 되고 출혈도 없어졌다.

어느날 이 부인은 "가족들이 나에게 대하는 태도가 어쩐지 수상하다고 생각했는데 나는 백혈병으로 이미 2개월 전에 죽게 되어 있었다고 하더군요. 그것이 선생님 덕택으로 치유되었습니다."라고 했다.

내가 귀비탕을 쓴 것은 백혈병이라는 병에 대해서가 아니었다. 이 부인에게는 귀비탕을 쓰지 않으면 안될 여러 가지 증상이 갖추어져 있었기 때문에 백혈병이든 아니든 그런 것에 개의치 않고 귀비탕을 쓴 것이었다.

근대의학에서는 이 환자가 백혈병인가 아닌가 하는 것은 중대한 문제이지만 한방치료에서는 병명보다도 환자의 병 상태가 중요하다. 여기에 서양의학과 한방의 차이가 있다.

나는 백혈병이 한방으로 나았다는 것을 과시하려는 것이 아니다. 대학 교수라도 오진이라는 것이 있으므로 어쩌면 이 환자는 백혈병이 아니었던 것은 아닐까라고도 생각했다. 그러나 환자가 보여준 혈액검사 자료 등에서 백혈병이라고 진단하는 것이 옳다고 생각되었다.

그런데도 불구하고 이런 예를 든 것은 한방과 근대의학의 병에 대한 태도의 차이를 설명하는 데에 좋은 자료가 되기 때문이다.

나는 이 환자에게 이제 한 번 대학병원에서 검사해 보기 바란다고 권했지만 내키지 않는 모양이었다. 그로부터 잠시 복약을 계속했는데 이제 완전히 좋으니까라고 하면서 요즘은 복약을 멈추고 건강하게 회사에서 근무하고 있다.

이런 예도 있었다.

환자는 여섯 살의 남자. 어머니의 말에 의하면 이 아이는 태어나서 얼마 안되어 빈혈이 있고 그 빈혈의 원인이 분명하지 않았다. 2년쯤 전까지는 때때로 경련 발작이 있었는데 최근은 없어졌다. 감기에 잘 걸린다. 하리(下痢)는 없다.

보니까 빈혈은 꽤 심하고 맥(脈)은 미세(微細)했다. 비장은 배꼽 아래쪽까지 비대하고 간장은 계륵궁(季肋弓)보다 손가락 2개 굵기 정도 아래까지 비대해 있었다.

이와 같은 증상으로부터 생각하면 백혈병처럼 보인다. 그러나 그것으로서는 경과가 너무 긴 것같이 생각되었다. 환자는 생활이 풍족하지 못해서 최근 2~3년 진료를 받지 않았고, 따라서 상세한 혈액검사도 받은 적이 없다고 했다.

나는 이 애한테 귀비탕을 10일분 주었는데 그로부터 내원하지 않았기 때문에 어떻게 된 건지 걱정하고 있었더니 2개월쯤 지나 내원했다.

보니까 빈혈이 가벼워지고 혈색도 좋아지고 비장은 축소되어 초진 때의 절반 정도로 되고 간장은 만져지지 않게 되었다. 나는 놀라서 이런 상태라면 나을지도 모르니까 좀더 계속해서 먹으라고 또 10일분 주었는데 그로부터 환자는 내원하지 않았다.

자, 그렇다면 귀비탕은 비장과 간장이 부어 있다는 것이 필수조건일까? 아니, 그렇지는 않다.

우리들의 공저인 『한방진료의전(漢方診療醫典)』의 귀비탕 조항에는 그 목표를 다음과 같이 설명하고 있다. "본방은 허증인 자로 빈혈, 심계항진, 건망, 불면 혹은 출혈 등을 목표로 해서 쓴다. 원래 허약체질인 자, 혹은 병치레 후 쇠약해졌을 때 지나치게 정신을 쓰고 그 결과 이상과 같은 증상이 있는 경우에 써서 빈혈을 회복시키고 체력을 보충하고 신경 증상을 다스리는 효과가 있다. 얼굴색이 창백하고, 모두 빈혈 증상이 있고, 약하고 가늘고 배도 연약하고, 일반적으로 기운이 없고 심하게 쇠약한 자에게 써서 좋은 효과를 본다. ……"

백혈병 또는 이와 유사한 증으로 비와 간이 부어 있는 자에게 귀비탕을 쓴 예를 들었는데, 이번에는 비도 간도 부어 있지 않고 출혈 경향이 있는 자에게 역시 귀비탕을 써서 효과를 본 예를 들어 보자.

몇 년 전의 일이다. 모 대학에서 치료를 받고 있던 재생불량성빈혈의 소년에게 담당의사의 요청으로 한방 치료를 시험하게 되어, 이 환자에게는 귀비탕에 시호와 치자를 더한 가미귀비탕(加味歸脾湯)을 주었다. 이때 단지 귀비탕만으로 시호와 치자는 넣지 않았어도 좋았을지 모르지만 한방에서 말하는 열상(熱狀)을 인정해서 이 두 가지를 넣기로 했다.

이 환자의 주소는 권태감과 출혈 경향과 빈혈인데 내가 진찰했을 때는 1주일에 1번의 수혈을 되풀이 하고 있었기 때문에 그다지 빈혈이 있는 것처럼 보이지는 않았다. 대학 병원에 입원하기 전에는 간장이 나쁘다는 진단을 받은 적도 있다고 했다.

이 환자는 가미귀비탕을 먹기 시작하고 나서 경과는 양호해졌고 수혈할 필요가 없어졌으며, 1년 남짓 이 처방을 계속 먹고 완전히 완치되어 지금은 대학생이 되어 건강하게 통학하고 있다. 복약 반년쯤 됐을 무렵 담당 선생으로부터 다음과 같은 통지가 있었다.

"마침 진찰받은 무렵부터 수혈 간격이 점점 길어졌고 8월 이후 완전히 수혈을 하지 않고 지금은 적혈구 350만, 백혈구 4,000, 혈소판 20,000을 유지하고 있습니다."

그렇다면 이 귀비탕은 재생불량성빈혈의 특효약인가라는 생각이 들지도 모르지만 결코 그렇지는 않다. 귀비탕으로 낫지 않는 재생불량성빈혈이 있는 것은 귀비탕으로 낫지 않는 백혈병이 있는 것과 같다.

한방 진료에서는 상대는 병이 아니라 병으로 괴로워하고 있는 개인이다. 따라서 개인차를 중시한다. 개인차에 따라 같은 병에 걸렸어도 치료법이 다른 것이 한방이다. 이것과는 반대로 하나의 처방이 여러 가지 병에 효과가 있다. 예를 들면 귀비탕이 백혈병에도, 재생불량성빈혈에도 또 지금부터 서술할 악성빈혈에도 효과가 있다.

30년쯤 전의 일이다. 나는 토오쿄오 나카노(中野)의 어느 병원에 입원해 있던 악성빈혈 환자를 왕진했다. 환자는 28세의 주부로 몇 개월 전부터 여기에 입원해 있었는데 병세는 점점 악화되어 앞으로 1개월 이내에 수명이 위험하다고 해서, 원장의 허락을 얻어 한방치료를 시험삼아 해보게 되었는데 나에게 왕진을 의뢰해 온 것이다.

병실에 들어간 나는 긴부리 주전자로 입을 적시고 있는 혈색이 나쁜 부인을 봤다. 구갈은 있지만 물을 마셔도 곧 토하기 때문에 단지 입을 적시는 것만으로 견디고 있다고 했다. 혀는 유두가 없어져서 빨갛게 짓물러 있었다. 맥은 침소약(沈小弱)하고 체온은 38.7도. 복부는 함몰되어 배꼽 부위에 동계가 항진하고 하반신에는 부종이 있었다. 이 환자에게는 비장종대와 간의 비대는 없고 연약하고 무력한 복증이 있었다.

나는 이 환자에게 가미귀비탕을 주었는데 이것을 먹자 고질적인 구토가 그치고 그날 밤은 신기하게 많은 오줌이 나왔다. 4~5일 지나자 체온도 37도 정도로 내려가고 식욕도 생겨났다. 그로부터 7일이 지나 환자는 퇴원했다. 이런 상태로 빈혈도 부쩍 좋아지고 5개월쯤 복약을 계속하다가 멈췄다. 그 이래 이미 30년 가까이 지났는데 환자는 건강하게 일하고 있다. 비도 간도 붓지 않은 자에게도 귀비탕은 효과가 있었던 예이다.

근대의학에서는 그 병이 무슨 병인지를 진단해서 그것에 따라 치료 방침을 결정하게 되어 있지만, 한방에서는 이 환자에게는 어떤 치료를 하면 나을까를 진단한다. 말하자면 한방의 진단은 병명 진단이 아니라, 치료법 진단이다.

병명이 무엇이든 이 환자에게 귀비탕으로 낫는 '증'이 있다고 진단하면 귀비탕을 써도 좋지만 그 '증'의 진단은 다년간의 수련을 필요로 한다.

2. 같은 병이라도 개인차에 따라 치료법이 달라진다
········알레르기(allergy)성 비염을 예로······

갈근탕은 감기약으로 유명한데 감기 초기에 이것을 먹으면 대부분의 감기는 언제 그랬느냐는 듯이 낫지만 위장이 매우 약한 사람이 먹으면 식욕이 없어지기도 하고 기분이 나빠지기도 하는 일이 있다.

그런데 갈근탕은 감기에 효과가 있을 뿐만 아니라 알레르기성 비염으로 코가 막히고 재채기가 나서 곤란한 자에게 잘 듣는다. 매일 밤 코가 막혀 잠을 못 자서 곤란하다는 사람에게 갈근탕을 먹였더니 그날 밤부터 코가 막히지 않게 되어 편히 잘 수 있었다고 기뻐한 적이 있다.

갈근탕(葛根湯)은 비염과 부비강염(축농증)에도 흔히 쓰인다. 나는 이런 경우 갈근탕가천궁신이(葛根湯加川芎辛夷)를 쓴다. 수술하지 않으면 낫지 않는다라고 진단받은 자가 이것을 먹고 나은 적이 많다.

메이지(明治) 말기부터 다이쇼오(大正)에 걸쳐 토오쿄오에서 명의의 이름을 떨친 N 선생은 목부터 그 위쪽의 병에는 대부분 갈근탕을 썼다고 한다. 물론 그때는 갈근탕에 한두 가지 약을 가감해서 썼다고 한다.

어느 집의 아가씨가 선을 볼 때 재채기가 나오면 곤란하니까 어떻게든 안 되겠는가 하면서 상담해 온 적이 있다. 그 아가씨는 알레르기성 비염인데 정신이 긴장하면 재채기가 나오는 버릇이 있다. 그래서 갈근탕을 주었는데 이것이 잘 들어서 경사스럽게 결혼으로 골인했다.

갈근탕에는 근육의 긴장을 풀어 주는 효과가 있다.

그렇다면 알레르기성 비염은 모두 갈근탕으로 낫는가 하면 반드시 그렇다고는 단정짓지 못한다. 재채기가 나서 자주 콧물이 흐르는 자에게는 소청룡탕이 잘 듣는다.

소청룡탕은 기관지염, 기관지천식, 폐기종 뿐만 아니라 일종의 부종에도 효과가 있다. 소청룡탕은 '심하(心下)의 수(水)'가 병인의 하나인 경우에 쓰이는데 수독(水毒)을 없애는 효과가 있는 점에 주목하기 바란다.

그런데 재채기가 나서 곤란하다고 하는 부인에게 맥문동탕을 써서 효과를 본 적이 있다. 그 부인은 임신 7개월인데 재채기로 괴로워하고 있다고 했다. 이 재채기는 뭔가가 배쪽으로부터 치솟아 와서 재채기가 된다고 했다. 맥문동탕(麥門冬湯)은 임신기침에 잘 듣는 처방이다. 임신 중에 기침이 나오기 시작하면 아이가 태어날 때까지 잘 낫지 않는다고들 하지만 맥문동탕을 먹이면 이상하게 좋아진다. 임신기침은 가래는 별로 나오지 않고 배로부터 치밀어 올라오는 듯한 기침이다. 이러한 기침에 효과가 있기 때문에 배로부터 치솟아 올라오는 듯한 재채기에도 효과가 있을 것이라는 생각이 이 약을 쓴 힌트이다. 맥문동탕은 '대역상기(大逆上氣)'를 다스리는 효과가 있기 때문에 그것을 응용한 것이다.

이것이 과연 적중해서 고질적인 재채기가 나오지 않게 되었다. 한방약을 쓰는 힌트는 생각지도 못했던 것에 있다.

와다 토오가쿠(和田東郭)라는 명의는 일상생활의 하찮은 듯한 것들에 주의해야 하며, 이런 것 모두가 우리 의술수련의 재료가 된다고 말하고 있다. 음미해 볼 만한 말이다.

토오가쿠가 제자들에게 말한 어록이 『초창잡화(蕉窓雜話)』라는 다섯 권의 책으로 되어 있으니까 뜻이 있는 사람은 음미해 읽어 봤으면 좋겠다.

3. 국소의 병도 전신의 부조화로부터
⋯⋯눈꺼풀 경련, 안면경련, 축농증을 예로⋯⋯

눈이 나쁘니 진찰해 달라고 하는 부인이 내원했다. 그래서 배를 볼
테니까 허리띠를 풀고 진찰대 위에 누워보세요 하니까, 그 환자는 머
뭇거리며 "선생님 나쁜 것은 눈이에요"라고 했다.

한방에서는 눈이 나빠도 배를 보지 않으면 진찰할 수 없다고 하자
환자는 그렇습니까라고 하며 진찰대에 올랐다.

요즘의 의사는 눈이 나쁘다고 하면 눈만을 보고, 맥을 짚거나 배를
보거나 하지는 않는다. 그런데 한방에서는 눈병을 눈만의 변화라고 생
각하지 않는다. 눈도 몸의 일부분이고, 그것이 있을 곳에 있어서 눈으
로서의 역할을 수행하고 있어야 하는 것이지, 눈만을 떼내어 버리면
그것은 단순한 고기덩어리이지 눈이 아니다라고 한방에서는 생각한
다.

눈 뿐만 아니라 어떤 국소의 병이라도 반드시 전체와 관련지어 처
치해 가는 것이 한방의 원칙이다.

이 환자는 2년쯤 전부터 눈 깜빡임이 많아지고 오른쪽 시력도 나빠
져서 안과 선생에게 진찰받았는데 경련이 점점 심해지고 오른쪽 눈꺼
풀이 내려가 열리지 않게 되었다. 자신의 손가락 끝으로 살짝 눈꺼풀
을 밀어 올려 보면 뭔가 말로 할 수 없는 싫은 기분이고 도저히 눈을
뜨고 있을 수 없다고 했다.

배를 보니 좌우 복직근이 긴장되어 있고, 오른쪽 아랫배에 압통이 있다. 이 압통은 개복술(開腹術)의 유착(癒着)에 의한 것으로 어혈(瘀血)의 복증(腹證)과는 다르다. 대변은 조금 비결(秘結)하고, 어깨 결림이 있는데 오른쪽이 특히 심하다. 안절부절 못하고 화가 나지요? 하니까 그렇다고 한다.

그래서 와다 토오가쿠(和田東郭)의 구결(口訣)에 따라 억간산(抑肝散)에 황련(黃連)과 작약(芍藥)을 더해서 썼다.

억간산은 복직근이 표면에 떠서 긴장하는 것이 만져지고, 화 나고 안절부절 못하고 불면 등이 있는 자에게 쓰인다.

그래서 이 환자는 이것을 먹자 대변이 잘 통해서 아주 기분이 좋았다고 한다. 2주일 먹자 눈꺼풀 내려가는 것이 줄어들고 조금 눈을 뜨고 있을 수 있게 되었다. 2주일이 더 지나자 눈을 뜨고 있어도 눈부시지 않게 되었다. 목이 당기는 것도 좋아지고 전체적인 상태가 좋았다. 2개월쯤 지나자 혼자서 내원하게 되었다. 그 무렵에는 복직근의 긴장도 많이 줄어 들었는데 초겨울에 감기에 걸려 심하게 기침이 나오게 되었다. 이 환자는 매년 겨울이 되면 기침이 나는 버릇이 있고 이 기침은 자리에 들어가 따뜻해지면 그치고 아침에 찬 바람을 쐬면 나온다고 했다. 그래서 소청룡탕을 주었더니 1주일 만에 가벼워지고 2주일째는 완치되어 다시 앞의 처방을 썼다.

한방에서는 전부터 있던 고질병에 더해서 새로운 병이 일어났을 때는 그 새로운 병을 먼저 치료하는 것이 치료순서로 되어 있다.

이렇게 해서 일진일퇴는 있었지만 어쨌든 눈이 감기는 것은 없어지고 환자의 기분은 상쾌해져 왔다.

이 억간산은 안면경련에도 잘 듣는다. 이 병은 신경질적인 어린아이에게서 많이 보인다. 이런 예가 있다.

8살의 소녀. 1개월쯤 전부터 계속 눈을 깜빡거리기도 하고 코를 비틀기도 하고 훌쩍훌쩍 목을 울리기도 하고 입을 비틀기도 하고 잠시도

가만히 있지 못하게 되었다. 또 때때로 외음부(外陰部)를 여러 가지 물체에 문지르기도 하고 손으로 만지작거리기도 해서 곤란하다고 한다. 의사는 안면경련이라고 진단하고 약은 없다고 말했다고 한다.

복진해 보니 복직근이 배표면에 떠서 긴장되어 있었다. 그래서 억간산가작약후박(抑肝散加芍藥厚朴)을 주었는데 7개월로 완치되었다. 후박과 작약을 더한 것은 근육의 긴장을 완화시키기 위해서였다.

그런데 안면경련이라도 시호계지탕증(柴胡桂枝湯證)과 계지가용골모려탕증(桂枝加龍骨牡蠣湯證)이 있고, 그것을 감별하는 것이 한방의 진찰이다.

어느날 고등학교 2학년 남자가 축농증인데 한방으로 나을까요?라며 어머니와 함께 내원했다.

얼굴을 본 것만으로도 축농증이라고 알 정도이므로 꽤 중병이라고 생각했지만, 먹는 것에 주의할 것을 지키고 약을 먹으면 잘 낫는다고 나는 대답했다. 그래서 어쨌든 약을 먹어 보게 되어 갈근탕가신이천궁(葛根湯加辛夷川芎)을 주었다.

2주일 뒤 환자는 또 와서 조금도 좋아지지 않는다고 했다. 나는 말했다. 최저 1년은 먹을 작정을 하기 바란다. 그것을 못 견디겠다면 수술하든지 뭘 하든지 하고 싶은 대로 하는 것이 좋을 것이다. 다만 설탕이 들어 있는 것, 쇠고기, 돼지고기 같은 것을 함부로 먹고, 야채와 해조류를 조금밖에 먹지 않을 것 같으면 1년 동안 약을 복용해도 낫지 않을지도 모른다라고.

다음에 왔을 때 환자는 말했다. 어느 대학의 이비인후과에서 진찰받았는데 병이 진행되어 있기 때문에 시급히 수술이 필요하다. 수술하지 않으면 낫지 않는다라는 말을 들어서 한방으로 나을지 불안하다고 했다.

그래서 나는 『한방진료삼십년(漢方診療三十年)』에 발표한 전액동축농증(前額洞蓄膿症)에 심마진(蕁麻疹)이 병발한 환자를 완치시켜 수술하지 않으면 낫지 않는다고 진단한 의사를 놀라게 한 이야기를 했다. 그래서 겨우 환자도 한방으로 치료할 결심을 내린 것 같고 복약을 계속해서 3개월쯤 지나자 얼굴 형태가 변해 갔다. 환자도 주위사람도 얼굴형태가 좋아진 것을 깨닫고 기분도 좋아서 희망을 가지고 1년 남짓 복약해서 완치되었다.

코의 병을 코만의 병이라고 생각하지 않고 전신의 조화를 이루어 국소의 병을 치료하는 것이 한방의 원칙이다.

4. 만병(萬病)의 뿌리가 배에 있다
········중요한 복증(腹證) 예······

한방에서는 어떠한 질병의 경우에도 반드시 배를 본다.

토쿠가와(德川) 시대의 명의 마나세 겐사쿠[曲直瀬玄朔 ; 토오산(道三)의 2대손]는 그의 저서 『백복도설(百腹圖説)』에서 "배는 살아가는 근본이고, 모든 병은 여기에 기인한다."라고 하고 또 요시마스 토오도오(吉益東洞)도 그의 의설을 집록(集錄)한 『의단(醫斷)』에서 "배는 살아가는 근본이고, 그러므로 모든 병은 여기에 기인한다. 이러하므로 병을 진찰할 때는 반드시 그 배를 살펴본다."라고 말하고 있다. 후세파(後世波)를 대표하는 토오산(道三)과 고방파(古方波)를 대표하는 토오도오(東洞)가 유파는 다르지만 모두 만병의 근원이 배에 있다고 말하고 있는 것은 흥미롭다.

배를 보는 것을 '복진(腹診)', '진복(診腹)', '후복(侯腹)', '안복(按腹)' 등으로 부르는데 복진은 일본에서 독특한 발달을 이루어 일본 한방의 특징이 되었다.

중국에서는 맥을 보고 병을 판단하는 맥진법이 대단히 일찍부터 보급되었는데 복진은 발달하지 않았다. 따라서 일본에서는 복진에 관한 전문서가 여러 가지 있는데 중국에는 복진 저술이 전혀 없다.

그런데 이러한 복진법은 각각의 의가의 비전(秘傳)으로서 전해졌기 때문에 필사본이 많고 게다가 기묘하게도 같은 내용이 완전히 다른 의가의 집안 비밀이야기처럼 되어 있는 것이 있다.

한방의 복진에는 세 가지 유파가 있다. 그 하나는 주로 침술의가 개발한 것으로『난경(難經)』[주]계의 복진이다. 그 두번째는 주로 고방파의 발명에 의한『상한론(傷寒論)』계의 복진이다. 그 세번째는『난경』계와『상한론』계의 절충에 의한 것으로 주로 후세방 의가에 의해 개발되었다.

한방에서는 약물에 의한 치료를 탕액치료(湯液治療)라고 부르고 침구치료 같은 물리요법과 구별하고 있다. 이 탕액치료에서는『상한론』계와 절충파의 복진이 주가 된다.

한방에는 '허'와 '실'이라는 개념이 있다. 환자를 진찰하고 허증과 실증으로 나눈다. 이 허실에도 물론 단계가 있다. 또 어느 부위가 허한가, 어느 부위가 실한가 하는 점도 생각하지 않으면 안된다. 이와 같은 진단에는 복진이 중대한 역할을 수행해 준다. 이 경우에도 맥진을 참조하여 종합적으로 판단하지 않으면 안된다.

한방의 복진에서 특히 중요한 것은 복부근육의 긴장과 이완으로, 복부의 어느 부분이 긴장하고 있는가, 이완하고 있는가, 어느 부위에 저항이 있는가, 어디에 압통이 있는가, 배꼽 부위의 동계가 항진하고 있는가 하는 점을 조사해서 치료방침을 세우는 자료로 삼는다. 한방에서는 이것을 '복증(腹證)'이라고 부르고 있다.

예를 들면 배가 전체적으로 솜처럼 부드럽고 명치에서 출렁출렁 물소리가 나고 식욕이 없고, 조금 먹으면 배가 차고, 손발이 나른하고 식후에 졸립고, 겨울에는 발이 차가워지고 소변이 잦다. 이와 같은 환자는 허증으로 맥은 대부분 약하다.

처방으로서는 사군자탕(四君子湯), 육군자탕(六君子湯), 인삼탕(人參湯) 등이 쓰인다. 이것을 먹으면 배가 불룩하게 탄력이 붙고 원기(元氣)가 생겨난다.

또 배꼽 아래에 힘이 빠져 있는 자가 있다. 배꼽 위는 긴장도 좋고

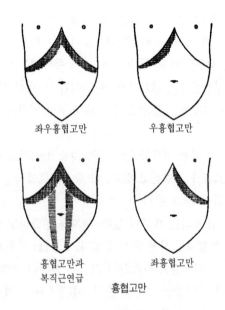

좌우흉협고만   우흉협고만

흉협고만과   좌흉협고만
복직근연급

흉협고만

탄력도 있다. 이와 같은 환자는 식욕은 보통이지만 허리 아래 하지의 힘이 약하고 오줌이 잦고 지나치게 나오기도 하고, 이와 반대로 오줌 나오는 상태가 나빴다가 양이 적었다가 한다. 그것은 하초(下焦)의 허인데 옛 사람이 '신허(腎虛)'라고 부른 복증이고, 팔미환(八味丸)을 쓰는 목표이다.

그런데 이와 반대로 하복부에서 치골(恥骨)에 가까운 부분이 막대기처럼 긴장하고 있는 것이 있다. 이것도 팔미환을 쓰는 목표로, 이와 같은 환자는 허리가 아프기도 하고 오줌 나오는 것이 나쁘기도 하고, 밤중에 자꾸 오줌 누러 일어나기도 한다.

또 근육의 긴장이 좋은 비만형 사람으로 상복부가 긴장해서 흉협고만(胸脇苦滿)이라는 복증을 띠고 있는 자가 있다. 이것은 시호제(柴胡劑)를 쓰는 목표인데 흉협고만의 정도에 따라 대시호탕(大柴胡湯)을 쓰기도 하고 소시호탕을 쓰기도 한다. 또 흉협고만 외에 복직근의 긴

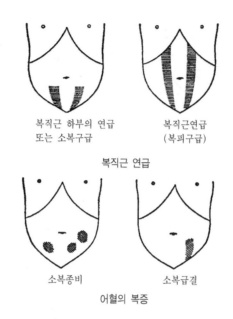

복직근 하부의 연급 복직근연급
또는 소복구급 (복피구급)

복직근 연급

소복종비 소복급결

어혈의 복증

장이 있으면 그 긴장상태에 따라 사역산[四逆散, 회역산(回逆散)]을 쓰기도 하고, 시호계지탕(柴胡桂枝湯)을 쓰기도 한다. 또 흉협고만 외에 배꼽 부위의 동계가 항진하고 있으면 시호가용골모려탕과 시호계지건강탕을 쓴다.

또 복벽이 얇고 피하지방이 적고 복직근이 막대기 상태로 긴장하고 있는 것은 허증으로 소건중탕(小建中湯), 계지가작약탕(桂枝加芍藥湯) 등을 쓰는 목표이다.

또 배꼽으로부터 아래쪽 부위에서 저항, 압통이 나타나면 어혈의 복증이라고 진단한다. 이것은 계지복령환(桂枝茯笭丸), 도핵승기탕(桃核承氣湯), 대황목단피탕(大黃牧丹皮湯) 등을 쓰는 목표이다.

그런데 허증의 허는 공허(空虛)의 허이고, 기력(氣力), 체력(體力) 모두 부족한 상태를 말한다. 이런 환자에게는 '보(補)'의 치료를 행한다.

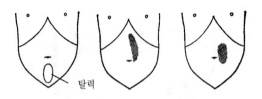

탈력

제하불인(臍下不仁)　　　배꼽 주위의 동계
소복불인

　보제(補劑)로서 일상적으로 빈번하게 사용되는 것에는 진무탕[眞武湯, 현무탕(玄武湯)], 인삼탕(人參湯), 사군자탕(四君子湯), 육군자탕(六君子湯), 보중익기탕(補中益氣湯), 십전대보탕(十全大補湯), 귀비탕(歸脾湯), 자감초탕(炙甘草湯), 팔미환(八味丸), 소건중탕(小建中湯), 대건중탕(大建中湯) 등이 있다.

　전쟁을 예로 들면 공격하지 않고 지키는 보급전(補給戰)이다.

　실증의 실은 충실(充實)의 실로 기력, 체력 모두 남아 도는 상태이기 때문에 '사(瀉)'의 치료를 한다. 사제(瀉劑)로서 잘 쓰이는 것에 대시호탕(大柴胡湯), 삼황사심탕(三黃瀉心湯), 도핵승기탕(桃核承氣湯), 대황목단피탕(大黃牧丹皮湯) 등이 있다. 태평양전쟁 말기로부터 종전 후 4~5년 동안 토오쿄오에서 실증의 복증을 띠는 환자는 적었다. 대부분은 진무탕, 소건중탕, 인삼탕, 육군자탕, 보중익기탕증 등이었다.

　간혹 실증의 환자가 있으면 대부분 이바라키(茨城)[35]와 사이타마(埼玉)[36] 주변의 농가사람들이었다. 언젠가 심한 흉협고만을 띠고 변비를 호소하는 늠름한 중년남자가 진찰을 받으러 왔다. 이 환자는 사이타마현의 정육점 주인이었다. 혈압이 높고 어깨가 뻐근하고 머리가 무겁다고 했다. 나는 이 환자에게 대시호탕을 주었다.

---

35) 역자주 : 일본 혼슈우섬 남동부의 이바라키현(茨城顯).
36) 역자주 : 일본 혼슈우섬 남동부의 사이타마현(埼玉縣).

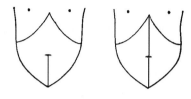

정중심

정중선[임맥(任脈)]을 따라 피하(皮下)로 연필심 같은 것이 만져진다. 이것이 배꼽 위에만 있는 것, 배꼽 아래에만 있는 것, 배꼽 위에도 아래에도 있는 것이 있는데 어느 것이나 허증 환자에게서만 볼 수 있다. 배꼽 아래의 정중심은 진무탕, 팔미환 등의 증에서 보이고, 배꼽 위는 인삼탕, 사군자탕 등의 증에서 보인다.

그런데 최근에는 토오쿄오에도 실증 환자가 많아졌다. 먹는 것의 양과 종류에 따라 복증이 변화한다. 육식이 지나치면 흉협고만이 강하게 나타나는 경향이 있다.

요즘 대시호탕증 환자가 많아졌다. 고혈압증, 간염, 담낭염, 비만증(肥胖症), 당뇨병 등의 환자에게는 대시호탕증이 흔히 나타난다.

앞서 서술한 마나세 토오산(直曲瀨道三) 시대에는 보제(補劑)가 흔히 쓰였다. 이때는 토쿠가와(德川) 시대 초기인데 이 무렵에는 전국시대의 뒤를 이어 아직까지는 허증 환자가 많았기 때문일 것이다. 그런데 요시마스 토오도오(吉益東洞)는 사제(瀉劑)를 많이 썼다. 이것은 겐로쿠(元祿)[37] 이래의 사치풍조의 영향으로 실증 환자가 많아진 탓일 것이다. 토쿠가와 시대의 복진서(腹診書)에서는 너무 살찌는 것을 경계하고 있다.

배꼽 주위에서 동계가 높아지는 환자가 있다. 이 동계에도 여러 가지가 있어서 배꼽 주위로부터 명치까지 이어져 심하게 쿡쿡하고 강하게 치는 것이 있는가 하면 배꼽 아래에서만 치는 것도 있고 배꼽 왼쪽

---

37) 역자주 : 에도(江戶) 중기, 동산천황조(東山天皇朝)의 연호.

으로 치는 것도 있다.

한방에서는 이 배꼽의 동계도 또한 치료방침을 세우는 데에 중요한 목표가 된다.

배꼽 주위의 동계가 높아지는 것은 심장병과 바세도우(Basedow)씨 병 등이 있을 때에도 볼 수 있지만 히스테리와 노이로제 환자에게서도 볼 수 있다.

배꼽 주위의 동계가 명치38)까지 이어져 강하게 치고 환자의 기분이 가라앉는 것 같은 경우는 억간산가반하진피(抑肝散加半夏陳皮)를 쓰는 목표이다.

배꼽의 동계를 목표로 해서 쓰는 처방에 영계감조탕(苓桂甘棗湯), 분돈탕(奔豚湯), 자감초탕(炙甘草湯) 등이 있다.

배꼽 아래에서부터 격렬한 동계가 시작되어 그것이 가슴까지 치고 올라와서 실신하기도 하고 경련을 일으키기도 해서 죽고 싶다는 것 같은 모양을 보이는 자에게 영계감조탕과 분돈탕은 잘 듣는다.

『금궤요략(金匱要略)』이라는 고전에 "분돈병(賁豚病)은 소복(小腹)으로부터 일어나 인후(咽喉)로 상충하는데 발작하면 죽고 싶어하고 또 다시 그친다. 모두 놀람과 두려움으로부터 생긴다."라는 말이 있는데 오늘날의 히스테리 발작과 흡사한 것을 서술하고 있다. 이런 환자에게 이것을 먹이면 발작을 일으키지 않게 된다.

어린아이의 자가중독증에 영계감조탕(苓桂甘棗湯)을 주어 뚜렷한 효과를 본 적이 있다. 그 아이는 한 달에 한두 번은 발작을 일으키고 발작시에는 심한 구토와 호흡촉박이 있고 배의 동계가 가슴으로 치고 올라 온다. 나는 이 배로부터 가슴으로 치고 올라 오는 동계를 목표로 해서 영계감조탕을 썼는데 2개월 복용으로 다시 발작을 일으키지 않고 그쳤다. 이 병도 히스테리와 유사한 것일 것이다.

---

38) 역자주 : (생리학) 가슴과 배의 경계인 한가운데 우묵하게 들어간 곳.

자감초탕(炙甘草湯)은 일명 복맥탕(復脈湯)이라고도 부르고『상한론』에는 "상한(傷寒)이 나은 뒤 맥이 결대(結代)하고 심동계(心動悸)하는 것은 자감초탕이 다스린다."라는 말이 있어 맥의 결체(結滯)와 심계항진을 목표로 하는데 '상한이 나은 뒤'라는 말이 있으므로 체력이 쇠약한 것도 조건의 하나이다.

그래서 이 자감초탕은 심장병과 바세도우씨병에 쓰인다. 특히 부인의 바세도우씨병 환자에게 이 처방은 잘 듣는다. 계속 먹으면 동계와 손의 떨림, 눈깜빡임 등이 그칠 뿐 아니라 갑상선비대도 좋아지므로 기묘하다.

[주] 『난경(難經)』81난경의 약칭. 편작(扁鵲)의 저술이라고 불리지만 진위는 분명하지 않다. 침구치료의 중요한 고전이다.

5. 고방(古方)의 오묘함
········자궁근종, 자궁암, 뱃속에 두고 잊어버린 지혈집게·······

한방치료에서는 가끔 오늘날 의학상식으로는 생각 못할 것 같은 것이 일어난다.

토쿠가와(德川) 시대의 명의 다키 겐켄(多紀元堅)[주]은 "고방의 묘는 이루 다 생각할 수 없다."라고 하며 『상한론』처방의 기묘한 효과를 칭찬하고 있다. 이렇게 그 당시 의가들 중에는 『상한론』을 인간의 지혜를 넘어선 옛 성인의 저작이라고 하는 자도 있었다. 나는 이런 설에는 찬성할 수 없지만 이런 처방에는 불가사의한 효과가 있는 것을 인정하지 않을 수 없다.

"선생님 오랜만입니다. 건강하십니까?"라며 나이든 부인이 찾아 왔다. 이 부인은 1942~43년경 내가 우시코미(牛込)39)에서 개업하고 있던 무렵 자주 다녔으므로 "아, A씨였군요. 당신이야말로 건강합니까?"라고 하자 "오늘은 제가 아닙니다. 겨우 선생님 계신 곳을 찾아내어 아는 사람을 데리고 왔습니다."라고 한다.

나는 이 부인의 배에 수박만한 크기의 자궁근종이 있던 것을 생각해 내고 "배는 어떻게 됐습니까?"라고 묻자 "완전히 좋아졌습니다."라고 했다. "수술했군요." 하고 물으니 "아니요, 선생님. 약으로 없어졌습

---

39) 역자주 : 일본 혼슈우섬 치바현(千葉縣) 동부 해안의 간척 지역.

니다."라고 했다. 수술은 아무래도 싫다며 나의 약을 2년 정도 계속 먹었는데 서로가 전쟁 때문에 소식을 몰랐다.

나는 그 환자의 배를 보고 환자의 말이 거짓말이 아니라는 것을 알았다. 수박만큼 컸던 근종이 흔적도 없이 사라져 버렸다. 내가 이 환자에게 준 처방은 계지복령환가의이인(桂枝茯苓丸加薏苡仁)이었다고 생각하는데 고방의 묘는 참으로 이루 다 생각 못할 일이다.

1937~38년경이었다고 생각한다. 어느 근대의학 잡지에 불가사의한 것이 있다고 하면서 자궁근종이 없어진 이야기를 코오베(神戸)40)에서 개업하고 있던 어느 부인과 의사가 수필식으로 쓴 것을 나는 읽었다.

그 환자에게는 주먹 크기의 자궁근종이 있어 수술을 권했지만 생각해 보겠다며 몇 개월 그대로 있었는데, 어느날 갑자기 찾아 와서 근종이 없어졌다고 하므로 진찰해 보니, 정말 말 그대로이고 완전히 좋아져 있었다.

사연을 들으니 그 환자는 오오사카(大阪)의 한방 대가였던 나카노 코오쇼오(中野康章) 선생의 약으로 좋아졌다고 하므로 그 부인과 의사는 나카노 선생을 방문해 보았다.

그러자 처방은 계지복령환가토별갑(桂枝茯苓丸加土別甲)을 썼는데 이런 일은 흔히 있어요라며 특별히 특기할 정도는 아닌 것 같았다고 했다.

그렇다면 자궁근종은 언제나 계지복령환에 의이인 또는 토별갑을 더한 것으로 낫는가 하면 그렇지 않다. 3년 가까이 계지복령환가의이인을 먹고 있지만 근종이 전혀 좋아지지 않는 환자가 있다. "절세미인에게 진실이 없었다는 것을 그 누가 말했던가? 진실이 드러날 때까지 그녀의 말을 들어 주지 않는다."라는 유행가가 있는데, 몇 번이나 마음을 살 수는 있었어도 진실이 없는 미인이었을 것이다.

---

40) 역자주 : 일본 혼슈우섬 효오고(兵庫)현 남동부의 지명.

이런 예도 있다.

전쟁 중의 일이다. 계란 크기의 자궁근종이 있고 수술을 할 정도는 아니라고 했지만 대하(帶下)가 많으니 치료해 달라는 환자가 있었다. 나는 이 환자에게 용담사간탕(龍膽瀉肝湯)을 주었는데 대하도 없어져서 전에 진찰받았던 대학병원 선생에게 진찰받았더니 근종은 없어졌다고 했다 한다.

또 한 환자는 전쟁 후의 일인데 폐(肺)에 약간 침윤(浸潤)이 있고 때때로 가볍게 발열하고 피곤하다. 게다가 월경불순이 있고 근종 같은 것이 있다고 하는 부인에게 가미소요산(加味逍遙散)을 주었는데 이걸로 건강해지고 근종도 없어졌다고 했다.

나는 『한방진료삼십년』에서 「자궁암으로 때를 놓쳤다며 숟가락을 놓았던 환자」라는 표제로 모 대학병원에서 남은 삶이 조금밖에 없다고 선고받은 자궁암 환자가 십전대보탕으로 완쾌된 이야기를 썼다. 이 환자는 그뒤 20년 가까이 지났는데 아주 건강하고 바쁘게 활동하고 있다. 이 환자는 너무나도 어이없이 좋아져서 암이 아니었던 것은 아닐까라고도 생각되었지만 토오쿄오여자의대(東京女子醫大)와 다이이치 국립병원(第一國立病院) 양쪽에서 진단을 받고 있었으므로 나은 것을 다시 진찰받아보도록 권했지만 환자는 귀찮다며 문제시하지 않았다. 어쨌든 기묘한 일이다.

나중에 가서 알아챈 것인데 이 환자는 젊었던 시절 매독을 앓았다. 이 때문에 매독성인 것을 암이라고 실수한 것은 아닐까 하고도 추측했지만 그렇다 해도 너무 깨끗이 나았다.

또 이런 기묘한 예도 있다. —— 이것도 자세한 것은 『한방진료삼십년』을 읽었으면 좋겠는데—— 3년간 복통을 계속 호소해 온 환자에게 복통과 복직근의 연급(攣急)과 야위어 혈색이 나쁜 점을 종합적으로 생각해서 소건중탕(少建中湯)을 주었더니 1개월 정도 복용으로 지혈 집게가 항문까지 내려왔고 그로부터 복통이 나았다.

이 환자는 3년 전에 제왕절개로 아이를 낳았는데 그때 의사가 지혈 집게를 뱃속에 넣고 잊어버린 것일 것이다. 그렇다 해도 그 큰 금속성 기구가 어떠한 경로를 거쳐 항문까지 내려왔는가를 생각하면 불가사의하다.

[주] 다키 겐켄(多紀元堅, 1796~1857) 에도의학관(江戶醫學館)의 총수. 고증학파(考證學派)의 대가. 저서가 많다.

6. 치료상대는 살아 있는 환자
········고혈압증을 예로········

한방에서의 치료 상대는 추상적인 병이 아니라 살아 있는 환자이다. 살아 있는 환자는 각각 몸집이 다르고 그 생활, 환경, 유전도 다르다. 각각의 다름, 각각의 개인차를 고려해서 치료방침을 세우는 것이 한방의 원칙이다.

예를 들어 고혈압 환자인 경우를 생각해 보자.

근대의학에는 고혈압약이라는 것이 있어서 이 약은 고혈압 환자라면 누가 먹어도 혈압을 낮추는 작용이 있다. 경우에 따라서는 너무 내려서 상태가 나빠지는 일도 있다.

한방에는 근대의학의 고혈압약에 해당하는 것은 없다. 한방에서는 혈압이 높으니까 혈압만 낮추면 좋다라고는 생각하지 않는다. 혈압이 높은 것은 높아지지 않으면 안될 까닭이 있어서 높은 것이다. 높아지는 것에 의해 그럭저럭 피의 흐름이 유지되고 있는 것이다.

이 경우 다른 것과의 조화를 무시해서 혈압만을 낮추면 도리어 급변을 일으키는 일도 있다. 혈압이 높은 노인이 급히 혈압을 낮추었기 때문에 재기불능이 된 예를 나는 알고 있다.

한방에서는 무리하게 혈압을 낮추는 것이 아니라 전신의 조화를 유지해서 혈압이 저절로 안정되는 등의 처치를 한다. 따라서 A환자, B환자, C환자가 같은 고혈압이라도 쓰는 약이 달라지는 것이 한방의 원칙이다.

A환자는 비만형으로 근육의 탄력도 혈색도 좋다. 특히 상복부가 당기는 느낌으로 명치로부터 옆구리에 걸쳐 저항과 압통이 있고 흉협고만의 복증이 있다. 게다가 변비가 있다. 어깨로부터 목이 결리고 머리가 무겁고 육식을 좋아한다. 혈압은 최고치가 높은 데 비해 최저치는 높지 않다. 이와 같은 환자에게는 대시호탕(大柴胡湯)을 쓴다. 이 경우 대황(大黃)의 양은 대변이 매일 쾌통(快通)하는 정도에 따라 가감한다. 이것을 계속 먹으면 상복부의 팽만, 긴장이 풀리고, 야위어 가던 것과 어깨·목의 뻐근함도 좋아지고 혈압도 안정되어 간다. 물론 육류를 줄이고 야채와 해조류를 섭취하도록 신경쓰지 않으면 안된다.

B환자는 보통 몸집으로 근골질이다. 혈색은 별로 좋지 않다. 기분이 울적하고 때때로 잠을 못 잘 때가 있다. 이명(耳鳴)이 있고 아침에 눈을 떴을 때 자리에서 두통이 있지만 일어나 움직이면 좋아진다. 혈압은 최저치가 100을 오르내리고 있어 높다. 이와 같은 환자는 뇌동맥경화가 있다고 생각해도 좋다. 이런 환자에게는 조등산(釣藤散)을 쓴다. 이것을 장기복용하면 두통을 잊고 기분도 밝아지고 최저혈압도 내려간다. 내 환자로 이것을 10년 남짓 계속 먹고 있는 분이 있는데 일흔 살을 넘어서도 건강하다.

C환자는 마른 형인데 신경과민으로 조급해 하고 곧잘 화를 낸다. 화를 내면 얼굴이 파랗게 되고 부들부들 떠는 버릇이 있다. 혈압의 오르내림이 심하다. 배를 보면 복직근이 상복부에서 방망이 상태로 되어 있다. 이와 같은 환자에게는 억간산가작약황련(抑肝散加芍藥黃連)이 좋다. 이것을 먹으면 신경이 안정되고 혈압도 가라앉는다. 화도 내지 않게 된다.

D환자는 평소부터 위장이 약하고 키가 크고 야위어 혈색이 나쁘다. 차가워지는 증상으로 위하수(胃下垂)가 있다. 현기증과 두통이 있다. 쉽게 피곤하다. 이와 같은 환자에게는 반하백출천마탕(半夏白朮天麻

湯)을 쓴다.

E환자는 몸집과 키가 중간 정도이고, 상기(上氣)되는 기분이 들고 얼굴에 붉은 빛이 있고 안달하며, 가만히 있지 못하고 코피가 나기도 하고, 귀가 울리기도 하고 현기증, 동계 등이 있다. 혈압이 높은 것이 걱정되어 편안하게 못 잔다고 한다. 이와 같은 환자에게는 황련해독탕(黃連解毒湯)을 쓴다. 이것을 먹으면 상기되는 것이 내려가고 기분도 가라앉고 혈압도 안정되어 간다. 이 처방에는 흥분을 진정시켜 출혈을 그치게 하는 효과도 있어서 일시적인 쇼크로 심하게 흥분되어 있을 때에도 쓴다.

F환자는 만성신염, 당뇨병 등이 있어서 빈혈, 부종, 숨을 헐떡거림, 요통이 있고 또 입이 마르기도 하고 밤에 자주 오줌을 누러 일어난다. 이와 같은 환자는 최저혈압이 높고 혈압이 좀처럼 안정되지 않는다. 이럴 때는 팔미환가조등황백(八味丸加釣藤黃柏)을 쓴다.

G환자는 여러 가지 치료를 받아도 혈압이 안정되지 않고 특히 최저혈압이 높고 오줌에서 단백질이 나와서 신경화증(腎硬化症)의 경향이 있다. 이와 같은 환자에게는 칠물강하탕(七物降下湯)을 쓴다. 이 처방은 내가 고혈압증으로 괴로워했을 때 궁리해서 만든 것이다.

이상의 예 외에도 더더욱 각각의 증에 따라 다른 처방을 쓰지 않으면 안된다.

7. 전체요법
········기관지천식, 야뇨증, 치질출혈, 동상을 예로········

    한방치료가 전체요법이라는 기조를 취하고, 국소의 병변이라도 전신과의 조화를 고려하면서 주의깊게 치료하는 점에 대해서는 이미 서술한 그대로이다. 그래서 어느 하나의 병을 치료하는 동안에 그것과는 별로 관계없는 것처럼 생각되는 다른 병변이 함께 낫는 경우가 있다. 근대의학이 하나의 병을 치료하는 것에 의해 다른 새로운 병을 만드는 경우가 있는 것과는 그야말로 대조적이다.

    이런 예가 있다.

    천식성기관지염이 있어서 감기에 걸릴 때마다 콜록콜록하며 괴로워하는 다섯 살된 남자아이에게 마행감석탕(麻杏甘石湯)을 주었더니 괴로운 기침이 좋아졌을 뿐만 아니라 밤마다 오줌을 싸던 야뇨증까지 나아서 기뻤다. 그런데 이 환자의 누나도 야뇨증이 있어서 같은 것을 주었는데 이 환자에게는 효과가 없었다. 증이 맞지 않았기 때문일 것이다.

    마행감석탕은 천식과 기관지염에 쓰이는 처방으로 알려져 있는데 이걸로 야뇨증까지 나은 것은 흥미있다.

    후루야 치하쿠(古矢知白)라는 사람이 쓴 『고가방칙(古家方則)』이라는 책에 마행감석탕이 '치(痔)'에 효과 있다는 것이 나와 있다. 언젠가 치핵(痔核) 환자가 진료를 받으러 왔다. 치통(痔痛)이 있고 걸터앉아 있는 것조차도 괴롭다고 했다. 게다가 기침이 날 때마다 치(痔)가 울려서 아프다고 했다. 나는 생각했다. 마행감석탕으로 치와 기침이 같이 좋아지는 것은 아닐까라고.

그래서 시험삼아 이것을 주었더니 단 3일로 기침도 멎고 치통도 좋아졌다. 이것으로 치하쿠의 말이 엉터리가 아니라는 것을 알았다.

이런 예도 있다.

36세의 부인으로 치출혈(痔出血)이 멎지 않아 수술을 하라고 권고받았지만 수술은 싫고 출혈을 멎게 하는 약을 원한다고 했다.

나는 이 환자에게 궁귀교애탕(芎歸膠艾湯)을 썼는데 열흘 정도 내복으로 치출혈이 멎었을 뿐만 아니라 어쩔 수 없어서 놓아 두었던 동상까지도 나아서 기뻤다. 이 처방의 내용으로부터 생각하면 동상이 나아도 이상하지는 않지만 목표로 하지 않은 병까지 같이 낫는 점에 한방 치료의 묘미가 있다.

이런 예도 있다.

10월이 되면 동상 예방을 시작할 필요가 있다. 10월 하순이 되면 동상에 걸리기 쉬운 사람은 점점 징조가 보이기 때문이다. 그래서 10월 상순부터 3주간 정도 당귀사역가오수유생강탕(當歸四逆加吳茱萸生薑湯)이라는 약을 먹어 두면 이상하게 동상이 생기지 않는다. 생겨도 가볍게 그치고 이미 생긴 경우라도 이것을 먹으면 좋아진다. 이 처방에는 9종의 약이 들어 있는데 그 중에 당귀와 작약의 두 가지가 동상에 대해 특히 중요한 작용을 하고 있는 것 같다. 앞의 궁귀교애탕에도 당귀와 작약이 포함되어 있다.

또 이런 일도 있었다. 불임증 부인이 치료를 받으러 와서 당귀작약산(當歸芍藥散)을 주었더니, 그때 손에 생겼던 동상이 1개월도 안되어서 깨끗하게 나았다. 이 처방에도 당귀와 작약이 포함되어 있다.

그런데 천식하는 어린이에게 마행감석탕을 썼더니 동시에 동상이 나은 일이 있었다. 이 처방에는 당귀도 작약도 들어 있지 않다.

그리고 보면 병이 생기는 것에도, 낫는 것에도 미묘한 조종이 있는 것 같고, 지금의 지식으로는 해결되지 않는 면이 여러 가지 있는 것을 알 수 있다.

8. 심신(心身)이 하나와 같다는 입장

내가 한방을 연구하기 시작했을 무렵의 일로 윌슨(Wilson, Mark-nel)이라는 사람이 쓴 『의료의 미래와 신경(神經)의 무감각』이라는 책을 읽었는데 그 속에 "희망이야말로 모든 경우에 투여해야 할 약이다.", "예전의 승려는 의사였다. 앞으로는 말의 새로운 의미에 있어서 의사는 승려가 될 수 있다."라는 말이 있는 것에 크게 공감해서 이것을 공책에 적어 두었다.

오늘날에는 정신신체의학(精神身體醫學)이 제창되고 정신의 작용이 육체에 미치는 영향의 중대함이 주목을 끌게 되었는데 40여 년 전의 물질만능·과학지상주의의 근대서양의학 속에서 윌슨과 같은 발언이 행해진 것은 훌륭하다고 하지 않을 수 없다.

그런데 동양의학에서 심신이 하나와 같다는 입장으로부터 정신의 작용을 중시한 것으로 "화를 내면 간(肝)이 상하고, 웃으면 심(心)이 상하고, 생각하면 비(脾)가 상하고, 근심하면 폐(肺)가 상하고, 두려워하면 신(腎)이 상한다."라는 말이 있는 것에 의해서도 상상할 수 있다. 동양의학에서 무엇보다도 정신작용을 중시한 것으로 '병기(病氣)'라는 말이 있는데, 그 표현이 이미 '기(氣)'라는, 형태가 없고 작용이 있는 정신적 작용을 중요하게 본 증거가 되는 것이다.

예전에 아이미 사부로오(相見三郎) 박사가 만성변비로 괴로워하는 한 나이든 부인을 진찰하고 그 원인이 가족불화에 있다는 것을 알고 그 해결을 꾀한 결과 고질적인 변비가 해소되었다는 말을 들었다. 이것은 며느리와의 사이가 잘 융화되지 못하고 끊임없이 하고 싶은 말을 참고 있었기 때문이라고 설명하면서 카네유키(兼行) 법사(法師)의 『도연초(徒然草)』 중의 "말하지 않는 것은 배를 부풀리는 것이다."를 인용하고 있는 것은 인상적이었다.

나에게도 이와 비슷한 예가 있다. 어느날 노부인이 변비로 치료를 받으러 왔다. 이 부인의 이야기로는 딸의 집에 있는 동안에는 매일 잘 통하는데 집에 돌아 오면 변비한다고 한다. 딸에게는 거리낄 것이 없지만 며느리에게는 여러 가지 조심스러움이 있기 때문일까라고 하였다.

지금으로부터 200년쯤 전에 가오리가와 슈우안(香川修庵)[주1]은 『일본당행여의언(一本堂行余醫言)』에서 변비에는 간[癎 ; 신경증(神經症)]에 의한 것이 있다는 것을 서술하고 있다.

나는 최근 나츠메 소오세키(夏目漱石)의 편지를 읽는 동안에 소오세키의 위병의 원인을 알 것 같은 기분이 들었다. 소오세키가 그의 제자인 스즈키 미에요시(鈴木三重吉) 앞으로 쓴 편지에는 다음과 같은 것을 서술하고 있다.

"오늘은 꽃양귀비 휴업, 짜증이 나면 부인과 하녀의 목을 마사무네(正宗)의 명도(名刀)로 싹독 베고 싶다. 그러나 내가 할복하지 않으면 안되므로 먼저 참는다. 그러면 위가 나빠져서 변비하고 불쾌한 것을 참을 수 없다. 내 아내는 어쩐지 사람 같지 않아 보인다.

『중학세계(中學世界)』에서의 평은 아무래도 좋다. 아는 사람을 고용해서 여러 잡지에 칭찬의 서문을 보냈으면 좋겠다고 생각한다."

짜증을 참고 있으면 위가 나빠져 변비한다고 하는 것은 꽤 흥미롭다. 이것이 정말일까? 소오세키의 위병의 원인은 이 짜증을 참는 것에 있었던 것이다.

이런 위병에 중탄산소다, 소화제(消化劑), 낭탕(莨菪) 익스트랙트, 용담(龍膽) 뿌리 등을 먹는 정도로는 효과가 있을 리가 없다.

그런데 한방은 자주 서술한 것처럼 종합적인 진찰에 의한 전신요법이기 때문에 위의 약에도 짜증을 진정시키고 정신의 초조함을 멎게 하는 작용이 있는 것을 배합·조제한 처방이 있다.

예를 들면 청열해울탕(淸熱解鬱湯)이라는 처방이다. 그것에 대해 이제『중방규구(衆方規矩)』[주2]라는 책을 인용해 보자.

"청열해울탕. 심통(心痛)은 곧 위완통(胃脘痛)이다. 대부분 기(氣)가 울(鬱)해서 오래 쌓여 아프게 된 것을 치료한다.

치자(梔子) 2돈[41] 반, 천궁(川芎), 지실(枳實) 각 1돈, 창출(蒼朮), 황련(黃連) 각 7푼, 진피(陳皮), 건강(乾薑) 각 5푼, 감초(甘草) 3푼,

이것에 생강을 넣어서 달여 마신다. 마신 뒤 반일 동안 음식조절을 해야 하며, 혹 향부자(香附子)를 넣어도 된다.

생각건대 심통을 그치게 하는 가장 빠른 방법이다."

이상에 의해서도 알 수 있듯이 이 처방은 기분(氣分)의 울체(鬱滯)가 원인이 되어 위가 아프게 된 병에 쓰는 것인데 나는 이것을 위궤양과 십이지장궤양에 써서 뚜렷한 효과를 보고 있다. 이러한 병이 자율신경의 긴장과 밀접한 관계가 있다는 것이 알려진 현대에 이 처방과 그 응용목표는 실로 적절하다고 생각한다.

이 처방 중의 치자와 황련에는 기분을 가라앉히는 진정작용과 함께 건위(健胃), 지혈(止血)의 효과도 있어서 이와 같은 궤양에 흔히 쓰인다. 또 감초와 지실은 정신의 긴장을 풀어줄 뿐만 아니라 생강, 진피, 창출 등과 섞여 건위(健胃)의 효과도 나타낸다.

황련해독탕이라는 처방은 황련, 치자, 황금, 황백으로 되어 있어 근대의학의 입장에서는 고미건위제(苦味健胃劑)라고 되어 있는데 우리

---

41) 역자주 : 한 돈은 3.75g이고, 한 푼은 0.375g이다.

들은 각종 출혈과 고혈압증, 불면증, 신경증 등에 쓴다. 고혈압증의 사람으로 기분이 가라앉지 않고 불면의 경향이 강하고, 어쨌든 감정이 격해지기 쉬운 자에게는 잘 듣는다.

병이라는 것은 육체만이 아픈 것도 없고 정신만이 아픈 것도 없다. 정신상태가 육체에 미치는 영향은 크다. 위암이 걱정되어 식욕이 없던 환자가 위암이 아니라는 것을 알게 된 순간부터 식욕이 증진되게 된 것은 내가 자주 경험하는 것이다.

"희망이야말로 모든 환자에게 줄 수 있는 가장 좋은 약이다."

예후(豫後)라는 것은 병이 어떤 경과를 거치는가, 언제쯤 낫는가, 또는 낫지 않고 죽는가, 죽는다면 언제쯤 죽는가 하는 등의 병의 장래를 말한다. 그런데 이 예후라는 말은 때때로 잘못 사용되고 있다. 예를 들면 "예후가 나빴다."라든가 "예후의 부주의로부터 재발했다."라고 쓰는 사람이 있는데, 이것은 예후와 병후(病後)를 잘못 쓰고 있는 것이다.

이 예후의 판정은 어렵다. 어느 유명한 의사가 어느 집에 왕진하고 괜찮아요라고 말하고 나서 현관에서 신발끈을 매고 있는 동안에 환자가 죽었다는 이야기를 들은 적이 있다. 또 위독하다는 전보로 친척 모두가 환자의 머리 맡에 모였는데 환자는 죽지 않고 그로부터 몇 년 동안 더 살았다는 이야기도 있다.

의사 중에는 예후를 심히 나쁜 쪽으로 보는 경향의 사람과 가볍게 생각하는 사람이 있다.

어느 환자가 나에게 해준 이야기인데 위가 나빠서 어느 병원에 입원했는데 회진하러 올 때마다 원장이 정말로 걱정하듯이 고개를 갸우뚱하므로 싫어져서 퇴원했다고 한다. 환자는 의사의 일거일동을 주목하고 있다

회진할 때 병실문을 열자마자 "좋아졌다. 좋았다. 좋았다."라고 해서 환자를 기쁘게 하는 원장이 있었는데 그 병원은 매우 번창했다. 언젠

가 막 입원한 환자에게 "좋아졌다. 좋아졌다."라고 그 원장이 외치므로 환자는 깜짝 놀라서 "나는 지금 막 입원했습니다."라고 했다는 이야기가 있다.

의사가 생각하고 있는 대로 예후 판정을 환자에게 말해서 좋은 경우와 나쁜 경우가 있다.

당신은 위암이므로 절대로 낫지 않습니다. 길어야 1~2년의 수명일 것입니다라고 말했다면, 진단과 예후 판정은 올바를지 모르지만 환자는 얼마나 괴로워하게 될까? 꽤 오래 전의 일인데 어느 승려가 나는 각오하고 있으니까 결코 걱정없습니다. 사실대로의 병명을 밝혀 주십시오라고 하므로 의사가 위암이에요라고 했더니 그날 밤 목을 매어 죽어 버린 일이 있었다.

어느 날의 일이다. 중년의 부부가 나를 찾아왔다. 부인은 의기소침해서 보기에도 애처로운 모습이었다.

남편의 말에 의하면 몇 년 전부터 부인은 신장염에 걸려 어느 대학 교수의 치료를 받아왔는데, 최근 발행된 유명한 부인잡지에 만성신장염은 나을 가망이 없다고 그 교수가 쓴 기사를 읽은 부인은 식욕이 없어지고 잠도 잘 못 자게 되며 앞날을 비관해서 병은 나빠질 뿐이라고 했다.

이 선생님이야말로 자기의 병을 고쳐줄 사람이라고 믿었던 교수로부터 갑자기 버려진 환자의 낙담은 상상할 수 있다.

부인이 내준 잡지의 기사를 나도 대충 읽어 보았다. 그리고 이 잡지를 읽고 비탄에 잠길 환자는 이 부인만은 아닐거라고 생각했다. 만성신장염은 낫지 않는다고 분명히 씌어 있었다.

나는 말했다.

나는 만성신장염이라고 진단받은 환자가 나은 예를 몇 번 보았다. 나에게도 고친 경험이 있다. 현대의학으로는 낫지 않을지도 모르지만 현대의학만이 절대유일한 것은 아니다. 아직 남은 방법이 있다. 한방요법은 그 중의 하나이다. 당신이 희망한다면 나는 나의 최선을 다해서 한방요법을 시험해 보겠습니다. 그래서 당신의 병이 낫지 않았다 해도 나는 만성신장염은 낫지 않는 것이다라고는 생각하지 않습니다. 나로서는 고칠 수 없다라고 생각할 뿐입니다. 그 외에도 아직 방법이 남아 있습니다.

만성신장염은 낫지 않는다는 사고방식과 나는 만성신장염을 낫게 할 수 없다는 사고방식은 대단한 차이이다. 전자는 서양의학적인 사고방식이고 후자는 한방의학적인 사고방식이다.

한방에서는 병을 고칠 수 없는 것은 자기의 역량이 부족한 것이라고 생각한다. 따라서 나로서는 고칠 수 없다라고 말해야 한다.

그런데 이 부인의 일인데 나는 이 환자에게 팔미환가조등황백(八味丸加釣藤黃柏)을 주었다. 그러자 지금까지 괴로워하던 요통이 없어지고 원기를 되찾았다. 2개월 후에는 요중적혈구의 감소, 혈중잔여질소의 감소가 보이고 환자는 완치의 희망을 가지고 밝은 나날을 보내게 되었다.

"희망이야말로 모든 환자에게 있어서 가장 좋은 약이다."

[주1] 가오리가와 슈우안(香川修庵, 1683~1755) 자(字)는 타이츄우(太仲). 고토오 곤잔(後藤艮山)의 제자. 『일본당행여의언(一本堂行餘醫言)』, 『일본당약선(一本堂藥選)』 등의 저서가 있다.

[주2] 『중방규구(衆方規矩)』 마나세 이케(曲直瀨一溪)에 의해 쓰여진 것을 마나세 겐사쿠(曲直瀨玄朔)가 증보한 것인데, 그 뒤 여기에 여러 가지를 증보개정한 것이 간행되었다.

9. 약은 살아 있다

"희망이 가장 좋은 약이다."라고 하는데 이것은 약국에서도 팔지 않고 처방전에 쓸 수도 없다. 그래서 약이란 어떤 것을 말하는지 후생성에서 정한 약사법을 살펴보자.

이 법률에서 의약품이란 다음과 같다.

(1) 공정서[公定書; 약국방(藥局方)과 의약품집(醫藥品集)]에 들어 있는 것

(2) 사람 또는 동물의 질병의 진단, 치료, 경감, 처치 또는 예방에 사용하는 것이 목적으로 되어 있는 것

(3) 사람 또는 동물의 신체의 구조나 기능에 영향을 주는 것이 목적으로 되어 있는 것(식품을 제외한다)

(4) 앞의 각 항에 들어 있는 것을 구성하는 일부로서 사용되고 있는 것

(5) 이 법률에서 신의약품(新醫藥品)이란 그 화학 구조식, 조성 또는 적응이 일반에게는 알려져 있지 않은 의약을 말한다.

한방약은 이 법률의 (2) 또는 (3) 항목에 해당되는 것이 많다. 그러나 오늘날은 일반에서 식품이라고 생각하고 있는 현미, 밀, 보리, 메밀, 대두, 팥, 참깨, 계란, 봉밀, 생강, 다시마, 산초나무, 술, 염교 등도 모두 병치료의 목적으로 쓰는 한방약이다.

그런데 이 법률에 의하면 "식품을 제외한다"라는 단서가 붙어 있다. 그렇다면 일반에서 식품이라고 생각하고 있는 것은 이 법률로는 약에 들어가지 않는다. 그러나 공정서에 수록되면 약이 된다. 예를 들면 봉밀(벌꿀), 산초나무, 생강은 식품이지만 약국방에 실려 있기 때문에 의약품이다. 그렇다면 식품과 의약품의 구별은 그야말로 어렵다. 술도 치료목적으로 한방에서는 쓰고 있다.

이타쿠라 부(板倉武) 선생은 『치료학총론(治療學總論)』에서 약물은 음식물 및 독극물과 함께 물질적인 것인데, 이 세 가지의 구별은 상식적으로는 대단히 명료하지만 과학적으로 정의를 내리고자 할 때는 심한 곤란에 부딪친다고 말하고, 구체적인 예를 들어 설명한 뒤 치료는 가치판단 외에는 안되기 때문에 약물의 개념도 가치판단으로 정한다고 말하고, "하나의 물질을 가지고 약물인가, 식물인가, 독물인가라고 묻는 것은 근거를 잊은 무모함이다. 그리고 모든 물질은 약물이 될 수 있다. 약물이라는 것은 상태(常態)적인 평형유지를 목적으로 하지 않고 치료목적으로 응용되는 물질 전부를 포괄한 명칭이다."라고 결론짓고 있다.

이와 같이 치료목적으로 응용되는 물질은 모두 의약품이라는 말이 된다.

그런데 이러한 약품도 사용하는 사람, 사용방법에 따라 효과가 가지각색인 것은 말할 필요도 없다.

히로다 아츠다네(平田篤胤)는 국학자로서 유명한데 의사이기도 하고 의사의 입장에서 쓴 책이 몇 권 있으며, 그 중에 『정내석실(靜乃石室)』이라는 수필이 있다. 아츠다네는 여기서 "의사는 현관을 멋지게 해서 문을 열고 용모를 근엄하게 꾸밀 필요가 있다. 용모는 아무래도 좋다고 말하고 싶지만 용모가 근엄하지 않으면 사람이 믿지 않는다. 사람이 믿어 주지 않으면 기술도 순조롭게 되어 가지 않는다. 의(醫)에 주술의 뜻이 담겨 있다는 것은 이러한 것이다. 약에도 주술의 의미가 있는데 어느 사람이 옷깃의 때를 뭉쳐서 이것은 연령안한단(延齡安閑丹)이라는 매우 고귀한 약이다라고 하고 배가 아픈 환자에게 주었더니, 그 사람이 크게 믿고 삼킨 결과 그 자리에서 아픔이 멎었다."라고 서술하고 있다.

나는 일전에 헤럴드 반(Herald Van) 저, 다카기 게이지로(高木敬次郎)·카스다니 유다카(粕谷豊) 역의 『약과 인간』이라는 책을 읽었는데, 그 중에 「의사와 환자와 약의 관계」라는 장에서 같은 약을 같은 병에 써도 그것을 쓰는 의사의 태도에 따라 효력이 뚜렷하게 좌우된다는 것을 읽었다. 이 보고서에서는 의사가 환자에게 약을 주는 경우에 태도가 얼마나 중요한 것인가를 가르치고 있다.

요시마스 토오도오(吉益東洞)의 수제자 무라이 긴잔(村井琴山)은 "내가 믿지 못하면 다른 사람은 누가 이것을 믿으랴."라면서 스스로 자신 없는 치료를 하는데 환자가 믿을 리가 없다고 서술하고 있다.

후루야 치하쿠(古矢知白)라는 명의는 제자 중 한 사람이 써서 효과가 없었던 약을 같은 환자에게 주어 즉효를 얻고 있다.

이와 같이 생각해 가면 약에는 혼이 담긴 것과 담기지 않은 것이 있다. 이것은 약에 한정되는 것이 아니다.

10. 편한 것이 좋다고 단정지을 수는 없다
········불면증을 예로·········

'편리'라는 것은 근대문명의 특질의 하나이고, 편리와 근대문명은 표리(表裏)의 관계에 있으며, 문명이 나아가면 나아갈수록 편리해진다.

의학을 예로 들어도 한방은 전근대적인 불편한 의학이고, 근대의학은 하나에서 열까지 편리하게 되어 있다. 한방의학은 확실히 근대의학보다는 불편하게 되어 있다. 그러나 불편하다는 것이 편리한 것보다도 나은 제도인가 아닌가, 이것은 크게 검토를 요한다.

불면증을 예로 들어 이 문제를 탐구해 보자.

근대의학에는 누가 먹어도 그날 저녁부터 잘 수 있다고 하는 편리한 수면제가 있다. 또 정신안정제라는 편리한 것도 생겼다. 한방에는 이러한 약에 해당하는 편리한 것은 없다. 그런데 잘 수 없다고 해서 수면제와 정신안정제를 먹으면 그런 것에 중독이 되어 복약을 중지할 수 없게 되고, 그 때문에 걱정되는 부작용도 있다.

불면을 주로 호소하는 환자가 우리에게 진료를 청하는 것도 그러한 약을 먹지 않고서도 잘 수 있게 되기를 원하기 때문이다.

그런데 한방약은 누가 먹어도 잘 수 있는 편리한 것이 아니다. 한방에서는 지금까지 자주 되풀이 한 것처럼 개인차를 중시해서 그 사람 그 사람의 병의 상태와 체질에 따라 약이 달라진다.

여러 가지 예를 들어 보자.

[1] 계지가용골모려탕(桂枝加龍骨牡蠣湯)으로 불면을 치료한 환자

환자는 45세의 남자. 마르고 키가 크다. 15년 전부터 폐결핵에 걸려 10년 전에 왼쪽 폐의 흉곽성형(胸廓成形)을 했다. 현재는 안정하고 있으면 괜찮지만 일을 하면 혈담(血痰)이 나온다. 또 약간 체력이 붙어 건강해지면 불면이 된다. 반년쯤 전부터 일을 쉬고 안정하고 있다.

주소(主訴)는 불면이다. 밤중에 눈이 떠져 잘 수가 없다. 요즘은 안정하고 있는데도 오전 중에 혈담이 나온다. 그러나 배양해도 결핵균은 음성이다(없다). 위장도 별로 튼튼하지 않지만 백초(百草)⁴²⁾를 먹으면 상태가 좋다. 대변은 하루 한 번.

맥은 부대(浮大)하고, 심하부(心下部)에 진수음(振水音)이 들리고, 배꼽 위에서 동계가 항진하고 있다.

『금궤요략(金匱要略)』의 「허로편(虛勞篇)」을 보면 "남자가 평범한 사람인데 맥이 대(大)한 것은 노(勞)라고 한다. 극히 허한 것도 또한 노(勞)이다.", "남자가 얼굴색이 엷은 자는 갈증 및 망혈(亡血)을 주로 호소한다. 마침내 천계(喘悸)하고 맥이 부(浮)한 자는 속이 허한 것이다.", "노병(勞病)은 그 맥이 부대(浮大)하고 수족번(手足煩)이 있는데 봄·여름에 심하고, 가을·겨울에 덜하다. 흐린 날은 차가워지고 정(精)이 저절로 나와 피로가 풀리지 않는다.", "실정가(失精家)는 소복(小腹)이 현급(弦急)하고, 흐린 날은 머리가 춥고 눈이 아찔아찔하고 머리카락이 빠지며, 맥이 극히 허규지(虛芤遲)하게 되는데 이것을 청곡망혈(淸穀亡血)이라고 한다. 실정(失精)할 때의 맥은 규동미긴(芤動微緊)하게 되는데 남자는 실정(失精), 여자는 몽교(夢交)라고 하고 계지가용골모려탕이 이것을 다스린다."라는 말이 있다.

그래서 허로라고 진단해서 계지가용골모려탕을 썼다.

10일 뒤 다시 온 환자가 말하기를 밤중에 눈이 떠지지 않아 푹 잘

---

42) 역자주 : 여러 가지 약초를 혼합하여 만든 위장약.

수 있게 되고, 아침에 눈이 떠졌을 때 머리가 맑아서 아주 기분이 좋았다. 발도 따뜻해졌다. 만일 밤중에 눈이 떠지면 이 약을 먹도록 하고 있는데 곧 잘 수 있게 되었고, 혈담도 나오지 않게 되었다. 이렇게 전체적으로 아주 좋은데 다만 곤란한 것은 대변에 하리(下痢) 기미가 있는 것이라고 했다.

또 앞의 처방을 열흘분 주었다. 그러자 하리의 증상으로 약간 기침이 나오게 되고 야위었다고 했다.

그래서 보중익기탕(補中益氣湯)으로 바꾸었더니 또 살쪄 갔다. 불면도 없고 혈색도 좋아졌다.

계지가용골모려탕으로 하리하는 환자가 가끔 있다. 몇 년 전 30세 남짓되는 남자가 성욕이 없고 성교가 불능한 것을 한탄하며 와서, 계지가용골모려탕을 썼더니 금세 효과가 나타나서 대단히 기뻐했는데 곤란한 것은 이것을 먹으면 하리를 한다고 했다. 그래서 반하사심탕(半夏瀉心湯)으로 바꾸었더니 하리는 그쳤지만 이번에는 성욕이 전혀 없다고 한다. 하는 수 없어서 계지가용골모려탕과 반하사심탕을 교대로 먹게 해서 겨우 목적을 달성한 적이 있었다.

매일 밤 흐리멍텅해서 괴로운 자, 흐리멍텅해서 야뇨하는 자에게서 이 처방으로 뚜렷한 효과를 볼 때가 있다.

이런 예도 있었다.

대학 입학 시험을 보기 때문에 하루에 서너 시간밖에 자지 않는 청년이 있었는데, 부모가 걱정되어 몸을 망치지 않도록 뭔가 약을 달라는 것이었다. 내가 이 환자에게 계지가용골모려탕을 주었더니 수면시간이 짧은데도 피곤해지지 않게 되고, 토오쿄오대학 의학부(東京大學醫學部)에 입학할 수 있었다고 해서 아주 기뻤던 적이 있다.

니시야먀 에이요오(西山英雄) 씨는 이 처방을 여자의 몽교에 써서 뚜렷한 효과를 본 예를 보고하고 있다.

몽교라는 것은 먼저 인용했던『금궤요략』에 나와 있는데 여자가 꿈

속에서 남자와 성교하는 것을 말한다. 니시야먀 씨는 어느 미망인이
이 몽교 때문에 잘 수 없는 것을 이것으로 낫게 했다고 한다.

이 계지가용골모려탕을 써야 될 환자인데 실증인 자에게는 시호가
용골모려탕을 쓰면 좋다.

[2] 계지가작약탕으로 수면

이 처방은 밤이 되면 배가 부풀어 잘 못 자는 사람에게 좋다. 변비하
면 대황을 더해서 쓴다.

오기노 다이슈우(荻野台州)[주1]는 계지가작약대황탕으로 불면을
치료한 예를 들고 있다.

그 환자는 스무 살 남짓 되었는데 복근(腹筋)이 긴장해서 단단하고,
변비이고, 식욕은 언제나 변함이 없지만 자려고 해도 잘 수가 없었다.
그래서 불면의 원인이 배에 있다고 하여 이 처방을 주었더니 하루 만
에 차도가 있었고 9일분으로 완치되었다.

이 처방을 쓰는 경우의 복만(腹滿)은 상복부보다도 오히려 하복이
다. 나도 예전에 왠지 배에 가스가 차서 편히 못 자겠다는 부인에게
계지가작약탕(桂枝加芍藥湯)을 써서 효과를 본 적이 있다.

또 이런 예도 있다.

현재 82세인 남자가 46세 때의 일이다. 직장암으로 며칠 뒤 수술하
기로 되어 있는데 어떻게 해서든 약으로 나을 수 없을까 하며 내원했
다. 이 환자는 끊임없이 변의(便意)를 느끼면서도 대변이 잘 통하지 않
고 점혈변(粘血便)이 조금씩 나왔다. 밤이 깊어지면 하복부가 팽만해
서 괴롭고 잘 수가 없다고 한다. 그래서 계지가작약대황탕(桂枝加芍藥
大黃湯)을 썼더니 대변이 잘 통하고, 복만이 없어지고, 편히 잘 수 있
게 되고, 수술하지 않고도 완치되어 오늘에 이르고 있다.

[3] 황련해독탕(黃連解毒湯), 삼황사심탕(三黃瀉心湯)으로 수면제 가 필요 없게 된 환자

머리가 맑아서 좀처럼 잘 수 없다. 기분이 가라앉지 않고 쓸데없는 것이 마음에 걸린다. 초조해 한다. 상기된다. 황련해독탕은 이런 경향 이 있는 불면에 쓴다.

그래서 고혈압증, 갱년기장애 등이 있을 때 오는 불면에 쓰는 경우 가 있다. 이와 같은 증상의 환자로 변비 경향이 있으면 삼황사심탕으 로 하든지 황련해독탕가대황(黃連解毒湯加大黃)으로 한다.

황련에는 충혈(充血)을 없애고 흥분을 진정시키는 효과가 있어서 이상의 외에도 황련아교탕(黃連阿膠湯)과 감초사심탕(甘草瀉心湯), 그 밖에 황련이 배합된 처방을 불면에 쓸 때가 있다. 또 황련해독탕의 치 자에는 충혈을 없애고 번조(煩躁)를 진정시키는 효과가 있어서 치자 만을 불면에 쓰는 일도 있고, 불면에 쓰는 처방 중에 이 치자를 배합· 조제한 것이 있다.

한 예를 들어 보자.

환자는 55세의 부인인데 5년 전에 자궁을 모두 들어 내고 한쪽 난소 를 적출했다. 주소는 두통, 현기증, 불면이고 언제나 머리에 뭔가 뒤집 어 쓰고 있듯이 기분이 무겁다고 했다. 이 증상은 5~6년 전부터 일어 났고, 그 동안 전기충격요법을 3번 받았지만 별로 좋아지지 않았다. 변 은 매일 보고 식욕은 적다. 혀에 백태(白苔)가 있다. 이 설태(舌苔)는 밤마다 먹고 있는 수면제 때문일지도 모른다고 환자는 말했다. 진찰이 끝난 뒤 집안의 더러운 것이 걱정되기도 하고, 식사가 맛 없는 것이 걱정된다고 추가했다.

나는 이 환자에게 황련해독탕을 주었는데 1주일분을 다 먹고 내원 했을 때 환자는 다음과 같이 말했다.

아침에 눈이 떠지면 머리가 무겁고 뭔가 뒤집어 쓴 것 같고 동시에 항문이 닫혀서 괴롭지만 무른 변이 나오면 괜찮아진다. 그때 혀가 떫은 것처럼 느껴진다.

이런 호소를 하는 환자는 틀림없이 신경성이라서 환자의 말에 속아 처방을 바꾸면 또 간추리기 어려운 호소를 하게 되어 있다. 그에 따라 또 처방을 바꾸면 환자에 농락당하는 것과 같다.

그래서 나는 이 호소를 무시하고 처방을 바꾸지 않고 앞의 처방을 주었다. 그러자 다음 일주일분을 먹고 항문이 닫히는 것이 괜찮아지고 편히 잘 수 있게 되었다. 현기증도 두통도 가벼워졌다. 다만 자고 있으면 밤중에 입에 침이 고여 괴롭다고 한다.

나는 당황했다. 입에 침이 고인다는 것은 속에 한(寒)이 있기 때문인데 이 속에 있는 한을 따뜻하게 하려면 인삼탕을 써야만 하는 것은 아닌가? 황련해독탕은 속의 열을 없애는 효과가 있어서 이것으로 위(胃)를 너무 냉각시킨 것일지도 모른다. 그러나 나는 생각했다. 1주일분만 앞의 처방을 주어 경과를 지켜보자고 결심하고 또 황련해독탕을 주었더니 입에 침도 괴지 않게 되고 모든 신경증상이 없어졌다.

어느날 38세의 부인이 고질적인 불면으로 진찰을 청했다.

이 환자는 그 전부터 현기증이 일어나 비타민 B를 계속 주사 맞고 그것은 가벼워졌는데 아직까지 월경할 때는 현기증이 있다. 게다가 1년쯤 전부터 불면증이 되고, 동시에 어깨가 뻐근하고 요통 등도 호소하게 되고, 최고 혈압이 160이 되었다. 이 불면은 꽤 고질적인 것으로 수면제를 다량 먹으면 겨우 잘 수 있지만 위가 나빠져서 식욕이 없어진다. 그 때문에 점점 야위어 갔다. 요(尿) 중의 단백질, 당은 모두 음성이다.

이 부인은 피부색이 하얀 편인데 배는 근육이 팽팽한 듯 단단하고 대변은 변비 기미가 있고, 발이 차고, 왼쪽 눈의 시력이 나쁘다.

이 환자에게는 삼황사심탕가치자(三黃瀉心湯加梔子)를 주었다. 10일 분을 다 먹고 내원했을 때는 사람이 달라졌는가라고 생각할 정도로 좋아지고, 수면제 없이도 잘 수 있게 되고, 위도 좋아졌다며 기뻐했다.

또 어느 회사의 중역은 가벼운 뇌출혈에 걸렸는데 그것은 가벼워졌
지만 아무리 해도 잘 수 없어서 괴롭다며 왕진을 부탁했다.

이 환자는 베로날(Veronal)43)을 먹고 눈을 감고 있는데도 잘 수가
없다. 졸려서 참을 수 없는데도 잘 수 없다고 한다.

환자는 색이 약간 검고 비만한 50세 남짓된 남자인데 배는 조금 부
른 기분이고, 심하부(心下部)는 팽만되어 있지만 저항과 압통은 없었
다. 대변은 하루 한 번.

나는 이 환자에게도 삼황사심탕가치자를 주었는데 이걸로 기분이
내려앉아 잘 수 있게 되었다.

[4] 온담탕(溫膽湯)으로 잘 수 있게 되어 기운이 회복된 예

이 처방은 큰 병 뒤에 피곤해서 잘 수 없는 자에게 쓴다. 체력이 쇠
함과 함께 신경이 과민해지고 사소한 것에 놀라고 편안히 잘 수 없고
때때로 기분이 울적한 상태가 되고 혹은 숨이 차기도 하고 입맛이 떨
어지는 것이 있다.

한 부인이 산후에 창백한 얼굴을 해서 불면으로 괴로워하고 있었다.
자려고 하면 식은 땀이 나서 좀처럼 잘 수 없었다. 기분이 무거워 일할
기분이 안 난다고 했다.

나는 여기에 온담탕가산조인황련[溫膽湯加酸棗仁(0.5g)·黃連(1.0g)]
을 썼는데 1일분을 다 먹지 않은 동안에 식은 땀이 그치고 다섯 시간
정도 숙면할 수 있게 되었다. 계속해서 1개월쯤 먹자 혈색도 좋고, 숨
차는 것도 없어지고, 일도 즐겁게 할 수 있게 되고 편안하게 잘 수 있
게 되었다.

---

43) 역자주 : 최면(催眠)·진정제(鎭靜劑)의 상품명.

[5] 산조인탕(酸棗仁湯)으로 젊음을 되찾은 이야기

『금궤요략』에 "허로(虛勞), 허번(虛煩)해서 잘 수가 없을 때 산조인탕이 이것을 다스린다."라는 말이 있는데 이 처방은 심신이 피로해서 잘 수 없는 자에게 쓴다. 만성병이 있는 사람, 허약한 사람, 노인 등으로 밤중에 눈이 말똥말똥해서 잘 수 없다고 하는 자에게 좋다.

나에게 이런 치료경험이 있다.

환자는 62세의 남자인데 몇 년 동안 불면, 두중(頭重), 이명(耳鳴), 어깨결림을 호소하고 쉽게 피로하고 입맛도 없었다. 지금까지 여러 가지 수면제를 먹고 또 3년간 의사의 치료를 받고 있는데 좋아지지 않는다고 한다.

환자는 마른 형의 체격이고, 복부에 힘이 없고, 배꼽 부위에서 동계가 약간 항진하고 있었다. 나는 이 환자에게 산조인탕을 주었는데 1개월 남짓 복약해서 이명, 어깨결림, 두통이 멎고 5~6시간 편안히 잘 수 있게 되고, 기억력이 증진되었다. 그래서 소시호탕(小柴胡湯)으로 바꾸었더니 식욕이 생겨나서 체중이 증가되었다.

어느날 환자가 말하기를 요즘은 성욕이 왕성해져서 10여 년 전으로 다시 젊어졌다고 했다. 그래서 더욱더 이것을 계속 복용시켰더니 여기에다 10여 년 전부터 고질적이었던 치핵(痔核)도 완치되었다.

산조인탕(酸棗仁湯)은 불면에 쓰는 처방이지만 이걸로 식은 땀이 그치기도 하고 변이 통하기도 한다.

이 처방은 또한 불면을 치료할 뿐 아니라 기면(嗜眠)에도 쓴다.『류취방광의(類聚方廣義)』[주2]에는 "토오도오 선생은 한 환자가 정신이 몽롱해서 깨지 않고 죽은 것 같은 상태가 5~6일에 이르는 자를 치료할 때 이 처방을 써서 속효를 보았는데 원기활법(圓機活法)이라고 말해야 한다."라는 말이 있다.

근대의학의 수면약은 편리하기는 하지만 부작용을 수반해서 습관성이 되는데도 불구하고 한방약은 불편하기는 하지만 잘 수 있게 될 뿐만 아니라 몸 전체의 상태가 좋아진다. 불편해도 환자에게 있어서는 이것이 바람직하지 않을까? 더욱 재미있는 것은 산조인탕처럼 못 자는 자에게 쓰면 잘 수 있게 되고 지나치게 자는 자에게 쓰면 지나치게 자는 것이 없어진다. 이것은 오줌이 지나치게 나오는 자에게 쓰면 오줌을 지나치게 누지 않게 되고, 오줌이 잘 안 나오는 자에게 쓰면 오줌이 잘 나오게 하는 팔미환과 같은 경우인데 한방약의 하나의 특질이기도 하다. 따라서 수면약이라든가 이뇨약이라든가 하여 근대의학류의 범위에 끼워 넣어 한방약을 분류하는 것은 무리이다.

또한 이외에 불면 환자에게 쓰는 처방은 여러 가지 있지만 마지막으로 하나는 조등산이다.

[6] 조등산(釣藤散)으로 불면과 두통이 치료된 예

환자는 64세의 남자. 어느 회사의 사장이다. 기왕증(既往症)으로는 오른쪽 중이염에 걸렸던 적이 있을 뿐이고, 중병(重病)은 없었다. 약 2년쯤 전에 격렬한 두통이 있어서 시력이 없어지고 뇌동맥경화증이라고 진단받은 적이 있었다. 그러나 점점 시력은 회복되고 두통도 없었는데 4개월쯤 전의 어느날 심한 두통이 있었다. 그때 5분간쯤 현기증이 있었다. 그 뒤 줄곧 두통이 계속되어 편히 잘 수 없게 되었다. 그런데 두통은 뜸을 뜨고 나서 좋아지고 불면이 남아 있다.

어느 대학병원에서 진찰받고 약을 먹고 있지만 호전되지 않는다. 어깨가 뻐근하고 현기증이 있다.

맥은 결체(結滯)되고 혈압은 110~80. 대변은 하루에 한 번. 오른쪽에 흉협고만이 약간 있다.

조등산을 쓴다. 이 처방은 『본사방(本事方)』이라는 책에 나와 있는데 "간궐(肝厥)의 두통을 치료한다."라는 말이 있고, 아사다 슈우하쿠(淺田宗伯)[주3]의 『물오약실방함(勿誤藥室方函)』에는 "무방(武方)은 흔히 말하는 신경질적인 사람과 기(氣)가 거스르는 것이 심하고 두통,

현기증이 있고 혹은 견배강급(肩背强急), 눈이 충혈되고 심기(心氣)가 울적한 자를 치료한다."라는 말이 있으며, 뇌동맥경화증 때문인 두통, 현기증, 불면 등에 잘 듣기 때문에 이것을 쓴 것이다.

이것을 2주간 먹자 환자는 매우 고맙다고 하며 편안히 잘 수 있게 되고 지금까지 손바닥이 따끔따끔해서 그것이 신경 쓰여 참을 수 없었는데 그것도 없어졌다. 게다가 빨리 원기(元氣)가 생겨나서 비틀거리는 것도 없어졌다고 한다.

이상의 예에서도 볼 수 있듯이 한방약으로 잘 수 있게 된 것은 자연스런 수면이었고 거기에 무리가 없고 약을 먹는 것을 그쳐도 계속 잘 수 있는 것이 근대의학의 수면약과 다르다.

이렇게 생각해 가면 불면 속에는, 편리 속에 없는 것이 포함되어 있다는 것을 알 수 있지 않을까?

[주1] 오기노 다이슈우(荻野台州, 1737~1806) 칸세이(寬政), 갸아와(享和) 간에 와다 토오가쿠(和田東郭)와 함께 쿄오토(京都)에서 명의의 명성이 높았다. 토오가쿠와 서로 전후해서 죽고 함께 도리베산(鳥邊山)에 묻혔다. '와다(和田), 오기노(荻野)는 죽어서도 서로 다투는 산'이라고 쿄오토의 아이들이 노래했다고 한다.

[주2] 『류취방광의(類聚方廣義)』 오타이 요오토오(尾台榕堂, 1799~1870) 가 요시마스 토오도오(吉益東洞)의 저서인 『류취방(類聚方)』과 『방극(方極)』을 하나로 합치고 더욱 이것을 증보해서 자기의 견해와 임상경험을 덧붙인 것.

[주3] 아사다 슈우하쿠(淺田宗伯, 1815~94) 호(號)는 구리소노(栗園)이고, 메이지(明治) 전반을 대표하는 한방의 대가로 학(學)·술(術) 모두 뛰어나고 또 정치적 수완도 있고, 다수의 저술도 있다.

11. 술(術)과 학(學)

10년 남짓 전의 일이다. 「마주보고 걷는 동서의학」이라는 주제로 산케이(三溪) 신문사 주최의 좌담회가 열렸다. 그때 나는 한방 대표의 일원으로서 거기에 참가해서 "한방은 비과학(非科學)이 아니라 미과학(未科學)이다"라는 발언을 했다. 그 의미는 한방은 근대자연과학이 성립되기 전에 대강 완성된 의학이므로 아직 과학으로는 되어 있지 않지만 장래에는 과학으로서의 체계를 갖출 수 있다는 것이었다. 한방은 아직 '술(術)'이기 때문에 이것을 '학(學)'까지 높임으로써 근대과학과 나란히 갈 수 있다는 생각이었다.

그러나 그 뒤 나는 이러한 생각을 정정하게 되었다. 그것에 대해 지금부터 서술해 볼 생각이다.

내가 중학교 3학년 때 증조모는 85세로 돌아가셨는데 그 증조모가 "나는 8살에 의사를 했다"라고 하신 적이 있는데 나는 이것을 비웃고 거짓말쟁이라고 여긴 적이 있었다. 그러나 한방을 공부하게 되고 보니 증조모가 8살에 의사를 했다는 것이 반드시 거짓말은 아니었을 것이라고 생각하게 되었다.

1870년에 사망한 오타이 요쿠토오(尾台榕堂)[주1]라는 명의가 쓴 『방기잡지(方伎雜誌)』를 읽으면 다음과 같은 기재가 있다. 현대문으로 번역해서 인용한다.

"내가 13살 때 환자의 집에서 왕진을 청해 왔다. 가끔 큰형인 라자이(蘿齋)가 외출중으로 부재했기 때문에 조부인 시쥬우(紫峯) 옹이 네가 가봐라라고 명령하셨다. 그래서 왕진하고 돌아왔더니 조부가 어땠냐고 물으셔서 '상한(傷寒)으로 머리가 깨질듯이 아프고 오한(惡寒), 발열(發熱)하고 천명(喘鳴)도 있고 전신이 아프고 맥은 부삭(浮數)하며 힘이 있다.'라고 보고드렸더니 너는 어떤 처방을 쓸거냐고 물으셔서 '마황탕(麻黃湯)이 어떨까요?'라고 여쭈었더니 조부는 얼굴에 기쁨을 띠시며 '잘 했다.'라고 칭찬해 주시므로 세 첩을 지어 이것을 온복(溫服)하고 흠뻑 땀을 내는 것이 좋다고 심부름꾼을 돌려보냈다. 다음날 아침 또 왕진했더니 흠뻑 땀이 나서 괴로워하던 것은 없어졌다고 한다. 다만 여열(餘熱)이 약간 있어서 소시호탕(小柴胡湯)으로 바꾸고 얼마 안되어 완쾌되었다. 이것이 나의 초진이다."

13살에 왕진해서 이만큼의 진단을 내릴 수 있었던 것은 그때까지 몇 년간의 수련을 쌓았기 때문일 것이다. 이와 같은 수련은 한 가지 기예에 뛰어난 그 도(道)의 달인(達人)이 거쳤던 것이고, 의술도 또한 하나의 기예로서 연마된 것이라는 증거이기도 하다.

나는 예전에 『동양의학과 함께』라는 제목의 수필집을 낸 적이 있는데, 그 중 「명인(名人)의 재주와 감(勘)의 의학」에서 다음과 같이 서술했다. 조금 추가교정한 뒤 인용한다.

*   *   *

일본의 의학은 '감(勘)'의 의학이라고들 한다. 이 나라의 명의들은 병증(病證)을 감으로 직관(直觀)한다. 이 감의 진단에서는 단순히 얼핏 보는 것이 질병의 진단에 줄 수 있는 것의 전부이다. 그 정도로 단순하고 간략하다. 그러나 이 얼핏 보는 것은 육안(肉眼)으로 보는 것이 아니라 심안(心眼)으로 보는 것이다. 거기에 헤아릴 수 없는 깊이가 있다.

그렇다면 이와 같은 감은 어떻게 해서 수련할 수 있을까? 그것에 대해 와다 토오가쿠(和田東郭)는 한 가지 기예에 몰두해서 정성을 관통시키라고 가르치고 있다. 만일 마음이 여러 가지에 걸쳐 있을 때는 술(術)의 정묘함에 이르기 어려우므로 여러 가지의 일을 없애고 외줄기로 마음을 쏟아 이것을 생각하고, 이것을 구할 때는 활연(豁然)히 깨닫는 것이 있고 그때는 손이 춤추고 발이 구르는 것을 모를 정도의 기쁨이 있다고 서술하고 있다.

이렇게 몸으로 부딪쳐서 깨닫는 감의 의학은 타인에게 이것을 전수할 수가 없다. 부모에게도 자식에게도 전달할 수 없고 단지 자득(自得)해야만 한다.

가메이 난메이(龜井南溟)[주2]에게 『고금제이려파가(古今齋以呂波歌)』라는 저작이 있다. 거기에 5~6수를 가리고 주해를 더해 한방의학 수련의 심득(心得)을 살펴보자.

● 의(醫)는 의(意)이므로 의(意)라는 것을 깨달아 알라. 손에도 잡히지 않고 그림으로 그려도 나타나지 않는다.

학문을 싫어하는 무식한 의사는 의(醫)는 의(意)이므로 재치로 병은 낫는 것이다라며 학문에 열정을 쏟는 의사를 바보라고 하는 경향이 있었다. 이에 대해 난메이(南溟)는 "의(醫)는 의(意)인데 의(意)는 학(學)으로부터 나온다."라고 말하고 있다. 어느 지점까지는 학(學)에 의해 이를 수 있다. 그 다음부터가 체득(體得)이다.

● 설명은 그만두고 환자를 스승으로 믿고 밤낮없이 궁리 단련해야 한다.

체험을 통해 알아낸 것과 책상 위에서의 논의로 얻은 것과는 같은 것처럼 보여도 하늘과 땅 차이가 있다. 의사에게 있어서는 환자가 선생님이다. 이 선생님을 향해 밤낮 부딪쳐서 궁리, 단련하면 저절로 치료술의 묘처(妙處)를 체득(體得)하게 된다. 옛말에 이르기를 "세 번 팔을 부러뜨려 훌륭한 의사가 된다."라고 했다. 또한 이른바 "처방 읽기를 3년 하면 천하에 낫게 할 수 없는 병이 없고 처방을 쓰기를 3년 하면 써야 할 처방이 없다."라고. 책상 위에서 책을 읽어 얻은 지식으로는 어떤 병도 고칠 수 있듯이 생각되지만 실제로 환자를 치료해 보는 단계가 되면 쓸 처방이 없다는 뜻이다. 실로 모든 처방을 알기는 쉽고, 한 번에 효과를 얻기는 어렵다.

●난세의 전쟁 연습과 우리의 의술 연습이 같은 이치이다.

위(魏)의 대장인 조사(趙奢)는 전쟁이 능숙하고 언제나 진(秦)의 대군과 싸워 큰 공을 세웠는데, 그 아들인 조괄(趙括)과 전쟁에 관한 것으로 의론을 벌이면 조사는 언제나 패했다. 그러나 조사는 전쟁터의 상황은 종이 위의 이론과는 다른 것이라며 조괄의 병법을 언제나 걱정했다. 그런데 그 뒤 조괄은 위의 대장이 되어 40만 대군을 이끌고 진의 백기(白起)의 군대와 싸워 일전(一戰)으로 무너져서 조괄은 자살하고 40만 병사가 모두 큰 함정에 빠져 천하의 웃음거리가 되었다. 의술도 그와 같이 책상 위에서 이론을 배우고 법칙을 알아도 결국은 쓸데없는 훈련이고, 변화 무궁한 병의 치료는 이론대로는 되어가지 않는 것이다.

나도 중학생 때 유도가 서툴러서 유도책을 사서 그것을 암기했지만 어떠한 도움도 되지 못했던 것이 기억난다.

어려운 적을 이기는 것은 붓으로 할 수 없는 묘한 좋은 기회이다.

만능(萬能)도 일심(一心)이라는 옛말을 염두에 두고 조심하라.

마음을 하나로 해서 전념하면 무슨 일이든 향상되고, 마음을 두 개로 할 것 같으면 기술의 진보는 어렵다.

● 예술연습의 길에 두 가지가 없고, 능숙함과 서투름은 그 수련의 차이일 뿐이다.

칸제 사킨(觀世左近)은 잡기로써 천하에 명성을 떨쳤는데 항상 제자에게 이르기를 노래를 배우는 자에게 세 가지 장애가 있다. 그 하나는 소리가 좋다고 하는 것, 그 둘은 기억력이 좋다고 하는 것, 그 셋은 날래다고 하는 것이 이것이다. 사람에게 만일 그 중 하나가 있으면 그 재주는 성취되지 않는다고. 생각해 보면 이 한마디는 자기의 재능을 자만해서 정진을 게을리 하는 자에게 했던 훈계였을 것이다.

의학책에 구전면전(口傳面傳)이라는 말이 나온다. 이 구전면전은 영업정책상의 불순한 속셈으로부터 나온 것도 없지는 않지만 또한 묘처(妙處)를 전하고자 하는 하나의 방편이기도 하다. 그러나 이 구전면전도 이것을 받는 사람이 스승의 가르침을 소화해 낼 경지까지 다다르지 않았다면 도리어 유해무효하다. 그래서 제자 중에서도 스승의 비결을 받는 사람은 한정된 사람뿐이라고 되어 있는 것이다.

처방의 분량 등도 구전이 많고 책에 씌어 있는 분량은 그대로는 도움이 되지 않는 것이 많았다. 히고(肥後)[44]의 무라이 긴잔(村井琴山)[주3] 등도 3년 이상 직접 가르친 제자가 아니면 분량에 대한 것을 가르치지 않는다고 했다. 그것보다도 처방의 운용상의 구전과 진찰에 관한 구전은 더욱 중요하고, 이 구전을 모르면 비법을 배워도 쓸 수가 없다.

아사다 슈우하쿠(淺田宗伯)의 『물오약실방함(勿誤藥室方函)』에 독선산(禿癬散)이라는 아사다 집안의 가방(家方)이 있는데 거기에는 다음과 같이 씌어 있다.

독선산 ; 전풍(癲風) 및 신낭풍(腎囊風)을 낫게 한다.

---

44) 역자주 : 일본 큐우슈우섬의 쿠마모토현(熊本縣).

웅황(雄黃) 2돈, 유황(硫黃) 4돈, 담반(膽礬) 1돈, 대황(大黃) 3돈

앞의 네 가지를 식초에 섞어 바른다.

그런데 여기에는 두 개의 구전이 있다. 전풍이라는 것은 흔히 말하는 어루러기[45]이고 신낭풍이라는 것은 완선(頑癬)[46]이다. 그런데 이것이 원형탈모증(圓形脫毛症)에 잘 듣는다. 이것은 구전으로 되어 있다. 또 식초에 녹여 바르게 되어 있는데, 이것은 대합 껍데기에 이 약을 넣어 식초로 갠 뒤 바른다는 구전이 있다. 식초로 대합 껍데기의 칼슘을 녹이는 것이 목적일 것이다.

나는 이 구전을 죽은 친구 코이데 히사시(小出壽) 군으로부터 얻었다. 나도 돌아가신 스승으로부터 몇 개의 구전을 받았는데, 그 중에는 환자를 눈앞에 앉혀 놓고 배우지 않으면 의미를 알 수 없을 듯한 것도 있었다.

와다 토오가쿠(和田東郭)는 요시마스 토오도오(吉益東洞)의 문하에서 나와 따로 일파를 세운 명수인데 매우 직감이 예민한 사람이었다. 그의 저서『초창잡화(蕉窓雜話)』에는 다음과 같은 뜻을 서술하고 있다. "언제나 말하듯이 왕진할 때도 환자가 있는 방에는 불쑥 들어가서는 안된다. 반드시 한두 칸 사이를 두고 그저 무심코 그 모양을 먼눈으로 보아 두고, 그리고 나서 환자에게 다가가 진찰하는 것이 좋다. 자기 집에 온 환자라도 환자가 얼굴을 내미는 순간부터 주의해서 그 걸음걸이, 앉는 것 등의 모양을 얼핏 본 것만으로 병의 경중허실(輕重虛實)의 대강을 마음에 새겨 두는 것이 좋다. 얼핏 보는 것으로 판단하는 것이다. 또 누워 있는 환자라면 그 누운 모습을 보는 것이 좋다. 반드시 흔히 말하는 그늘이 있는가 없는가 하는 상태를 아는 것이다. 그렇다면 그 그늘이라는 것은 어떤 것인가라고 하면 말하기는 어렵다. 다만 얼

---

45) 역자주 : 가슴·등 따위에 회백색 또는 갈색의 반점이 생기고 가려운 피부병의 한 가지.
46) 역자주 : 헌 데가 둥글고 불그스름한 가려운 피부염.

핏 보는 것으로 그런 모습이 있는가 없는가를 아는 것이다. 병이 무거
워도 이 누운 모양이 왠지 모르게 좋은 점이 있을 때는 나을 희망이
있는 것이다."

어느 환자가 말하기를 그늘이 엷다는 것을 세간에서도 말하는데 그
것이 어떤 것입니까 했다. 나는 질문을 받았으나 말로 표현할 수 있는
것은 아니었다. '감(勘)'으로 알 수밖에 없다. 직관(直觀)이다. 두창(痘
瘡)47)의 명의로서 유명했던 이케다(池田) 집안[주4]에서는 병을 보는
데 매우 대강대강하고 잠깐 볼 뿐이었다. 그 이유를 물으면 진찰은 너
무 몰두해서 보면 도리어 잘 보이지 않고 잠깐 본 것으로 충분하다고
했다. 그러나 이와 같은 '감(勘)'은 "환자를 나로 삼는다"는 몰아(沒我)
의 경지에 들어가야 비로소 파악할 수 있는 것이고, 토오가쿠(東郭)의
『의칙(醫則)』에도 "옛사람이 병을 진찰함에 환자를 보는데 환자로서
보지 않고 곧 나 자신으로 여겨서 본다. 그것은 이미 피아(彼我)의 구
분이 없음으로써 능히 병의 정세를 통찰한다."라고 하고, 또 "옛사람이
병을 진찰함에 색(얼굴색)을 보는데 눈으로만 하지 않고, 소리를 듣는
데 귀로만 하지 않는다. 오직 귀·눈으로써만 하지 않으므로 능히 병
의 상태를 대충 알게 된다."라고 말하고 있다.

쿠로다(黑田) 박사는 그의 저서 『속(續) 감(勘)의 연구』[주5]에 대해
나가토미 도쿠쇼오안(永富獨嘯庵)의 『만유잡기(漫遊雜記)』를 인용해
서 감(勘)의 의학에 대해 한마디 하고 있다. 도쿠쇼오안은 천재 기질의
의가로 젊었을 때 죽었는데 요시마스 토오도오(吉益東洞)로 하여금
자기의 자식같이 젊은 도쿠쇼오안(獨嘯庵)을 "얕볼 수 없는 적수(敵
手) 같은 자는 나가토미(永富) 씨의 자식인가? 내가 죽으면 이 사람으
로써 국내 의류(醫流)의 제일로 삼아야 한다."라고까지 찬탄하게 했었

---

47) 역자주 : 법정전염병의 한 가지. 바이러스로 말미암아 일어남. 오한·전율로 고열이
　　일어나고, 두통·요통·사지통이 심하여 3일쯤이 지나서 해열하나, 그 뒤에 특유한
　　발진이 온몸에 나타남. 사망률이 높으나 종두(種痘)로 완전히 예방됨.

다. 그의 저서 『만유잡기』에 다음의 한 구절이 있다.

"무릇 모든 기술이 오묘함에서 시작해서 서투름으로 끝나고 사고에서 나와서 불가사의로 들어 간다. 그러므로 오묘한 생각이 극에 달하면 곧 신묘(神妙)하게 된다. 신묘하게 되면 곧 자연이 된다. 자연이 되는 것은 오묘한 생각으로써 얻을 수 없다. 세월이 지나지 않고서는 이에 이를 수 없다."

쿠로다(黑田) 박사에 따르면 직시(直視)가 성립하는 조건으로서 첫째는 마음이 정(靜)적인 상태를 벗어나 동(動)적인, 즉 역학(力學)적인 상태를 취하는 것, 둘째는 대상이 유기화(有機化)되는 것, 이 두 개를 들고 있는데 이 두 조건은 둘이면서 하나이고, 또 동적인 상태를 취한다는 것은 대상에 관해서는 이것을 유기화하는 것이다. 알기 쉽게 말하면 대상을 서먹서먹하게 취급하지 않고 나의 손발과 같이 자유롭게, 나아가 나와 같은 감정을 가지고 있듯이 다루는 점에 유기화의 의미가 있고 직시는 유기화와 병행해서 성립하는 마음의 작용 외에는 되지 않는다. 즉 객관적 대상인 그 한 점은 육안으로 보고, 귀로 듣고, 코로 냄새 맡을 수 없는 것이다. 즉 심안(心眼), 심이(心耳), 심비(心鼻)의 작용을 기다려야 비로소 확실하게 얻을 수 있는 것이다.

환자를 한 번 얼핏 보는 것으로 진단이 내려진다는 것은 의사와 환자가 하나가 되기 때문이다. 이와 같은 경지는 명인이라야 비로소 이를 수 있는 것이고, 동양의술에 있어서는 이것을 '신(神)'이라고 한다.

이와 같이 해서 우리 선인(先人)이 형성해 온 일본의학은 구체적이고 직관적이라서 단순히 지식으로서 이해하는 것만으로는 도움이 되지 않는다. 이른바 체득(體得)에 의해 그것을 파악하지 않으면 안된다. 이러한 의미에 있어서도 일본의학은 근세의 서구로부터 수입된 자연과학적 의학과 날카롭게 대립된다.

과학적 의학의 세례를 받은 현대의 의가는 동양의학을 추상적 분석적 지식으로서 이해하려는 경향이 있다. 따라서 독학으로 고서(古書)

를 믿고 연구하는 사람들의 대부분은 비판적, 회의적으로 되고, 이 의
학의 진가에 접하기 어렵다. 왜냐하면 동양의학에는 비합리적인 면이
있어서 학문적 체계로서는 조리에 맞지 않게 되어 있다. 그런데 스승
을 따라 술(術)로부터 들어간 사람들은 경험, 즉 체험을 통해 체감에
의하여 비합리성을 극복하고 이 의학의 핵심으로 파고들어 간다. 이론
의 유희에 빠지는 것 없이 오직 묵묵히 치료에 전념하는 사람에게만
동양의학은 정말로 자신의 진실한 모습을 보여 주는 것이다.

*   *   *

또 「술(術) 속에 스며드는 학(學)」이라고 제목을 붙여 나는 술(術)
과 학(學)의 관계를 다음과 같이 서술했다.

한방의 명인에는 저술 같은 것을 남기지 않고 생애를 마친 사람이
많다. 고토오 곤잔(後藤艮山)[주6], 마츠바라 잇칸자이(松原一閑齋)[주
7], 오쿠무라 료오치쿠(奧村良筑)[주8] 등 뛰어난 분들이 모두 그렇다.
와다 토오가쿠(和田東郭)도 문하인의 기록에 나오기는 하지만 스스로
붓을 들어 발표한 것은 『도수쇄언(導水瑣言)』[주9] 정도이다[일설에
이 저술도 토오가쿠(東郭)의 것이 아니라는 설도 있다].
의술은 필묵에 의해 전해질 수 없는 것이다. 그 묘처는 입으로도 말
할 수 없고, 그림으로도 그릴 수 없다. 각자의 자득(自得)을 기다릴 수
밖에 방법이 없다. 이와 같은 심경이 그들로 하여금 저술을 남기지 않
게 한 하나의 원인이었을 것이다.
실천으로부터 분리된 의학적 지식이라는 것은 단지 환자의 현실의
고뇌를 방관하는 것에 머무르는 것이다. 그런데 이와 같은 지식이 현
대에 있어서는 과학적이라고 해서 존중되는 것이다. 그리고 그들은 종
종 실천적 의학을 비과학이라고 치부한다. 이 '비과학'이란 말은 아이
들이 싸움상대에게 그저 이유도 없이 "개새끼"라고 내뱉는 정도의 사

리분별도 없는 입버릇이고, 무슨 이유로 배척해야 하는가 하는 이유를 나타내는 것은 드물다.

예전에 우치야먀 코오이치(內山孝一) 박사는 「한방에 대한 좌담회」에서 다음과 같이 말씀하셨다. "…(전략)… 한방의학이라고 해도 좋지만 그러나 내가 좋아하는 것으로 말하면 이것은 한방의술이라 해야 좋지 않을까? 학(學)이라고 하면 자칫 사람을 떠나기 쉽다. 술(術)이라는 것은 그 사람에게 꼭 달라붙는 것으로 움직임이 끊이지 않는 것이 술(術)이다. 학(學)이 위대한 것이고, 술(術)은 그 뒤에 붙어 오는 것으로 생각하시는 분이 계신다면 전혀 정반대이다. 술(術)이 발전해야 학(學)이 흥하는 것이다. 거기에 나는 한방의술의 가장 큰 특색이 있다고 생각하는 바이다. 학(學)은 반드시 현대과학에 머무르지 않는다. 과학만이 학문은 아니다. 일본에서는 예부터 학도(學道)가 있었는데 한방의 술도 그 학도의 하나이다. 게다가 그 학(學)을 떠나 술(術)을 거기에 나타낸다고 하는 점에 오늘날 구체적인 것이 있다. 구체적인 것이 있다는 것은 생명에 밀접하게 관련된 문제가 있기 때문이다."

이와 같이 한방에 있어서는 술(術)이 있어야 학(學)이 있는 것이고, 술(術)과 학(學)은 표리일체(表裏一體)의 관계에 있다고 하기보다는 술(術)이 학(學)을 포함하고 있다. 만약 술(術)이 실천으로부터 완전히 분리되지 않으면 학(學)이 아니다라고 말한다면 확실히 한방은 학(學)이 아니다. 그러나 실천과 분리된 학(學)은 이미 우리에게 있어서는 아무런 매력도 없다. 한방은 어디까지나 실천의학이다. 그런 까닭에 추상적 지식과 방관적 태도를 가지고서는 한방의술의 묘처는 체득(體得)될 수 없는 것이다. 감히 여기에 체득이라고 말한다. 체험에 의해 파악된 것이 아니라면 우리의 피와 살이 되지 않기 때문이다. 옛날 속담에 "학의(學醫)는 수저를 들게 하지 못한다."라는 것이 있다. 죽은 학문은 실제에 도움이 되지 않는다는 것을 조소한 것이다. 가오리가와 슈우안(香川修庵)은 에도(江戶) 시대 으뜸의 학자로 유의일본(儒醫一本)이라

는 것을 부르짖고, 그의 스승인 고토오 곤잔(後藤艮山)이 한 편의 저술
도 쓰지 않은 것에 반해 『일본당행여의언(一本堂行余醫言)』, 『일본당
약선(一本堂藥選)』 등의 많은 저술을 남기고 있다. 그런데 이 슈우안
이 학의는 수저를 들게 하지 못한다는 것은 무리였던 것 같고 '가오리
가와의 치료의 서투름'이 쿄오토의 7대 불가사의 중 하나로 꼽히고 있
었다고 한다.

서양의학에서는 예를 들면 해부학은 임상의학과 완전히 떨어져서
그것만으로 학문이라고 해서 성립한다. 그것이 진실한 학문이라고 생
각되고 있다. 임상의학을 위한 해부, 혹은 치료목적을 위한 해부는 학
문으로서 불순한 것으로 치부되어 왔다. 학문을 위한 학문이 지상최고
의 학적(學的) 태도로 되어 왔다. 그 결과 해부학 연구가 질병치료와
어떠한 관련을 맺는가는 그들의 생각에서 가치가 없었다. 학문의 독립
이라는 것이 소리 높이 외쳐져 왔다. 이런 식으로 기초의학이 발달하
면 할수록 도리어 임상의학과 유리되고자 하는 경향까지 띠게 되는 것
이다. 이와 같은 시대에서는 임상을 위한 해부, 질병치료의 방편으로
서의 해부는 학문으로서는 타락한 것으로 생각되고 과학자의 명예를
훼손하는 것으로 되어 왔다. 그런 까닭에 한방의학에서 말하는 장부경
락설(臟腑經絡說) 같은 것은 황당무개한 비과학적인 것으로 치부되어
왔다.

아마모리 슈우신(雨森宗眞)은 그의 저서 『소나무 그늘 의담(醫談)』
에서 다음과 같이 말하고 있다. "사람은 살아 있는 존재이다. 치료는
살아 있는 사람을 치료하는 기술이다. 처음부터 사기(邪氣)로 정해지
는 형태가 없으며 어떤 병, 어떤 처방, 어떤 경혈 등이 없고 임시로 설
정한 이름이다. 그러니까 치료방법을 파악하고자 하는 사람에게 크게
필요 없는 것이다. 다만 다른 사람에게 전하고 후세에도 기록으로 남
기기 위해서 저술하지 않으면 안될 때에 필요한 것이고, 사실은 모두
치료를 파악하기까지의 것이라고 생각해야 한다."

장부(臟腑), 경락(經絡)이라고 하는 것도 임시로 설정한 이름이고 치료를 파악한 사람에게는 필요 없는 것이다. 다만 다른 사람에게 전하고 후세에 써서 남겨 두는 방편으로서 필요하다. 따라서 이 방편에 언제까지나 얽매여 있어서는 술(術)의 묘처에 이르기 어렵다. 이러한 방편은 초심자(初心者)를 위해서는 필요하지만 결국에는 이러한 설을 뛰어넘어, 즉 법칙을 떠나 법칙에 이르는 무법(無法)의 활법(活法)에 들어가는 것이 최종목적이다. 한방의술의 묘처는 법칙에 얽매인 유법(有法)의 사법(死法)에 의해 얻을 수 없고, 법칙을 넘은 무법의 활법에 의해 이를 수 있는 것이다. 그런 까닭에 한방의 해부학은 임상의학 속에 스며드는 것이 아니면 안된다. 그것이 최고의 목적이었다.

술(術)이 있고 나서, 학(學)이 있고, 술(術) 없이 피고자 하는 학(學)의 꽃은 의미가 없다.

[주1] 오타이 요쿠토오(尾台榕堂, 1799~1870) 막부(幕府) 말기의 명의로 토오도오(東洞)류의 고방파로서 활약하고 저술이 많다.

[주2] 가메이 난메이(龜井南溟, 1743~1814) 나가토미 도쿠쇼오안(永富獨嘯庵)의 제자, 요시마스 토오도오(吉益東洞)가 의(醫)를 학(學)으로 체계화한 것에 대항하고 의(醫)는 어디까지나 술(術)이라고 하며 격렬하게 토오도오를 공격했다.

[주3] 무라이 긴잔(村井琴山, 1733~1815) 요시마스 토오도오의 제자로 토오도오의 의설을 굳게 믿고 토오도오에게 향한 논란에 답하고 이것을 변호했다. 난메이(南溟)와는 의견을 달리했지만 친교가 있었다.

[주4] 이케다(池田) 집안 천연두 치료의 명수로서 마사오(正直), 노리모토(信元), 마사아키(正明)를 거쳐 미시마바시[錦橋 ; 츠이센(瑞仙)]에 이르러 의학관 교수가 되었다.

[주5] 『속(續) 감(勘)의 연구』 케이죠오(京城)대학 교수 쿠로다 아키라(黑田亮)가 1938년에 이와나미(岩波)서점에서 출판했다. 이 책에 「『만유잡기(漫

遊雜記)』와 고의도(古醫道)」라는 한 장(章)이 있다.

[주6] 고토오 곤잔(後藤艮山, 1615~1733) 만병(萬病)은 일기(一氣)의 유체(留滯)에 의해 생긴다고 하고, 토오산(道三) 이래의 후세파의 의서를 버리고 고토오류의 고방의학(古方醫學)을 수립했다. 제자로 야먀와키 토오요오(山脇東洋), 가오리가와 슈우안(香川修庵) 등의 뛰어난 인재가 있다.

[주7] 마츠바라 잇칸자이(松原一閑齋) 나미가와 덴민(竝川天民)의 문하의 고방가(古方家)로 야마와키 토오요오, 요시마스 토오도오 등과『상한론』윤독회(輪讀會)를 열었다. 토오도오의 수증치료(隨證治療) 제창은 잇칸자이(一閑齋)가 시사한 것에 의한 것이라는 설이 있다.

[주8] 오쿠무라 료오치쿠(奧村良筑, 1687~1761) 호(號)는 난잔(南山), 토방(吐方)의 대가. 도쿠쇼오안, 야마와키 토오몬(山脇東門) 등은 료오치쿠(良筑)로부터 토방(吐方)에 대한 지도를 받았다.

[주9] 『도수쇄언(導水瑣言)』부종 치료 법칙을 서술한 것.

제 Ⅲ 편

여기에서는 나의 최근 치료실례를 들고 어떤 것을 목표로 해서 어떤 처방을 쓰는지를 지면이 허락하는 범위에서 종합하였다. 내용은 매우 치우쳐 버렸지만 한방치료가 어떤 것인가를 알게 된다면 다행이다.

한방의 치험례를 기술하는 데에는 여러 가지 비판이 있지만 그 중에서 특히 문제가 되는 것은 사용하는 약물의 규격이 정해져 있지 않다는 것이다. 규격이 없기 때문에 품질이 가지각색이고 가짜라는 염려도 된다. 이러한 것을 써서 나았다든가 낫지 않았다든가 해봐도 문제가 되지 않는다. 다음으로 병은 특별한 치료를 가하지 않아도 저절로 낫는 것이 상당수 있다는 것이다.

반고(班固)가 지은 『한서(漢書)』라는 책의 「예문지(藝文志)」에 "속담에서 말하기를 병이 생겼는데 치료하지 않으면 언제나 중의(中醫)를 얻는다."라는 말이 나와 있다. 이것을 의역하면 "병에 걸렸을 때 치료하지 않고 방치해 두면 중간 정도의 실력이 있는 의사에게 맡겨진 것과 같은 정도의 효과가 있다."가 된다. 중국에서 2,000년이나 전에 이런 속담이 있었다는 것은 오늘날 말하는 바인 의원병(醫原病)이 바로 옛날부터 있었고 서투른 치료를 하기보다도 아무 것도 하지 않아도 병은 저절로 낫는 것이다라는 것을 대중이 알고 있었을 것이다.

그런데 일본인만큼 약을 좋아하는 민족은 세계에 없다고 한다. 대학병원의 약을 먹으면서 한약을 먹고, 게다가 시판되는 보건강장제를 먹는 환자가 많다. 이것은 가미다나(神棚)[48] 옆에 불단이 있고, 크리스마스 이브도 지낸다고 하는 여러 가지로 포개어 쌓은 일본문화의 특질이기도 하지만 병의 치료에 있어서는 칭찬해야 할 일은 아니다. 이러한 환자에게 한약을 주어 나았으니까라고 해서 그것이 과연 한약의 효과인지는 판정하기 어려운 것이 아닌가라고 한다면 더 할 말이 없다.

그래서 다음에 예로 드는 환자는 여러 가지 치료를 한두 번 해서 치료되지 않은 자로 한약이 잘 들었다고 판단된 것을 골랐고, 처방은 특별히 거절하지 않은 자는 모두 탕제(湯劑)를 썼다. 또 약물은 나의 다년간 경험으로 상품(上品)이라고 인정한 것을 썼다.

---

48) 역자주 : 일본의 집 안에 신을 모셔 놓은 작은 감실. 토속신앙의 일종에서 나왔다.

[1] 면정(面疔)에 진무탕(眞武湯)

진무탕은 소음(少陰)의 갈근탕(葛根湯)이라고 말한 사람이 있다. 이 뜻은 소음병(少陰病)에 있어서의 진무탕은 태음병(太陰病)에 있어서의 갈근탕과 같이 중요하고 응용범위가 넓다는 뜻이다.

그런데 K 여사가 윗입술에 면정(面疔)49)이 생겨서 입을 열지도 못하고 말을 내뱉지도 못하고 체온은 39도 가까이나 되므로 왕진해 달라고 했다.

가서 진찰해 보니 얼굴은 형태가 변할 정도로 끔찍하게 붓고 턱 밑의 임파선도 부어 있었다.

맥을 보니 침소(沈小)하고 체온이 높은 것에 비해 맥박이 빠르지 않았다. 창백한 얼굴을 해가지고 오한이 지독하다고 했다. 2~3일 동안 거의 못 잘 정도로 아팠지만 면정을 수술해서 죽은 사람을 알고 있었기 때문에 외과의사에게는 아직 보이지 않았다고 했다.

나는 이 사람에게 진무탕을 주었는데 그날 밤은 꾸벅꾸벅 자고 다음날 아침 눈이 떠져서 보니 얼굴의 붓기가 반 정도로 되어 있는 것에 놀랐다고 했다. 이런 기세로 진무탕이 잘 들어서 복약한 지 5일 만에 완치되었다.

전쟁 말기로부터 종전 직후에는 진무탕증이 많았다. 발진티푸스와 장티푸스에 진무탕으로 뚜렷한 효과를 본 몇 가지 예가 있고, 심한 충수염에도 진무탕으로 치료한 세 개의 예가 있다.

염증성 질환에 진무탕 같은 부자제(附子劑)를 써서는 안된다고 생각하는 것은 잘못이다.

---

49) 역자주 : 둥글고 작으며, 흔히 면부(面部)에 생기는 악성종기를 정(疔)이라고 하며, 특히 윗입술과 턱에 많이 생기는 것을 면정(面疔)이라고 한다.

[2] 류머티스성 관절염에 의이인탕(薏苡仁湯), 성욕감퇴에 계지가 용골모려탕(桂枝加龍骨牡蠣湯)

61세의 남자. 약 17년 전부터 류머티스성 관절염에 걸려 일진일퇴로 완치되지는 않았지만 오래 자리에 누울 정도는 아니었다.

현재는 양쪽 견갑관절(肩胛關節)이 아플 뿐이다. 더구나 이 통증은 매일 일어나지도 않는다. 때때로 일어나고 야간에는 잠을 못 잘 정도로 아프지만 아침이 되면 가벼워지고 대개는 1~2일로 좋아진다. 그때는 체온이 38도 정도로 올라가고 오한이 있다. 식욕은 변하지 않았다. 대변은 하루에 한 번. 야간에 한두 번의 배뇨가 있다. 정력이 감퇴되고 성욕이 없다. 혈압은 148~84. 오줌의 단백질·당 모두 음성. 유로빌리노겐(urobilinogen) 반응은 정상.

복진해 보면 좌우의 복직근이 긴장되어 있고 복벽에 탄력이 적었다. 의이인탕을 먹였다.

이것을 먹기 시작해서 1개월 남짓 완전히 통증이 일어나지 않았다. 다만 하루만 좌우의 어깨가 번갈아 조금 아팠을 뿐이다.

그래서 2개월 남짓 이것을 계속 복용하고 다음에 의이인탕의 마황을 빼고 용골, 모려를 더해서 썼다. 이것은 계지가용골모려탕가당귀출의이인(桂枝加龍骨牡蠣湯加當歸朮薏苡仁)이다. 15일분씩 3회를 투약하니 원기(元氣)가 나서 정력은 10년 전의 젊음으로 돌아갔다고 했다.

그 뒤 이 환자의 부인이 내원해서 남편이 요즘 완전히 건강해졌다고 매우 기뻐했다.

여기에 예로 든 의이인탕은 명의 시쇼오(指掌)의 처방으로 "수족(手足)에 여기저기 옮겨 다니는 동통(疼痛)이 있고, 마비(麻痺)된 것처럼 감각이 없어서 굴신(屈伸)하기 어려운 것을 치료한다."라고 되어 있고, 사지의 관절이 여기저기 아픈 자에게 쓰는데 외래로 통원할 수 있는 정도의 환자에게 좋다.

계지가용골모려탕의 강정(强精) 효과에는 때로 놀랄 만한 것이 있는데 언젠가 "선생님 너무 이상한 약을 남편에게 주지 마세요."라고 부인으로부터 항의가 온 적이 있었다.

[3] 탈모증에 계지가용골모려탕(桂枝加龍骨牡蠣湯)

20세의 미혼 여성으로 피부가 하얀 미인이었다. 어머니가 데리고 내원했다. 이 여인은 6개월 뒤 결혼생활에 들어가기로 되어 있는데 최근 머리카락이 계속 빠지고, 매일 아침 빗을 때마다 한줌에 가까운 머리카락이 빗에 붙어 나온다고 했다. 그 때문에 매일 탄식과 슬픔으로 미치는 것은 아닌가 하고 주위 사람이 걱정할 정도라고 했다.

두세 군데 병원을 찾아갔지만 이 탈모를 그치게 할 수는 없었다고 했다.

환자는 냉증(冷症)이고, 약간 상기된 기색이었다. 맥은 폭이 있지만 긴장됨이 없다. 대소변에 이상은 없고 월경은 정상이었다.

복진해 보니 배꼽 위에 동계가 느껴졌다. 심하부(心下部)에 저항은 없었다. 흉협고만(胸脇苦滿)도 없었다. 왼쪽 옆구리 아래에 가벼운 진수음(振水音)이 들렸다. 하복부에서 좌측을 따라 근(筋)의 당김이 있었다.

이상의 증상을 고려하여 계지가용골모려탕을 주었다. 3주 정도 지나서부터 탈모가 조금씩 줄고, 3개월 뒤 거의 이상을 호소하지 않게 되었고 무사히 결혼하게 되었다.

그런데 계지가용골모려탕은 『금궤요략』의 「허로(虛勞)」편에 다음과 같이 나와 있다. "무릇 실정(失精)하는 자는 소복(少腹)이 현급(弦急)하고, 음두(陰頭)가 차고, 현기증이 있고, 머리카락이 빠진다. 맥상(脈象)이 극히 허규지(虛芤遲)하게 되는 것은 청곡(淸穀), 망혈(亡血), 실정(失精)이라고 한다. 맥이 규동(芤動)하고 약간 긴장되면 남자는 실정(失精)하고, 여자는 꿈속에서 성교하는데 이것을 계지가용골모려탕으로 치료한다."

일반에서는 이상과 같이 읽고 있지만 나는 이것의 주(註)를 빼고 다음과 같이 읽고 있다. "무릇 실정(失精)하는 자는 소복(少服)이 현급(弦急)하고, 음두(陰頭)가 차고, 현기증이 있고, 머리카락이 빠진다. 실정(失精)하는 맥은 규동미긴(芤動微緊)하는데 계지가용골모려탕이 이것을 치료한다."

현기증을 어떤 책에서는 목광통(目眶痛)이라고 한다. 남자의 실정과 여자의 몽교라는 것은 실정에 대한 주증(主證)이고, 맥이 극히 허규지(虛芤遲)한 것을 청곡(淸穀), 망혈(亡血)이라고 하는 것은 규동미긴(芤動微緊)한 맥에 대한 주증이다.

이것을 의역하면 실정한 자로 하복부가 당기는 느낌과 외음부(外陰部)가 한랭(寒冷)한 느낌, 현기증, 머리카락이 빠지는 등의 증상이 있고, 맥이 규동(芤動)하고 약간 긴장을 띠고 있는 경우는 계지가용골모려탕의 주치이다. 다만 현기증 대신 눈이 아프다고 되어 있는 책도 있고 남자의 경우는 유정(遺精)이 있고, 여자에게서는 꿈에서 남자와 성교한다. 허로라도 맥이 극히 허규지(虛芤遲)하다면 완곡하리(完穀下痢)와 대량출혈(大量出血)에 의한 빈혈의 결과이기 때문에 실정에 의한 허로와 구별하지 않으면 안된다. '광(眶)'은 '눈꺼풀' 또는 '눈동자'의 두 가지 뜻이 있고, 나는 이 증상에서 힌트를 얻어 이 처방을 눈의 피로에 써서 뚜렷한 효과를 본 적이 있다.

이상으로 왜 이 환자에게 계지가용골모려탕을 썼는지 알았다고 생각한다.

[4] 발작성 심계항진(心悸亢進)에 계지가용골모려탕(桂枝加龍骨牡蠣湯)

환자는 26세의 주부로 2년 전 장녀가 태어나고 나서 동계를 호소하게 되었다. 의사는 각기(脚氣)라고 진단해서 치료해 주었는데 조금도 좋아지지 않았다고 했다.

내가 진찰했을 때는 심계항진(心悸亢進)은 호소하지 않았는데 맥은 1분에 100번을 넘어 있었다. 갑상선이 약간 크고 복진해 보니 배꼽 위에서 동계가 느껴졌다. 하복부에 압통이 있고 대하(帶下)가 많았다.

나는 바세도우씨병이라고 진단해서 계지가용골모려탕을 주었다.

이것을 먹기 시작하자 심계항진 발작이 줄어들고 피곤할 때와 수면 부족일 때 이외에는 거의 발작이 없어졌다. 게다가 대하가 줄었다. 나는 전쟁 전에도 시호가용골모려탕(柴胡加龍骨牡蠣湯)으로 대하를 치료한 경험이 있다. 『외대비요(外臺秘要)』를 읽으면 대하에 용골이 효과 있다는 기재가 있다. 또 손가락 끝 등의 외상으로 말랑말랑한 육아(肉芽)가 솟아 올라왔을 때 용골의 미세한 분말을 발라 놓으면 이상하게도 육아가 조여든다.

이 환자는 때때로 쉬면서도 6개월 동안 복약을 계속해서 완치됐다고 생각했다가 입덧이 심해지는 것을 보고, 이 처방에 반하후박탕(半夏厚朴湯)을 합해서 새로 2개월 복용 중에 유산되었는데 갑상선도 회복되고 모든 증상도 없어졌다.

[5] 야뇨증에 계지가용골모려탕(桂枝加龍骨牡蠣湯)

유뇨증(遺尿症)과 야뇨증(夜尿症)에 아사다 슈우하쿠(淺田宗伯)는 계지가용골모려탕을 장려하고 있지만 내 경험으로는 소건중탕(少建中湯), 팔미환(八味丸), 소시호탕합계지작약탕(小柴胡湯合桂枝加芍藥湯) 등이 잘 듣는 것 같다. 그런데 이 예는 계지가용골모려탕으로 야뇨증이 나은 예이다.

환자는 10살의 남자아이로 피부색이 하얀 조금 마른 형의 소년이었는데 밤마다 1번 또는 2번 수면 중에 오줌을 쌌다. 낮에도 때때로 저도 모르는 사이에 오줌을 싸고 있을 때가 있다고 했다. 그 밖에 특기할 것은 없었다.

초진 1957년 5월 26일.

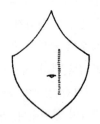

배꼽 왼쪽에 새끼줄 같은 느낌

　복진하니 배꼽 주변에 동계가 보이지 않았다. 하복부의 현급(弦急)
도 없었다. 단지 그림과 같이 배꼽 좌측에 덩어리가 느껴지고, 이 부분
에 압통(壓痛)이 있었다.
　계지가용골모려탕을 어른 분량의 반만큼 주었다. 1주일분을 먹고
내원했을 때 7일 동안 2번 쌌을 뿐으로 성적이 좋았다. 다음 1주일은
1번도 싸지 않았다. 6월, 7월, 8월, 9월의 넉달 동안은 열흘에 1번 정도
의 간격으로 쌌다. 10월이 되어 운동회 연습으로 피곤했기 때문인지
매일 밤 두 번씩 싸게 되었다. 운동회가 끝나자 열흘에 한 번 정도로
되고 낮에 싸는 일은 없어졌다.
　그 뒤 감기에 걸리거나 해서 상태가 안 좋을 때 이외에는 거의 싸지
않게 되었다.
　계지가용골모려탕의 복증(腹證)은 배꼽 위의 동계 항진과 소복현급
(少服弦急 ; 하복부의 복직근 긴장)이라는 것으로 되어 있지만, 이 환
자에게는 이런 증상이 없었던 점에 주목하기 바란다.
　계지가용골모려탕의 복증으로서 배꼽 주변에 연필심 같은 덩어리
가 느껴지고, 그 부분에 압통을 호소하는 경우가 있다.

[6] 퀸케 부종에 오령산(五苓散)

환자는 39세의 부인으로 레이노(Raynaud)병[50]에 걸린 적이 있었다.

초진은 1964년 3월 28일. 주소는 입 주변, 전액(前額), 두부(頭部), 눈꺼풀 부근 등에 출몰하는 국한성 부종이다. 이 부종이 나타나면 매우 피곤해서 자게 된다. 게다가 알레르기성 비염도 있고, 하루종일 재채기가 나는 것도 있고, 뒷목부터 견갑골(肩胛骨) 사이 부위에 걸쳐서 심하게 당기고, 이것을 손가락 지문 부위로 문지르면 계속 트림이 나왔다. 차멀미를 한다고 했다. 대변은 하루에 한 번. 월경은 순조로웠다.

초진은 전액부(前額部)에 부종이 있고, 이것을 압박해도 들어가지 않는다. 퀸케(Quincke)[51] 부종은 압박에 의해 들어가지 않는 것이 특징의 하나인데 혈관신경성부종(血管神經性浮腫)이라고 생각된다. 하루종일 재채기가 나는 것은 비점막(鼻粘膜)에 부종이 생긴 때문일 것이다. 입술과 입 안에도 부종이 나타나기도 한다고 했다.

나는 먼저 뒷목이 당기는 것과 재채기를 목표로 해서 갈근탕을 썼다. 이것을 먹는 동안 재채기는 전혀 나오지 않았지만 국소성 부종은 심해지고 매일 이것 때문에 괴로워했다. 그래서 이 부종을 '기분(氣分)의 부종'이라고 생각해서 계강조초황신부탕(桂薑棗草黃辛附湯)을 주었는데 전혀 효과를 보이지 않았다. '기분(氣分)의 부종'은『금궤요략』의 「수기병편(水氣病篇)」에 나와 있는데 음기(陰氣)와 양기(陽氣)가 분리되어 버려서 일어나는 부종으로, 이 음양(陰陽)의 기(氣)를 조화시키는 것이 계강조초황신부탕이다.

그래서 이번에는 오적산(五積散)으로 바꾸어 봤는데 효과가 없을

---

50) 역자주 : Raynaud는 프랑스 의사의 이름이다. 이 병에 걸리면 혈관운동신경의 장애로 손가락, 발가락의 경련이 있고, 시리고 아프다.

51) 역자주 : 혈관신경성 부종이라고 하는데, 피부에 경계가 선명하지 않은 부종이 생겨 창백색을 띠며, 가벼운 소양(瘙痒), 작열감이 있다. 이 증상은 점차 소멸되는데, 재발하기도 한다. 주로 안검·볼·입술에 나타나며, 구간과 사지에 나타나기도 한다.

뿐만 아니라 피로감이 심해지고 땀이 많이 나서 괴로워했다. 그래서 방기황저탕(防己黃耆湯)으로 써 보았다. 이것은 "풍수(風水), 맥부(脈浮), 신중(身重), 한출(汗出)로 오풍(惡風)하는 것"의 조문에 의해서 쓴 것이었다. 이것을 먹고 약간 가벼워졌지만 그래도 때때로 부종이 생겼다. 그래서 오령산을 썼더니 부종은 완전히 없어지고 20일 정도 휴약해 봤는데 부종은 나타나지 않았다.

이 환자는 구갈도 호소하지 않고 소변 불리(不利)도 없었는데 오령산으로 뚜렷한 효과를 얻고, 그 뒤 5년 동안 두 번 퀸케 부종이 생겼지만 두 번 모두 오령산 10일분으로 완치되었다.

퀸케 부종에 오령산이 들은 예가 또 하나 있다.

이 환자는 69세의 부인이었는데 젊은 시절부터의 지병으로 퀸케 부종이 있었고, 이것이 나타나면 두통이 온다고 했다. 배뇨도 나빠지고 숨이 가빠진다고 했다. 이것도 오령산으로 효과가 뚜렷하고 5일분으로 좋아졌는데 이렇게 잘 듣는 약은 없다며 기뻐했다.

퀸케 부종에 있어서의 오령산, 어린아이 심마진양태선(strophulus)[52] 에 있어서의 오령산, 이런 것은 한방의 '증(證)'을 무시하고 병명으로 투약해도 잘 들을 거라고 생각한다.

[7] 단백뇨에 오령산가연전초(五苓散加連錢草)

12살의 남자. 1년 남짓 전에 감기에 걸렸고 그때 오줌에 단백질이 있는 것을 발견했다. 그 뒤 2~3번 감기에 걸리면 단백질이 멎지 않게 되었다. 그래서 편도(扁桃)를 떼어 냈다. 그러나 단백질은 없어지지 않았다. 어느 병원에서 신장염이라고 진단했다고 한다. 식욕은 있었다. 변비 경향이 있었다. 술포살리실(sulfo-salizyl)[53]산에 의한 뇨검사에서 중간 정도의 단백질이 있었다. 혈압은 114~72.

---

52) 역자주 : 소아에게 나타나는 속립진(粟粒疹) 또는 소구진을 말한다.
53) 역자주 : 백색결정의 분말로서, 알부민(단백질)검출용 시약이다.

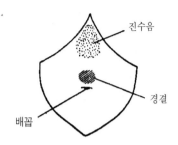

복증(腹證)은 다음과 같다.

　심하(心下)에서 진수음(振水音)이 들리고 배꼽 위가 단단하다.

　오령산가연전초를 주었다.

　10월 10일부터 먹기 시작했다.

　10월 19일 단백질 음성

　10월 25일 단백질 음성

　11월 10일 단백질 음성

　12월 11일 단백질 음성

1월부터 등교를 시작했다. 3월 31일 감기에 걸리고, 단백질은 또 양성이 되었다. 이 날 혈압 126~68.

　4월 19일 단백질 음성

　4월 28일 단백질 음성

그 뒤 줄곧 건강하고 별로 이상을 보이지 않고 등교하고 있다.

이 환자는 너무 일찍 단백질이 없어졌기 때문에 신장염이 있었던가 의심하고 싶을 정도이다.

오령산은 구갈과 오줌의 감소를 목표로 쓰는 약인데 이 환자에게는 구갈도 오줌의 감소도 없었다.

나의 지금까지의 경험으로는 신장염에는 오령산이 효과 있는 것이 있고, 효과가 없다 할지라도 그것 때문에 악화되거나 이상한 부작용을 띠는 것이 없으므로 즐거운 기분으로 쓸 수 있다. .

이에 비해 마황이 들어간 약은 때때로 식욕이 감소하거나 오줌이 감소하거나 해서 부작용이 생기기 때문에 확실한 증(證)이 파악되지 않으면 쓰지 않기로 하고 있다.

오령산에 첨가한 연전초는 일본 이름으로는 '카키도오지' 또는 '칸또리 풀'이라고도 불리고 어린아이의 감질(疳疾)54) 약으로서 민간에서 쓰이며, 또 강장(强壯), 지혈(止血), 이뇨(利尿)의 효과가 있고, 신장염에 잘 듣는다는 설도 있어서 시험해 볼 작정으로 써 봤다.

[8] 편두통에 오수유탕(吳茱萸湯)

41살의 주부로 키가 크고 마른 부인이었다. 몇 년 전부터 피곤한 때와 많은 사람들로 시달릴 때에 심한 편두통이 일어나게 되었다.

이 두통이 일어나면 먹은 것을 토해서 2~3일 동안은 아무 것도 먹지 못하고 잔다고 했다. 한달 중에도 월경 전후에 심하게 일어난다고 한다.

두통 발작은 한 달에 서너번 일어난다고 했다. 발작이 일어날 때는 등에서부터 목이 당겨온다. 이 당김은 오른쪽이 심하고 소양경(少陽經)을 따라 이각(耳殻)의 뒤로부터 이각의 위로 나와서 관자놀이에 이른다. 두통도 오른쪽 '관자놀이'를 중심으로 해서 일어난다. 그러나 발작이 없을 때라도 아침에 일어나면 머리를 쥐어짜듯이 기분이 나쁘다고 했다. 대변은 하루에 한 번 보고 월경은 정상이었다. 맥은 세삭(細數)했다. 복진해 보니 좌우의 복직근이 약간 긴장되어 있는데 배꼽 위에서 진수음(振水音)이 들렸다. 그런데 배꼽 위에서 약간 좌측을 따라 동계가 항진하고 있었다.

발이 차냐고 물으니까 겨울에는 발이 차고 발가락에 쥐가 난다고

---

54) 역자주 : 감병(疳病)이라고도 하며 얼굴이 누렇게 뜨고 몸이 여위며, 땀이 나고 목이 마르며, 영양장애·만성 소화불량 등이 나타나는 어린이의 병.

했다.

이상의 증상으로 오수유탕을 주었다. 다만 여기서 마음이 걸리는 것은 맥이다. 오수유탕으로는 맥이 침지(沈遲)하게 되는 것은 있지만 세삭(細數, 가늘고 박동이 많은 것)하는 것은 드물다.

그런데 이것을 먹기 시작하고 나서 매일 아침 머리를 쥐어짜는 듯한 느낌과 어깨 당김이 멎고 그대로 발작이 일어나지 않고 있다.

[9] 상습적인 두통에 오수유탕(吳茱萸湯)

30살의 부인으로 작은 몸집이지만 알맞게 살쪄 있었다. 지금까지 중병에 걸린 적은 없었다.

지금의 병은 몇 년 전부터 생겼는데 처음에는 한 달에 한 번 정도의 간격을 두고 심한 두통을 호소했지만, 요즘은 한 달에 세 번이나 심한 발작이 일어나게 되었다.

두통은 수면이 부족한 때, 눈이 피곤한 때 등에 일어났는데 별로 무리를 하지 않을 때에도 일어났다. 발작할 때는 좌우 어깨가 당기고 두통도 좌우의 관자놀이를 중심으로 해서 아팠다. 그때 귀가 울리는 것이 있고, 또 두통이 심한 때는 토했다. 대변은 매일 한 번 보고 월경은 정상이었다.

복진해 보니 흉협고만(胸脇苦滿)이 있었고, 오른쪽에서 뚜렷했다.

이 흉협고만을 증(證)으로 해서 처방을 짐작한다면 소시호탕처럼 보이기도 했지만 나는 이 환자에게 오수유탕을 주었다.

이 환자는 이것을 먹기 시작해서 2개월 남짓 되었는데 가벼운 발작이 한 번 있었을 뿐으로 완치되었다.

흉협고만이 있기 때문에 반드시 시호제(柴胡劑)를 쓰지 않으면 안된다는 것은 없다. 평소 흉협고만이 있는 사람이 새로 감기에 걸렸을 때는 흉협고만을 목표로 하지 않고 갈근탕과 마황탕, 계지탕 등을 쓰지 않으면 안되는 것이 있다. 또 오수유탕증의 환자에게도 상복부에 저항이 있고 흉협고만의 증상을 띨 때가 있다.

[10] 감기에 오수유탕(吳茱萸湯)

이 환자는 10여 년 전부터 어디가 아프면 우리 병원 약을 먹고 있었는데 감기에 걸리게 되면 오수유탕증을 나타내었다.

처음 오수유탕을 쓴 것은 1959년 10월 3일이었다.

이 환자는 마르고 키가 크며 위하수(胃下垂)가 있는 부인으로 지금까지 반하백출천마탕(半夏白朮天麻湯), 오적산(五積散), 갈근탕(葛根湯), 반하사심탕(半夏瀉心湯), 진무탕(眞武湯), 맥문동탕(麥門冬湯), 소시호탕(小柴胡湯), 향소산(香蘇散), 가미소요산(加味逍遙散) 등을 쓴 적이 있었다.

그런데 1959년 가을에 감기가 걸렸는데 지금까지와는 달리 매우 발이 차고, 그와 동시에 두통이 심해서 머리를 들 수가 없었다. 그래서 병원까지 나올 수 없어서 심부름꾼이 와서 감기약을 가지고 갔으면 했다.

진찰은 하지 않았지만 발이 차고 두통이 심하다는 것을 듣고 오수유탕을 주었다. 나중에 들었는데 이 환자는 이것을 한 번 먹은 것만으로 두통이 멎고 다음날부터 일어날 수 있게 되었다고 했다. 그런데 이 환자는 감기에 걸릴 때마다 오수유탕증을 나타내게 되었다. 그 뿐만 아니라 사람이 북적거려서 시달리거나 차에 타거나 해도 배로부터 치밀어오르는 듯한 구토와 심한 두통을 호소하게 되어서 나는 오수유탕을 계속 먹으라고 권했고, 이것을 계속 먹였더니 반년쯤 지나자 오수유탕증이 나타나지 않게 되었다.

[11] 편두통에 오수유탕(吳茱萸湯)

42살의 여자로 환자는 피부가 하얀 알맞게 살찐 중간 키의 부인으로 젊었을 때부터의 지병으로 두통이 있다. 이 두통은 최근 심해졌고 월경한 뒤가 특히 나빴다. 두통은 매일 있는 것은 아니고 한 달에 한 번이나 두 번 일어났다.

두통의 양상을 들어보니 두통은 오른쪽이나 왼쪽의 편두통으로 나타났다. 우측에 올 때는 증상이 심했고 반드시 토했다. 이 두통과 구토는 이틀간은 심하고 모든 음식물을 받아들이지 않았다. 자리에 누워 있을 뿐이다. 그 뒤에도 몇 일 동안은 위(胃)의 상태가 나빴고 먹을 수 없었다. 그런데 좌측에 올 때는 두통도 가볍고 토하는 것도 없었다. 두통발작시에는 두통이 있는 쪽의 어깨가 심하게 당겼다. 이 어깨가 당기는 것은 소양경(少陽經)을 따라 일어났는데 거기부터 앞쪽으로 위경(胃經)에 가까운 부분까지 당겼다.

대변은 매일 한 번 보았고 월경도 순조로웠다. 혈압은 104~70이었으며 복진해 보니 흉협고만은 없었고 심하(心下)가 약간 단단해져 있었다.

나는 이 환자에게 반하백출천마탕을 주었다. 왜 오수유탕을 주지 않았는가 하면 메구로 미치타쿠(目黑道琢)의 『찬영관료치잡화(餐英館療治雜話)』와 와다 토오가쿠(和田東郭)의 『구결(口訣)』에서 오수유탕은 배의 왼쪽으로부터 쿡쿡 찔러 토하는 자에게는 효과가 있고, 오른쪽으로부터 쿡쿡 찌르는 자에게는 효과가 없다고 한 것을 생각해 내고, 이 환자는 오른쪽으로부터 쿡쿡 찔러 오므로 오수유탕증이 아닐 것이라고 생각했기 때문이다.

그런데 이것을 먹자 심하부(心下部)가 팽만해서 어깨가 당기고 하루에 다섯 번이나 대변이 나오게 되었다. 이런 날이 3일쯤 계속되고 대변은 하루에 두 번 정도로 됐지만 가슴이 답답해서 괴롭고 복명(腹鳴)이 심해졌다.

그래서 심하비경(心下痞硬), 복중뢰명(腹中雷鳴), 하리(下痢)를 목표로 해서 반하사심탕을 주었다. 그런데 이것을 먹자 심한 두통과 구토가 일어나서 자리에 누워 버렸다고 했다.

환자는 이번 약보다도 먼저 약이 좋다고 했다. 그러나 나는 생각했다. 이 환자는 한음(寒飮)이 속에 있는데도 반하, 황련, 황금 등의 차가운 약을 쓰고 더욱 한음(寒飮)에 한(寒)을 가했기 때문이 증상이 악화된 것은 아닐까? 반하백출천마탕으로 한 것에서도 반하, 황백 같은 차가운 약이 들어 있다. 이건 안된다.

속의 한(寒)을 데워 보자라고 결심하자, 내가 이 환자에게 쓸 약은 오수유탕밖에는 없다는 것을 알았다.

이것을 먹자 목이 단단해져서 당기는 듯해도 곧바로 좋아지고 두통을 일으키지 않게 되었다. 계속 3주 동안 이것을 먹고 나니 다년간의 편두통도 자취를 감추게 되었다.

이 환자는 두통이 일어날 때는 반드시 먼저 목이 당기고 그것이 심해지면 머리로 온다고 했다. 이것은 오수유탕을 쓰는 하나의 목표이기도 하다.

오수유탕이 왼쪽으로부터 쿡쿡 찌르는 자에게는 효과가 있지만 오른쪽으로부터 쿡쿡찌르는 자에게는 효과가 없다는 것에 나는 동의하지 않는다.

[12] 원인과 병명 모두 분명하지 않은 하지의 붉은 반점에 계지복령환(桂枝茯苓丸)

환자는 13살의 소녀로 국민학교 1학년 때 충수염(蟲垂炎) 수술을 받았는데 그 뒤로부터 하지에 붉은 반점이 생기게 되었다. 이 반점은 피부로부터 융기하는 것은 없고 소양(搔痒)도 동통(疼痛)도 없다. 이 부위를 손가락 끝으로 압박하면 붉은 것이 엷어졌다. 크기는 팥 크기로부터 메주콩 크기까지였다.

이 반점이 겨울이 되면 심해지고 피곤하면 많이 생겼다. 지금까지 여기저기 병원에 가 보았지만 원인과 병명이 모두 분명하지 않다. 토오쿄오의 모 대학부속병원에서는 자반병(紫斑病)[55]에 가까운 것이라고 진단했다고 했다.

환자의 체격은 딱 벌어져서 튼튼하고 영양상태는 좋은데 겉보기에 잠재성 부종이 있는 것은 아닐까라고 생각되었다. 식욕은 있고 대변은 하루에 한 번이고 잘 통했다. 월경은 순조로웠다. 소변은 잦은 편이었다. 짠 것을 좋아했다. 어깨가 잘 당겼다.

맥은 약간 가라앉았다. 복진해 보니 오른쪽 복직근이 상복부에서 긴장되어 있고, 왼쪽 하복에 저항과 압통이 뚜렷했고, 어혈(瘀血)의 복증(腹證)을 나타낸다. 오른쪽 하복(下腹)에도 가벼운 압통이 있었다.

그래서 원인은 어혈에 있다고 진단해서 계지복령환을 주었다.

초진은 1963년 8월 31일이었는데, 9월 18일 진찰에서는 90%가 소실되고 피곤함도 없다고 했다. 다만 하지가 왠지 무거운 느낌이라고 했다.

1964년 1월 27일 진찰해서 완치되었으므로 복약을 중지하기로 했다. 매년 12월부터 1월에 걸쳐서는 심한 반점이 나타났는데 올해는 전혀 나타나지 않았다고 했다. 이날 복진에서는 하복부의 저항, 압통이 모두 없어지고 이상을 발견할 수 없었다.

돌아가신 스승 유모토 큐우신(湯本求眞) 선생은 만성병은 모두 어혈에 원인이 있다고 해서 계지복령환, 도핵승기탕(桃核承氣湯), 대황목단피탕(大黃牧丹皮湯), 당귀작약산(當歸芍藥散) 등을 쓰는 것이 상식이라고 했다. 죽은 친구 요시무라 토쿠니(吉村得二) 씨도 만성병에는 먼저 계지복령환을 쓰고 그것으로 낫지 않는 자는 따로 고려해서 약을 고르는 것이 상식이라고 했다.

근대의학으로 병명이 불분명한 자 중에는 어혈이 원인인 것이 있다는 점에 주의하기 바란다.

---

55) 역자주 : 혈소판의 이상, 세균 또는 화학적 독소, 혹은 알레르기성 기전(機轉)에 의해, 특히 모세혈관벽에 병변이 생겨 점상(點狀)출혈·일혈반(溢血斑) 또는 피하출혈을 나타내는 출혈성 질환.

[13] 하지의 종창(腫脹)에 계지복령환(桂枝茯苓丸)

24살의 남자로 10년 전부터 왼쪽 하퇴(下腿)에 국한해서 부종이 나타났고, 3년 전부터 오른쪽 하퇴에도 부종이 생겼다. 그 동안 여러 가지 치료를 받기도 하고 유명한 병원에 입원하기도 해서 여러 가지 검사를 해봤지만 원인도 병명도 불명이었다.

체격, 영양, 혈색, 모두 보통이었으며 식욕도 정상이었다. 대변도 하루에 한 번 보았고 오줌에도 이상은 없었다.

맥을 보니 좌우 모두 거의 잡히지 않았다. 잘 주의해서 보면 미약하게 느껴질 정도였다.

복진해 보니 하복이 약간 팽만하고 왼쪽 하복에 저항과 압통이 있는 덩어리가 느껴졌다. 이것을 나는 어혈 복증이라고 진단했다.

하퇴는 마치 방추56)처럼 부었고 손가락끝으로 압박해도 들어가지 않았다. 오른쪽이 왼쪽보다 부기가 심했다. 오늘쪽 발톱까지 부어 있었다. 색도 변하지 않고 압통도 없었다. 이 부위는 스쳐서 벗겨지기 쉽고, 스쳐서 벗겨지면 림프액이 언제까지나 흐른다고 했다.

나는 이 부종은 어혈이 원인이 되어 일어난 것이라고 진단해서 계지복령환를 주었다.

일주일 뒤에 재진해 보니 우맥(右脈)도 좌맥(左脈)도 먼젓번보다는 지금이 조금 잡기 쉽고, 특히 우맥은 작지만 곧바로 느껴졌다. 환부는 먼젓번보다도 부드러워져서 손가락 끝으로 누르면 조금 들어가게 되었다. 환자는 다리가 가벼워졌다고 했다.

그 뒤 계속 점점 나아가고 있는데 3개월이 지나도 완치되지 않았다.

이 환자와 비슷한 증상으로 산욕하지혈전증(産褥下肢血栓症)이 있다. 이 경우에는 계지복령환이 잘 듣는다.

나의 『한방진료삼십년(漢方診療三十年)』에는 산욕하지혈전증에 대

---

56) 역자주 : 원주형의 양끝이 뾰족한 형태. 물레의 가락 비슷한 모양.

해 다음과 같이 나와 있다.

한 사람은 27살의 여자인데 2개월 전에 유산하고, 그 뒤 소파수술 (搔爬手術)을 받았다고 했다. 그런데 몇 일 지나 왼쪽 하지에 부종이 생겼고, 점차 커져서 평소의 두 배 정도가 되어 팽만감이 심해지고 앉고 일어서는 것이 불편해졌다. 산부인과 의사는 산욕하지혈전증이라고 진단해서 치료를 해주었지만 아무런 효과도 없었다고 했다. 대소변과 식욕에는 이상이 없었다. 나는 어혈에 의한 것이라고 진단해서 계지복령환를 주었는데 몇일간의 복용으로 종창(腫脹)이 빨리 없어졌고 20일이 지나 완치되었다. 너무 빠른 효과에 환자는 놀라고 있었다.

다른 한 명은 25살의 부인으로 분만 뒤에 왼쪽 하지가 커졌다(산욕하지혈전증의 대부분은 왼쪽에 온다). 게다가 왼쪽 다리는 무겁고 오래 앉아 있을 수가 없었다. 이미 반년 이상 되었지만 조금도 좋아지지 않는다고 했다. 이 환자에게도 계지복령환를 주었는데 이 경우는 종창이 완전히 없어지기까지 반년 남짓이나 걸렸으며, 그와 동시에 얼굴의 여드름도 깨끗하게 나았다. 같은 병이라도 발병 연수가 많이 지났을 때는 낫기 어려운 것이다.

두번째 환자의 여드름이 계지복령환으로 나은 것은 흥미로운데 한방에서는 치료 목표로 한 병이 나음과 함께 목표로 삼지 않은 병도 낫는 일이 흔히 있다.

[14] 하지의 동통(疼痛)에 계지복령환가감초생강(桂枝茯苓丸加甘草生薑)

35살의 여자로 4개월쯤 전부터 오른쪽 하지가 당기는 듯하고 계단을 내려가는 것이 아주 힘들었다. 의사가 신경통이라든가 류머티즘이라든가 하는 진단을 내려서 주사를 여러 가지 맞았지만 효과가 없었다. 정형외과에서는 근육이 부어 있다며 약을 발라주었는데, 점점 통증이 심하고 앉을 수도 없게 되어 겨우 걸을 정도였다. 뜸을 떴다고

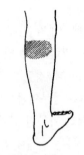

사선부분이 딱딱하고 아프다.

했다.

　내가 진단했을 때는 그림과 같이 비복근(腓腹筋)을 횡단하는 상태로 근육이 단단하고 이 부위에 압통이 뚜렷했다.

　복증(腹證) 상에서는 특기할 것이 없었다.

　나는 이 환자에게 계지복령환가감초생강을 주었다. 7일분을 다 먹고 내원한 환자는 걷는 것이 꽤 괜찮아졌다며 기뻐했다. 다시 7일분을 먹고 내원한 환자는 앉을 수 있게 되었는데, 오래 앉아 있으면 저려서 견딜 수가 없다고 했다. 계단 난간에 의지하지 않고 내려올 수 있게 되었다. 다리를 절뚝거리지도 않게 되었다. 이 달은 월경량이 많았다고 했다. 다시 7일분을 주어 완치했다.

　이 환자에게서도 어혈의 복증은 보이지 않았지만 비복근의 경결(硬結)과 압통이 어혈 때문이었다. 계지복령환가감초생강은 하라 난요오(原南陽)가 만든 갑자탕(甲字湯)인데 동통(疼痛)이 심한 자에게는 이것을 쓰는 일도 있다. 난요오(南陽)는 부인병의 십중팔구는 어혈에 의한 것이라고 말하고 있다.

[15] 요로결석에 계지복령환(桂枝茯苓丸)

　30살의 남자로 1개월쯤 전에 갑자기 심한 복통을 호소했다. 그때 혈

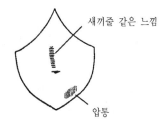

뇨(血尿)가 나왔다. 열흘쯤 전에 결석(結石)이 왼쪽 수뇨관에 막혀 있는 것이 판명되었다. 현재는 별로 고통스러운 점은 없다.

술포살리실(sulfo-salizyl)산으로 소변에서 미량(微量)의 단백질을 검출했다.

복진해 보니 그림처럼 좌측 하복(下腹)에 압통이 있고 간신히 저항을 느꼈다. 게다가 배꼽 위에서 작은 덩어리가 손에 닿았는데 압통을 별로 느끼지 못했다.

계지복령환를 주었다.

복약 열흘째 저녁에 갑자기 오줌이 막혔다고 생각했더니 혈뇨(血尿)와 함께 메주콩 크기의 돌이 튀어나와서 완전히 나았다.

계지복령환은 어혈을 목표로 해서 쓰는 약인데, 이 환자는 왼쪽 하복에 저항과 압통이 나타났기 때문에 이것을 어혈의 복증이라고 진단해서 이 처방을 쓴 것이다.

이 처방은 『금궤요략』의 「부인임신병편(婦人姙娠病篇)」에 나와 있는데 뱃속에 덩어리가 있어서 그 때문에 자궁출혈(子宮出血)을 일으키는 것을 목표로 해서 쓴다는 것을 서술하고 있다. 이 덩어리를 어혈로 보고 처치하는 것이다.

모든 요로결석(尿路結石)이 계지복령환으로 낫는다고 단정짓는 것은 아니고 팔미환으로 낫는 것이 있고, 대건중탕(大建中湯)으로 낫는 것도 있고, 소건중탕(小建中湯)으로 낫는 것도 있고, 각각의 증(證)에 따라 치료해야 한다.

[16] 자궁탈과 요통에 계지복령환(桂枝茯苓丸)과 팔미환(八味丸)

57세의 부인으로 3년 전부터 요통이 있었는데 지금까지 낫지 않는다. 모 대학에서 추간판 헤르니아(hernia)[57]라고 진단받아서 코르셋을 착용하고 있었다. 그런데 그때를 전후해서 자궁이 아래로 늘어져서 자궁탈이 되었는데 오후가 되면 질(膣)의 바깥까지 튀어나왔다. 하복부가 팽만했다. 맥은 부대(浮大)하고 변비를 했다.

미카지마(三河島)의 한방 선생의 약을 10개월 정도 복용했다. 그때는 많이 하리(下痢)를 해서 한때 좋아진 것처럼 생각되었는데 다시 원래대로 돌아갔다고 했다.

복부는 연약무력(軟弱無力)하고 어디에도 저항이나 경결(硬結)을 보이지 않았다.

『고훈의전(古訓醫傳)』이라는 책에 자궁탈이 당귀사역탕(當歸四逆湯)으로 나았다는 것이 씌어 있어서 10년쯤 전에 한 부인의 자궁탈에 이 처방을 쓴 적이 있다. 그 부인은 맥이 침소(沈小)하고 냉증(冷症)이며, 하복(下腹)이 팽만하고 배꼽의 오른쪽으로부터 오른쪽 서혜부(鼠蹊部)[58]에 걸쳐 당기는 듯한 통증이 있다고 했다. 이러한 증상은 당귀사역탕(當歸四逆湯)을 쓰는 목표이므로 이것을 써서 1개월 정도로 자궁탈이 나은 적이 있다.

그런데 이번의 환자는 아무리 생각해도 당귀사역탕증같이 보이지 않았다. 그래서 팔미환을 주어 보려고 생각했는데 예전에 니시야먀 히데오(西山英雄) 씨가 자궁탈에 계지복령환을 써서 뚜렷한 효과를 보았다는 보고가 있어서 이것을 시험해 볼 작정으로 계지복령환가대황(桂枝茯苓丸加大黃)을 주었다.

---

57) 역자주 : 탈출증(脫出症).
58) 역자주 : 사타구니.

이것을 먹자 열흘 정도로 자궁이 내려가는 것에 차도가 있었고, 2개
월 정도로 완치되어 몸이 따뜻해져서 아주 기분이 좋다고 했다. 그뿐
아니라 요통 걱정도 없어져서 코르셋을 풀었다고 했다.

그런데 3개월 정도 지나서 또 요통이 심해지고 기침을 해도 자다가
돌아누워도 매우 아프고 움직일 수 없게 되었다고 했다. 그러나 자궁
탈은 여전히 양호했다. 요통은 제4, 제5 요추 주변에서 우측에 걸쳐서
아팠다. 이 요통부위에는 압통도 있었다.

나는 이 환자에게 팔미환을 주었다. 그러자 열흘분을 다 먹기도 전
에 요통은 없어졌다.

이 환자에서는 어혈의 복증(腹證)도 보이지 않았고 계지복령환을
쓸 이렇다 할 목표도 없었다. 다만 니시야먀(西山) 씨의 경험을 시험했
을 뿐이었다. 내 생각을 말하자면 처음부터 팔미환을 썼으면 했다.

이 경험을 한 뒤에 한 나이든 부인이 자궁탈로 요통이 있었는데 팔
미환을 주어 자궁탈도 요통도 나은 적이 있다. 그래서 이 환자에게도
처음부터 팔미환을 써야 했던 것은 아니었을까 생각한다.

팔미환과 계지복령환 두 가지 약에 공통되는 것은 복령, 목단피, 계
지이다. 거기에 뭔가 암시가 있는 것처럼 생각된다.

[17] 요배통(腰背痛)에 계지복령환(桂枝茯苓丸)

31세의 남자로 3년 전에 공을 던지고 나서 오른쪽 허리부터 견배(肩
背)에 걸쳐 아프게 되었다. 의사는 신경통이라고 진단해서 주사를 놓
아 주었다. 이걸로 잠깐 괜찮았지만 얼마 안되어 재발하고 이번에는
등의 통증이 배쪽까지 넓어졌다. 정형외과에서는 뼈에는 이상이 없다
고 했다. K병원에서도 H병원에서도 아무 데도 나쁜 곳은 없다는 것이
었다. 일을 하지 않고 조용히 있으면 편하지만 조금 움직이면 아팠다.

동통 부위는 그림대로이다. 등 부위에는 압통이 있지만 배 부위에는
압통이 없었다.

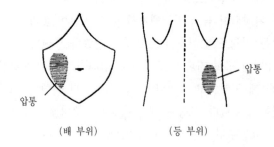

(배 부위)   (등 부위)

몇 년 전에 고질적인 요통이 있는 부인에게 도핵승기탕(桃核承氣湯)을 써서 뚜렷한 효과를 본 적이 있다. 그 환자는 복진에서는 어혈의 증을 나타내지 않았지만 좌측 허리부위의 근육이 약간 비뚤어진 것처럼 부풀어 있었고, 거기에 뚜렷한 압통이 있어서 그것을 소복급결(少腹急結)의 변형이며, 어혈의 증이라고 인정하고 변비의 증상이 있었기 때문에 도핵승기탕을 쓴 것이었다.

그래서 이 환자의 배통(背痛)도 어혈증(瘀血證)이라고 판단해서 계지복령환을 썼다.

이것을 먹자 단지 7일분으로 동통(疼痛)을 잊고, 그 뒤 재발하지 않고 나았다.

[18] 습진에 계지복령환

환자는 39세의 주부로 7년 전에 자궁근종(子宮筋腫)과 충수염(蟲垂炎) 수술을 한 결과 그 뒤에 습진이 생기게 되었다. 이 습진은 겨울에 악화되었다. 발진(發疹)은 상지(上肢)와 허리 이하가 주이고 가려웠다. 환부는 건조한데 때때로 물 같은 분비물이 나왔다.

맥을 보니 침실(沈實)하고 하복이 약간 팽만하고 좌측에 저항과 압통이 있었다. 어혈의 복증(腹證)이었다. 변비 때문에 독소환(毒掃丸)을 먹고 있다고 한다.

계지복령환가대황(桂枝茯苓丸加大黃)을 주고 환부에는 백운고(白雲膏)를 발랐다.

이것을 먹자 대변이 매일 잘 나오고 기분이 좋았다. 1개월 정도 지나자 습진은 80% 나았고, 2개월 뒤에는 완치되었다. 더구나 이 환자는 근시와 난시가 있었는데 그것이 점점 악화되어 올봄 새로 안경을 맞추었으나 최근에는 시력이 아주 좋아져서 이전의 안경으로도 잘 보이게 되었다. 게다가 피로를 느끼지 않게 되었다.

[19] 간경변증(肝硬變症)에 십전대보탕(十全大補湯)

환자는 62세의 남자로 4년 전에 갑자기 피를 대량 토하고 위궤양(胃潰瘍) 진단으로 수술을 한 결과, 위(胃)에는 변화가 없었고 간경변증이었다.

그래서 모 대학병원에 입원했다. 그 뒤 병세는 점점 악화되고 때때로 의식이 없어서 아무 데서나 오줌을 누게 되었고 전신에 부종이 생겼다.

얼굴 생김새는 한 번 보고도 간(肝)에 이상이 있다는 것을 알 정도로 더럽고 거무스레했다. 식욕은 있었지만 매우 피곤하다고 했다. 구건(口乾)이 있었다.

맥은 현소(弦小)했고 혀는 설태(舌苔)가 없이 건조했다. 대변은 하루에 두 번. 오줌은 밤에 두세 번 보았다. 단백질은 중간 정도로 양성이었으며 유로빌리노겐(urobilinogen)반응은 정상이었다.

복부는 복수(腹水) 때문에 흉협고만(胸脇苦滿)과 복직근(腹直筋) 긴장의 유무 등이 불분명했다. 하지(下肢)에도 부종(浮腫)이 있었다.

소시호탕합인진오령산(小柴胡湯合茵蔯五苓散)을 준다. 구건(口乾)과 구갈(口渴)이 모두 심했고, 식욕도 복수(腹水)도 감소했다.

앞의 처방을 계속 석달 복용하였으나 별로 호전되지 않았다. 유로빌리노겐은 강한 양성이 되었고, 복수(腹水)가 증가했다.

그래서 십전대보탕으로 치료해 보았다.

이것을 먹고 있으면 얼굴색이 좋아지고, 복수도 대부분은 없어지고, 하지의 부종도 없어지고, 식욕이 생기고 별로 피곤하지 않다고 했다.

요즘은 의식이 혼탁한 것은 완전히 없어졌다고 했다.

그런데 이상의 치험을 통해서 생각되는 것은 기혈양허(氣血兩虛)이지만 그다지 쇠약한 것은 아니었다.

그래서 십전대보탕을 쓸 때는 (1) 평소 원기(元氣)가 약한 자. (2) 기거(起居) 문란(紊亂)에 의해 기혈(氣血)이 쇠한 자. (3) 음식의 부절제에 의해 기혈이 쇠한 자. (4) 정신과로에 의한 자 등을 고려해서 증(證)을 결정할 필요가 있고, 특히 만성(慢性) 제병(諸病)에는 이 처방의 적응증이 많으므로 충분히 주의할 필요가 있다고 생각한다.

[20] 심마진(蕁麻疹)에 십전대보탕(十全大補湯)

환자는 23세의 남자로 1968년에 신장염(腎臟炎)에 걸렸던 적이 있는데 아직도 단백질은 흔적 정도로 남아 있다. 1966년에 간염(肝炎)에 걸려 황달(黃疸)을 일으켰다. 그 무렵부터 심마진이 나타나게 되었다. 같은 해 8월에 단식요법을 하고, 또 한방약도 여러 가지 먹었지만 심마진은 낫지 않았다고 했다.

주소(主訴)는 심마진이지만 피로권태(疲勞倦怠), 상기(上氣), 심계항진(心悸亢進), 족랭(足冷) 등이 있다.

맥은 침대삭(沈大數)하다. 대변은 하루에 한 번 보고, 혈압은 120~70이다. 복부에 압통은 없고 특별한 소견도 없다.

병이 오래 되어 기혈(氣血)이 허(虛)해졌다고 진단하고 십전대보탕을 주었다.

이것을 먹기 시작한 뒤 6일째부터 심마진이 딱 그쳤다. 환자도 놀랐지만 나도 너무 빠른 효과에 놀랐다.

[21] 한성(寒性) 농양(膿瘍)에 십전대보탕(十全大補湯)

카리에스(karies)59)에 한성 농양을 병발(併發)한 경우에는 거의 대부분이 십전대보탕의 적응증이라고 나는 생각한다.

환자는 67세의 부인으로 9년 전에 척추 카리에스에 걸려 모 대학병원에 입원한 적이 있다. 그 뒤 소강상태를 유지하고 있다가 재작년 9월경부터 왼쪽 엉덩이가 부어 와서 모 대학병원에 입원하여 작년 2월에 수술했다. 한성 농양이라는 진단이었다. 그 뒤 잠시 좋아졌지만 때때로 환부가 붓고 고름이 나오므로 수술을 권고받았지만 수술하고 싶지 않다면서 (나에게) 내원했다.

환부는 약간 붉고 압통이 있었다. 야간에 입 안이 건조해서 타액이 없어진다. 혀는 유두가 떨어져서 빨개졌고 건조했다. 맥은 현(弦)했다.

십전대보탕을 주었다.

1개월로 붓기가 빠지고 고름은 전혀 나오지 않았다. 환부는 빨갛지 않고 압통도 없어졌다. 아마 점점 낫는 것이 아닌가 생각되었다.

[22] 항문주위염(肛門周圍炎)에 십전대보탕(十全大補湯)

환자는 60세의 남자로 평소부터 치핵(痔核)이 있고 때때로 치출혈(痔出血)이 있었다. 이번에는 열흘 전까지 치출혈이 있었고, 그것이 멎고 나서 항문 부근이 아프다고 했다.

진찰해 보니 항문주위염을 일으켜 이미 화농(化膿) 경향이 있고, 압통도 있었다. 대변은 조금 딱딱하다고 했다. 이 환자는 최근에 무리를 해서 꽤 피곤해 하므로 십전대보탕을 주고 소량의 대황을 첨가했다.

이것을 먹자 식욕이 나고 기분이 좋다고 하므로 계속해서 1개월 남짓 복용한 뒤 내원했을 때에는 어디에 염증(炎症)이 있었는지조차 모르게 없어졌다.

---

59) 역자주 : 골저(骨疽), 골양(骨瘍).

치루(痔瘻)로 6년 동안 십전대보탕을 먹고 있는 청년이 있다. 이 환자는 늑막염(肋膜炎)과 폐결핵(肺結核)에 걸렸던 적이 있고, 1년 정도 전부터 치루가 되어 수술을 권고받았지만 수술을 하고 싶지 않아서 내원했다고 한다. 영양상태는 나쁘지 않았는데 혈색이 나쁘고 엉덩이에는 벌집같이 구멍이 나서 터널 상태가 되어 내복약으로 고칠 자신이 없었기 때문에 수술하라고 권한 뒤에 어쨌든 십전대보탕을 주었다.

환자는 그 뒤로 내원하지 않았는데 약을 먹으면 기분이 좋기 때문에 줄곧 계속해서 먹고, 요즘은 완치라고까지는 말할 수 없지만 일도 할 수 있게 되었고, 아무런 고통도 없다고 했다.

[23] 고혈압에 십전대보탕(十全大補湯)

십전대보탕은 사군자탕합사물탕(四君子湯合四物湯)에 계지(桂枝)와 황기(黃芪)를 첨가한 것인데 출전(出典)은 송대(宋代)의 『화제국방(和劑局方)』이다.

십전대보탕은 후세파(後世派) 의가가 애용한 처방이라고 하여 고방(古方)을 고수한 고(故) 유모토 큐우신(湯本求眞) 선생이 싫어한 처방이어서 나도 1935년 무렵까지는 이 처방을 쓰지 않았다. 그런데 그 뒤 가끔 써 보면 의외로 효과가 있을 때가 있었고, 게다가 심하게 실패한 예가 없었기 때문에 점차로 많이 사용하게 되었다.

졸저 『한방진료삼십년(漢方診療三十年)』에 요추 카리에스(karies), 한성(寒性) 농양(膿瘍), 신방광결핵(腎膀胱結核), 부고환결핵(副睾丸結核)에 걸린 23세의 청년에게 이 처방을 써서 뚜렷한 효과를 본 예를 보고했는데, 이 청년도 지금은 대학을 졸업하고 대학원을 나와 대학 강사가 되어 있다. 또 소아마비로 걸어다닐 수 없었던 아이에게 이 처방을 써서 뚜렷한 효과를 본 예도 보고했는데, 이 아이도 지금은 성장해서 훌륭한 사회인이 되어 있다. 그 외에 한성 농양이 있는 고관절결핵(股關節結核)에 써서 뚜렷한 효과를 본 예와 자궁암(子宮癌) 말기여서 손을 쓸 수 없다고 포기한 환자에게 이 처방을 써서 완치시킨 예도 보고했는데, 이 자궁암이라고 진단받은 부인은 20년 뒤인 지금도 건강하다.

자, 서론이 길어졌는데 본론으로 서둘러 돌아 가자.

환자는 75세의 남자로 직업은 저술가인데 20년 가까이 가족 전원이 내 치료를 받고 있다.

이 환자는 몇 년 전부터 전립선비대(前立腺肥大)로 오줌이 잦은데 팔미환(八味丸)을 복용해서 나아지고 있다.

그런데 최근 고혈압이 되어 피로와 불안감을 호소하므로 칠물강하탕(七物降下湯)을 주었더니 식욕이 없어져서 먼젓번 약이 좋다고 하므로 다시 팔미환을 주었다.

그리고 나서 한달 남짓 지나 왕진을 의뢰해 와서 방문해 보니 자리에 누워 있기만 하고 움직이는 것도 귀찮고 식욕은 완전히 없어져 집필하지 않으면 안되는 일이 산적해 있는데도 완전히 기력이 없어져 할수 없다고 했다. 이 날 혈압은 148~60이었다.

환자가 말하는 바에 의하면 전에 친척의사가 방문해 와서 이렇게 혈압이 높아서는 위험하니까 이것을 먹으라고 하며 약을 주었는데, 먹는 동안에 점점 식욕이 없어지고 식은 땀이 나오게 되고 점점 기력이 없어지게 되었다고 했다.

근대의학의 혈압강하제를 먹고 급속히 혈압이 내려가면 이런 무기력 상태에 빠지는 환자가 흔히 있다. 더구나 이 약은 평생 계속해서 먹는 약이기 때문에 도중에서 그만두어서는 안된다고 해서 지금도 먹고 있다고 했다.

나는 말했다. 그 약은 그만 드시라고. 그리고 마침 환자의 베갯머리에 "치료의 대상은 추상적인 병이 아니라 살아 있는 환자이다."라는 서두로 고혈압 치료법을 쓴 나의 단문(短文)이 나와 있는 『주간조일(週刊朝日)』이 있어서 그것을 보여 주었다.

이렇게 해서 혈압을 내리는 약의 복용을 그치게 하고 십전대보탕을 주었는데 이것을 먹기 시작하자 식욕이 나게 되었고, 식은땀도 멎고 일을 할 기력이 생기게 되었다. 혈압도 170~90 정도를 오르내리고 있었다.

십전대보탕은 저혈압증(低血壓症)으로 기력이 없는 자에게도 효과가 있다. 목표는 기혈(氣血)이 모두 허(虛)한 증(證)인 것이다.

[24] 복막염에 황기건중탕(黃芪健中湯)

31세의 여자로 미혼이며 폐결핵(肺結核)과 복막염(腹膜炎)에 걸린 적이 있다. 환자는 혈색이 안 좋은 마른 체격이고 걸어 다닐 힘도 없었다.

주소(主訴)는 배가 부풀어 괴롭고 게다가 당기는 듯이 아프고 크게 호흡을 할 수도 없다고 했다.

맥은 크고 약(弱)했다[허로(虛勞)의 맥(脈)이다]. 혀에 백태(白苔)가 있었다. 대변은 하루에 한 번 보고 월경은 정상이었다. 복진해 보니 배는 전체적으로 팽만하고, 특히 하복(下腹)의 팽만이 뚜렷하고 압통이 있었다.

복막염(腹膜炎)이라고 진단해서 "허로(虛勞), 이급(裏急), 기혈부족(氣血不足)은 황기건중탕으로 다스린다."라는 조문에 따라 황기건중탕을 썼다.

이것을 7일분 복약하고 내원했을 때는 복부의 팽만감은 전혀 없고, 어디를 눌러도 통증은 없었다. 너무 빠른 효과에 복막염(腹膜炎)이 아니었던 것은 아닐까 하고 나 자신을 의심해 보았다. 환자도 그 효과에 놀랐고 한방의 위대한 효과에 새삼스럽게 경탄하고 있었다.

1939년 11월 1일 발행한 『임상내과(臨床內科)』 제5권 제11호에 나는 「만성복막염(慢性腹膜炎)에 소건중탕(少建中湯)을 썼던 경험」이라는 짧은 글을 발표한 적이 있는데 그 머리말에서 다음과 같이 말했다.

"나는 금년 들어 소건중탕의 적응증이라고 인정한 만성복막염 16개의 예를 다루며 그 경과를 관찰했다. 처치로는 소건중탕 복용과 복부의 온습포(溫濕布)만을 하고 다른 특별한 치료는 하지 않았다. 그러는 동안 한 명은 장결핵(腸結核)이 겹쳐서 죽고, 한 명은 2주 동안의 복용으로 아무런 좋은 징조도 보이지 않아서 처방을 바꾸었고, 한 명은 도리어 병세가 악화되어 의사를 바꾸었고 다른 한 명은 42일간 치료를 계속하고 있는 중인데 호전되지 않는다. 나머지 12명은 별표(別表 : 표는 생략한다)로 보다시피 종래의 방법보다도 훨씬 좋은 결과를 얻었다고 믿고 있다.

내가 소건중탕으로써 치료해서 특히 느낀 점은 무엇보다도 자각증상의 경감과 혈색이 눈에 띄게 좋아진다고 하는 두 가지이다. 유착성(癒着性)인 것도 유착(癒着)이 떨어졌다고는 생각되지 않는데도 자각적인 고통이 사라지고 영양이 회복되어 기운이 났다. 따라서 환자는 신뢰도를 높여 오로지 치료에 전념하게 된다."

황기건중탕은 소건중탕에 황기(黃芪)를 더한 약이므로 복막염(腹膜炎)에 효과가 있는 것은 당연하다.

[25] 고질적인 하복통에 당귀건중탕(當歸建中湯)

환자는 9세의 소녀로 작년 4월부터 하복통(下腹痛)을 호소했는데 7월과 8월은 아프지 않다가 9월, 10월이 되자 또 다시 아파서 여러 가지로 원인을 조사해 봤지만 아무 데도 이상을 발견할 수 없다는 것이었다.

초진은 1967년 6월 2일.

주소(主訴)는 매일 아침 꼭 하복통(下腹痛)이 있고, 식욕이 적다는 것이었다. 복진해 보니 아무 데도 압통은 없고 흉협고만(胸脇苦滿)도 복직근(腹直筋)의 긴장도 없었다.

소변검사를 해보니 단백질이 양성으로 나왔다.

"원래 태양병(太陽病)인 것을 의사가 오진(誤診)해서 사하제(瀉下劑)를 썼기 때문에 배가 부풀어 아픈 것은 태양병이 태음병(太陰病)으로 바뀐 것이므로 계지가작약탕(桂枝加芍藥湯)의 주치이다."라는 조문에 의해 계지가작약탕을 주었다.

2주간 복용했는데 요즘은 밤에도 아프다고 하고, 게다가 열이 약간 있다. 그러나 식욕은 있다.

시호계지탕(柴胡桂枝湯)으로 처방을 바꾸었더니 이것을 먹자 단백뇨가 심해지고 복통도 여전히 계속되었다.

그래서 '소복[小腹 ; 하복(下腹)]의 구급(拘急)'을 목표로 해서 당귀건중탕을 주었다.

이것은 효과가 놀라워서 2~3일로 하복통이 딱 그쳤다. 1년 가까이 계속된 복통이 이렇게 간단하게 낫는다는 것은 완전히 불가사의였다. 더구나 단백뇨도 점점 감소하고 요즘은 완전히 정상뇨가 되었다.

이 환자의 단백뇨의 원인이 무엇이었는지 나로서는 잘 모르겠다. 기립성단백뇨(起立性蛋白尿)였을지도 모른다.

계지가작약탕으로는 도리어 악화되었는데도 여기에 당귀(當歸) 한 가지를 첨가한 당귀건중탕으로 이렇게 기이한 효과를 나타낸 것을 생각하면, 한 가지라도 첨가하는 것을 소홀히 해서는 안된다고 곰곰이 생각하게 되었다.

[26] 충수염 수술 후의 복통에 당귀건중탕(當歸建中湯)

당귀건중탕은 소건중탕(小建中湯)의 교이(膠飴) 대신에 당귀(當歸)를 넣은 것인데 크게 허(虛)한 자에게는 이당(飴糖)을 첨가하라는 말이 있다. 이당(飴糖)은 교이(膠飴)의 별명이다. 나는 아직 이당(飴糖)을 첨가한 당귀건중탕을 쓴 적이 없다.

환자는 19세의 미혼 여인으로 평소 약한 체질인데 6년쯤 전부터 후두부(後頭部)가 아프게 되었는데 피곤하면 꼭 아프다고 했다. 게다가

10개월쯤 전에 충수염 진단을 받았는데 그 뒤 하복부(下腹部)가 당기는 듯하게 되었다. 그 밖에 위에 체한 느낌과 메스꺼움과 어깨결림이 있고 대변은 묽고 하루에 한 번 보았다. 월경은 충수염 수술 후부터 불규칙하게 되고 월경시에 복통을 호소하게 되었다.

맥은 침소(沈小)하고 복직근(腹直筋)은 좌우 모두 긴장되어 있었다. 나는 수술 뒤에 유착(癒着)을 일으키고 있는 것이라고 진단하고 당귀건중탕을 썼는데 단지 3일분 먹은 것만으로 배가 당기는 것이 없어지고, 2개월 정도로 혈색도 살집도 좋아지고 병을 잊었다.

『천금요방』을 보면 "내보당귀건중탕(內補當歸建中湯)은 부인이 산후에 수척하고 복통이 멎지 않고 숨을 깊이 못 쉬고, 소복(小腹)이 구급(拘急)해서 괴롭고 아프고 허리와 등이 당기고 식사를 제대로 못하는 것을 치료한다."라는 말이 있다.

이것은 당귀건중탕이 산후에 쇠약해서 마르고 배가 당기듯이 아프고, 그 때문에 숨을 깊이 못 쉬고 통증이 허리와 등까지 파급되고 식사를 못하는 것을 치료한다는 말이 있으므로 당귀건중탕을 써 보았다. 당귀작약산(當歸芍藥散), 당귀사역가오수유생강탕(當歸四逆加吳茱萸生薑湯) 등도 생각해 봤지만 3일분으로 놀라운 효과를 얻은 것을 보면 이 처방이 알맞은 처방이었다고 생각한다.

[27] 진행성 지장각피증(指掌角皮症)에 자감초탕(炙甘草湯)

32세의 여자로 결혼한 지 6년이 되었는데 임신을 못했다.

주소(主訴)는 손가락이 거칠고 상피가 벗겨지고 그것이 점점 악화된다는 것인데 맥을 보니 부삭(浮數)하고, 갑상선(甲狀腺)이 비대(肥大)해서 주의해서 보니 손가락 끝이 떨리고, 안구도 약간 튀어 나오고, 그 밖의 눈 증상도 보여서 바세도우씨병에 진행성지장각피증이 겹친 것이라고 진단했다.

복진해 보니 심하(心下)가 팽만해서 단단하고 배꼽 위에서 동계(動

悸)가 항진되어 있었다. 배꼽 아래는 연약했다.

그래서 자감초탕을 썼더니 2개월쯤 복약으로 바세도우씨병이 나아 감과 동시에 지장각피증도 나았다.

자감초탕은 맥의 결체(結滯)와 동계(動悸)의 항진을 목표로 쓰는 약 이라서 바세도우씨병에 쓰는 경우가 많다.

지장각피증은 온경탕(溫經湯), 계지복령환(桂枝茯苓丸) 등으로 낫 는 경우가 많은데, 이 환자는 바세도우씨병이 중증(重證)이라서 이것 을 치료할 작정으로 자감초탕을 준 결과 각피증도 나은 것이다.

생각해 보니 자감초탕에도 온경탕에도 아교(阿膠), 인삼(人蔘), 계 지(桂枝), 맥문동(麥門冬), 감초(甘草), 생강(生薑)이 모두 포함되어 있 는 것은 흥미로웠다.

[28] 바세도우씨병에 자감초탕(炙甘草湯)

초진은 1963년 7월 17일. 환자는 23세의 미혼 여인으로 5월에 감기 에 걸려서 근처의 의사에게 진찰받고 약을 받아 먹었더니 위(胃)가 나 빠져서 피를 토했다. 원래 위하수(胃下垂)가 있고 위는 그다지 튼튼하 지 않았다.

그런데 그로부터 점점 야위고 숨이 차고 어쩐지 건강상태가 좋지 않아서 토오쿄오의 모 대학병원에서 진찰받은 결과 바세도우씨병이라 는 것을 알았다.

맥을 보니 부삭(浮數)하고 얼핏 보아도 알 수 있을 정도로 갑상선 (甲狀腺)이 커져 있었다. 구갈(口渴)이 있었다. 대변은 약간 변비 기미 가 있고, 월경은 순조롭게 나왔다. 식욕은 보통이었다.

복진해 보니 배꼽 부위에 동계(動悸)가 항진되어 있고, 피부는 바세 도우씨병 환자 특유의 기름을 바른 듯한 감촉이었다. 안구는 아직 그 다지 돌출되지 않았는데 손가락 끝이 떨렸다.

나는 바세도우씨병 환자에게 곧잘 자감초탕을 쓴다. 『강평상한론

(康平傷寒論)』에는 "상한(傷寒)이 나은 뒤 맥이 결체(結滯)하고 심장
(心臟)이 동계(動悸)할 때는 자감초탕으로 다스린다."라는 말이 있는
데, 큰 병이 나은 뒤 체력이 쇠한 것과 심계(心悸)의 항진을 목표로 자
감초탕을 쓴다. 맥의 결체(結滯)가 있으면 더욱 좋지만 없어도 괜찮다.

이 환자는 점점 야위어 체력이 쇠해 가고, 맥이 부삭(浮數)하고, 배
꼽 위에서 동계가 항진되어 숨을 헐떡거리므로『강평상한론』에 나온
예에 따라 자감초탕을 썼다.

이 환자는 전쟁 전부터 우리 집과 허물없이 지내던 사이라서 잠시
내 약만을 먹고 경과를 지켜보기로 했다.

이것을 먹기 시작해서 보름이 지나자 날로 동계가 누그러지고 피곤
해지지 않게 되었다. 1개월쯤의 복용으로 갑상선도 그다지 눈에 띄지
않게 되고 구갈도 줄었다. 대변도 잘 통하게 되었다.

그런데 2~3개월 지나자 부종이 나타났다. 특히 얼굴이 눈에 띨 정
도로 부었다.

나는 지금까지 이런 예에 몇 번 접했기 때문에 별로 놀라지 않았다.
바세도우씨병 환자에게 자감초탕을 써서 부종이 나타난 적이 있는데
이것에 깜짝 놀라서 투약을 중지한 적도 있었다. 그러나 이번에는 계
속해서 앞의 처방을 먹었다. 그러자 부종이 사라지고 살이 쪘다. 때때
로 잠을 못 자기도 하고 어깨가 뻐근하기도 했다. 맥은 1분에 80번 정
도로 되고, 배꼽 부위의 동계도 가라앉고, 얼핏 보아 완치된 것처럼 보
였다.

그래서 올가을 결혼을 앞두고 걱정은 없을까 해서 몇 일 전 모 대학
병원에서 진찰을 받은 결과 아직 완치되지는 않았기 때문에 동위원소
(同位元素) 치료를 권고받았는데 어떻게 하지요라고 하는 것이었다.

나는 잠시 한방약만 먹으면서 경과를 지켜볼 것을 권했다.

이 환자는 결혼 뒤에도 1년 남짓 복약을 계속해서 완전히 나았다.

[29] 질내(膣內) 폴립(polyp)에 당귀사역가오수유생강탕(當歸四逆 加吳茱萸生薑湯)

1963년 3월 2일에 초진한 27세의 주부인데 주소(主訴)는 질(膣)의 폴립60)이다.

이 환자는 1번 출산해서 아이가 한 명 있다. 1961년에 자궁내막염(子宮內膜炎), 자궁부속기염(子宮付屬器炎)에 걸렸는데 그 무렵부터 왼쪽 하복부가 아팠다. 1962년 8월에 질에 폴립이 생겨 절제했는데 그 뒤 한 달 간격으로 세 번이나 폴립 수술을 하지 않으면 안될 정도로 줄곧 폴립이 생기게 되었다.

이런 것은 더 못참겠으니 뭔가 근본적인 치료방법은 없을까 하는 것이 환자가 내원한 이유였다.

환자의 호소는 허리와 하지(下肢)가 심하게 차가워지는 것으로 그 때문인지 오줌이 잦았다. 또 두통이 있고 어깨가 결리고 때때로 몸이 흔들려서 쓰러질 것 같은 때가 있었다. 대변은 하루에 한 번 보았고 월경은 순조롭게 나왔다. 대하(帶下)가 있었다.

어느 병원에서는 아무 데도 아픈 곳은 없는 신경증(神經症, 노이로제)라고 진단했다고 한다.

내가 진찰한 날은 폴립을 절제한 지 한 달이 못되었기 때문에 이윽고 얼마 안되어 또 폴립이 생길 것이었다. 그리고 다음 날은 또 수술이다. 싫다, 싫다라고 환자는 말하고 있었다.

진찰해 보니 맥은 약간 침소(沈小)했다. 복증(腹證) 상에서 특히 뚜렷한 것은 하복부인데 왼쪽 서혜부(鼠蹊部)를 따라 비스듬히 매우 압력에 민감하게 반응하는 덩어리가 느껴졌다. 이 복증은 당귀사역가오수유생강탕 환자에게서 흔히 볼 수 있는 것이다.

그래서 허리로부터 하지(下肢)에 걸쳐 심하게 차가워지는 것, 두통,

---

60) 역자주 : 주로 점막(粘膜)에 발생하는 녹용(鹿茸) 모양의 신생물. 용종(茸腫), 식육(息肉).

어깨가 뻐근한 것, 이러한 복증 등을 목표로 당귀사역가오수유생강탕을 한 달분 주었다.

이것을 먹기 시작해서 27~8일쯤 지났을 무렵 월경이 그쳤는데도 또 자궁출혈(子宮出血)이 있고, 왼쪽 하복부가 아팠다. 그래서 가까운 부인과에서 진찰했는데 아직 폴립은 생기지 않았다. 또 1개월분 앞의 처방 투여. 5월 5일 내원해서 하는 얘기로는 4월 5일에 월경이 시작되고, 15일에는 또 출혈이 있었는데 별로 변한 것도 없고, 전신적으로 아주 상태가 좋다고 한다.

그로부터 계속 1개월분씩 약을 보내는 것만으로 환자는 내원하지 않았는데 1964년 4월 5일에 오랜만에 진찰을 받으러 왔다.

결국 폴립은 생기지 않았다. 1년 남짓 생기지 않고 있었다. 차가워지지 않게 되고 올 겨울은 감기도 걸리지 않았다. 피곤해지지도 않았다. 두통, 어깨결림도 없고 대하도 없어지고 복통도 없었다. 복진해 보니 왼쪽 하복부의 덩어리도 사라지고 압통도 없어졌다. 일단 완치라고 했지만 환자는 아직도 약을 계속해서 먹고 싶다고 했다.

당귀사역가오수유생강탕에 대해서는 1963년 일본동양의학회(日本東洋醫學會) 제 14회 총회에서 보고한 대로 생식기, 특히 부인의 생식기와 관계 있는 병에 써서 뚜렷한 효과가 있은 예가 많은데, 이것도 그 하나의 예이고, 폴립 등을 외과적으로 절제하는 것은 마당의 잡초를 깎는 것과 같은 것으로 또 자라난다.

이 환자는 특별히 폴립을 목표로 치료한 것은 아닌데 몸 전체의 상태가 좋아짐과 더불어 폴립도 생기지 않게 된 것이다.

[30] 신경성불식병(神經性不食病)으로 월경불순이 있는 환자에게 시호계지탕가대황(柴胡桂枝湯加大黃)

옛사람이 신선로(神仙勞)라고 부른 병이 있다. 이 병은 젊은 나이의 부인에게 많은데 밥을 잘 먹지 않고 몇 년 동안 별다른 큰 고장도 호소

하지 않는다. 이와 같은 환자에게는 월경불순(月經不順)과 월경폐지
(月經閉止)가 수반되는 경우가 있다. 오늘날의 의학의 입장에서는 신
경성불식병이라고 불러야 하는 것이다.

나는 이와 같은 환자에게 소시호탕(小柴胡湯)과 억간부비산(抑肝扶
脾散)을 써서 속효(速效)를 보았는데 아래에 시호계지탕가대황으로
뚜렷한 효과를 본 예가 있으니 그 개요를 서술해 보자.

환자는 1949년에 태어난 대학생인데 전부터 현기증(眩氣症)이 있고
휘청거려서 의사에게 진찰을 청했더니 기립성조절장애(起立性調節障
害)라고 진단했다. 게다가 명치 부위가 막힌 듯하고 밥은 일절 먹지 않
는다. 무리하게 먹으면 꼭 토한다. 그러나 과자는 먹어도 아무렇지도
않다고 했다. 다리가 나른하고 송충이가 다리 위를 기어가는 느낌으로
기분이 나빠서 참을 수가 없다고 했다. 화를 잘 내고 잘 노했다. 툭하
면 변비가 있고 사하제(瀉下劑)를 먹어도 좀처럼 통하지 않았다. 월경
은 1년 가까이 하지 않고 있었다.

복진해 보니 심하비경(心下痞硬)과 흉협고만(胸脇苦滿)이 약간 있
다.

『물오약실방함구결(物誤藥室方函口訣)』의 시호계지탕 조문을 보면
"이 처방에 대황을 더해서 부인이 심하지결(心下支結)해서 경폐(經閉)
된 자에게 쓴다. 오쿠미치 잇보오(奧道逸法)가 직접 경험한 것이다."라
는 말이 있는데 나도 이 환자에게 복증(腹證)과 경폐(經閉), 변비, 신경
증(神經症) 등을 고려해서 시호계지탕가대황을 썼다.

복약 10일로 월경이 통했다. 게다가 그와 함께 현기증도 사라지고,
다리가 나른한 것도 다리의 이상감각도 사라지고, 식욕이 나고 밥을
먹어도 끄떡 없고, 화도 내지 않게 되었다.

시호계지탕으로 야뇨증이 낫기도 하고, 간질병이 낫기도 하고, 천식
이 낫기도 하는 예를 종합해서 생각해 볼 때 매우 흥미로운 예이다.

[31] 갑상선종(甲狀腺腫)에 십육미류기음(十六味流氣飮)

십육미류기음이라는 처방은 열여섯 가지의 약으로 구성되어 '기(氣)의 울체(鬱滯)'가 원인이 되어 일어나는 종(腫)에 쓰면 효과가 있다. '류기(流氣)' 두 글자에 착안할 필요가 있다.

환자는 40세의 부인인데 5년 전에 백일해(百日咳)에 걸려 그 뒤로 오른쪽 갑상선(甲狀腺)이 부었다. 그러나 달리 큰 고통은 없어서 그대로 지냈는데 먹은 것이 막히고, 가래가 나오고 왠지 목구멍이 압박받는 듯이 느껴져서 의사와 상담한 결과 수술하면 좋아질 거라고 했는데 수술하고 싶지 않아서 진찰을 받으러 왔다고 했다.

진찰해 보니 오른쪽 갑상선이 단파(丹波)[61]에서 생산되는 밤알만한 크기로 느껴졌다. 압통은 없었다. 하복부는 약간 팽만되어 있었는데 월경은 순조롭고 대변은 하루에 한 번 보았다.

나는 이 환자에게 십육미류기음을 썼는데 1개월 정도로 눈에 띄게 축소되었다. 그런데 잠시 휴약하는 동안 회사의 분규로 신경을 썼더니 또 부었다. 그래서 또 앞의 처방을 주었더니 축소되었다.

이 처방은 『만병회춘(萬病回春)』과 『의학정전(醫學正傳)』의 유암문(乳岩門)에 나와 있고 『중방규구(衆方規矩)』에는 "이름없는 악창(惡瘡), 옹저(癰疽) 혹은 유암(乳岩)을 치료한다."라고 하고 또 "이 처방은 흔히 이름도 없는 종독(腫毒)을 치료한다. 어깨, 목 혹은 손발 등이 가운데가 높게 붓고, 그 색이 빨갛고 2~3년이 지나도 황색 액체만 들어 있고 화농(化膿)되지 않는 것을 민간에서는 기종(氣腫)이라고 부르고 있다. 이 처방은 이런 것을 치료한다. 또 유방 속에 작은 돌 같은 것이 있어서 아픈 것을 유핵(乳核)이라고 이름붙인다. 혹 유방암(乳房岩)이 되어 고름과 피가 나고 심하게 아픈 자에게는 청피(靑皮)를 더해서 쓸 때마다 좋은 효과를 보았다. 한 사람은 오른쪽 눈 아래에 둥글둥글한

---

61) 역자주 : 일본 혼슈우섬 쿄오토현(京都縣) 중서부의 지명.

덩어리가 있었고 이것을 누르면 하얀 고름이 섞여서 눈과 코로 나왔는데, 이것을 주어 3개월로 나았다. 또 쥬호오 시루시(壽法印)가 말하기를 부인의 유방(乳房)이 심하게 부어 아프고 오한(惡寒), 전율(戰慄)하는 것을 민간에서는 유풍(乳風)이라고 하는데, 이 처방을 써서 여러 번 효과를 보았다."라고 말하고 있다.

또『의방구결집(醫方口訣集)』에 재미있는 치료경험이 나와 있어서 의역해 본다. "나는 예전에 한 부인을 치료한 적이 있다. 그 부인은 매실 같은 것이 수십 개나 몸 속에 생겨서 아프고, 매년 봄부터 여름에 걸쳐서 그 동안 6~7개가 파괴되어 농혈(膿血)이 흐르고, 나중에 썩은 솜 같은 것이 나와서 종창의 뿌리가 빠졌다. 그러면 내년은 또 다른 곳이 파괴되어 오래된 뿌리가 뽑히고 새로운 뿌리가 연이어 생겼다. 이런 상태가 20년 남짓이나 계속되고 그 동안 내과적으로도 외과적으로도 여러 가지 치료를 했지만 효과가 없었다. 나는 이 환자를 진찰하고 이 병은 기(氣)가 울결(鬱結)해서 생긴 것이므로 십육미류기음을 쓰는 것이 좋다고 말했다. 그러자 환자가 말하기를 지금까지도 여러 번 이 처방을 썼지만 효과가 있다고는 생각되지 않았다고 했다. 그래서 나는 말했다. 이 병은 다년간의 병이므로 많은 양을 장기간 먹지 않으면 안된다. 적은 양으로는 효과가 없다라고. 그래서 이 처방을 200첩 남짓 주었더니 다음해에는 새로운 것이 생기지 않았을 뿐만 아니라 전에 있던 것도 점점 없어졌다."

[32] 폐기종(肺氣腫)에 영감강미신하인탕(苓甘薑味辛夏仁湯)

오랜 세월을 천식으로 고생하고 있으면 폐기종이 겹치게 된다. 이와 같은 환자는 발작이 없는 기간이라도 조금만 움직이면 호흡하기가 고통스럽게 된다. 이럴 때는 소청룡탕증(小靑龍湯證)보다도 영감강미신하인탕증이 많다고 생각한다.

환자는 1917년에 태어난 부인인데 야위고 혈색이 좋지 않았다. 폐결핵에 걸렸던 적도 있었고, 위장도 약하고, 위하수(胃下垂)도 있었다. 게다가 어렸을 때부터 기관지천식이 있고 젊었을 때는 강한 발작으로 괴로워했다. 요즘은 심한 호흡곤란은 일어나지 않았다. 그 대신 일년 내내 호흡이 고통스럽고 비탈길을 오르거나 조금 빨리 걸으면 괴로워서 참을 수가 없다고 했다. 가래가 잘 나온다고 했다.

맥에는 긴장된 맛이 없고, 복진해 보면 좌우의 복직근(腹直筋)이 당겨져 있었다. 대변은 하루에 한 번 보고, 오줌은 밤에 네 번이나 보았다. 하지(下肢)에는 가벼운 부종(浮腫)이 있다. 청타진(聽打診)으로 폐기종이 있는 것을 알 수 있었다.

영감강미신하인탕을 썼다. 이것을 먹고 45일이 지나자 호흡이 편해지고 기력이 생겼다. 요다니(四谷) 역에서부터 우리 병원까지 30분이나 걸려서 쉬엄쉬엄 걸어 오던 것을 15분으로 걸을 수 있게 되었다.

영감강미신하인탕은 혈색이 나쁘고, 냉증(冷症)이고, 부종의 경향이 있어서 소청룡탕을 쓰면 식욕이 없어지기도 하고 피곤함이 심해지기도 하는 자에게 쓰면 좋다.

[33] 메니에르(Meniere) 증후군[62]에 복령택사탕(茯苓澤瀉湯)

복령택사탕은 『금궤요략』의 처방인데 '반위(胃反), 토해서 목마르고 물을 마시고자 하는 자'에게 쓰이고 그 처방의 구성, 응용목표 모두가 오령산과 비슷하지만 오령산만큼 빈번하게 쓰이는 것은 아니다. 반위는 위확장(胃擴張)과 같은 병이다.

나는 이 처방을 메니에르 증후군에 써서 기이한 효과를 보았으므로 보고한다.

환자는 36세의 부인인데 3~4년 전부터 오른쪽 이명(耳鳴)을 호소

---

62) 역자주 : 난청(難聽), 현훈(眩暈), 이명(耳鳴)을 주로 하는 증상인데 때로는 구토(嘔吐), 안진(眼震)을 수반하는 내이질환(內耳疾患)으로 알레르기성 미로수증(迷路水症) 이라고도 한다.

하게 되었다. 그와 함께 동계(動悸)와 어깨결림도 있고 어깨가 뻐근한 것은 오른쪽이 특히 심하다고 했다. 그 밖에 불면도 있고 피곤하면 오심(惡心)과 구토(嘔吐)가 일어났다. 게다가 현기증이 있어서 눈앞에서 깜빡거리는 것이 튄다고 했다. 이명, 현기증, 구토와 여러 가지 증상으로부터 메니에르 증후군이라고 생각되었다. 더욱이 환자는 냉증(冷症)이고, 상기(上氣)되는 증상이 있었는데 여름이 되면 발바닥에 번열(煩熱)이 있었다. 트림도 있고, 심하(心下)에 울증(鬱證)도 있었다.

설태(舌苔)는 없었고 맥은 약간 삭현(數弦)했다. 대변은 하루에 세 번 있고 물렀다. 월경은 순조로웠다.

복진해 보니 복근(腹筋)은 긴장되지 않았고 약간 팽만되고 뚜렷한 진수음(振水音)을 나타내었다. 오른쪽 하복에 압통이 있었다. 이것은 충수염(蟲垂炎)에 걸렸던 적이 있어서 아마 유착(癒着)을 일으키고 있기 때문일 것이다.

나는 이 환자에게 복령택사탕을 주었는데 이것을 이틀 먹자 사흘째에 심하게 배가 울리고 세 번쯤 하리(下痢)를 했다. 그러자 배의 기분이 매우 좋아지고 먹은 것이 위에 걸리지 않고 내려갔고 오심, 구토도 없어졌다. 게다가 편히 잘 수 있게 되고 지금까지 몰랐는데 오줌이 많이 나오게 되었다고 했다. 그래서 다시 앞의 처방을 주었더니 이명이 가벼워지고 대변은 하루에 한 번 보통 변이 나왔다. 지금 남아 있는 증상은 어깨결림뿐이다.

한편 복령택사탕은 오령산(五苓散)의 저령(猪苓) 대신 감초(甘草)와 생강(生薑)이 들어간 것이고, 영계출감탕(苓桂朮甘湯)에 택사(澤瀉)와 생강을 더한 것이고, 복령감초탕(茯苓甘草湯)에 택사와 출(朮)을 더한 것이기도 하다. 그래서 이런 처방의 유사점을 비교하고 그 다른 점을 종합해서 생각해 보면 복령택사탕이 메니에르 증후군에 잘 들어도 이상할 것은 없다.

[34] 원형탈모증(圓形脫毛症)에 소시호탕(小柴胡湯)

원형탈모증에 시호제(柴胡劑)를 써서 뚜렷한 효과를 얻은 적이 여러 번 있다. 소시호탕가모려(小柴胡湯加牡蠣), 시호가용골모려탕(柴胡加龍骨牡蠣湯) 등을 나는 곧잘 쓴다.

전쟁 후 몇 년 지났을 무렵 열 살 정도의 소년으로 90% 두발이 빠지고, 눈썹까지도 빠진 환자에게 소시호탕가모려를 써서 2~3개월로 쑥쑥 머리카락이 자라났는데, 잠시 시호를 뺀 것을 주었더니 머리카락이 자라나는 것이 그치고 거꾸로 다시 악화되었기 때문에 다시 시호를 넣어 썼더니 머리카락이 쑥쑥 자라났다.

최근 한 부인의 원형탈모증에 소시호탕의 시호의 양을 배로 해서 썼더니 보름 뒤에는 한쪽 면에 머리카락이 생기고 1개월 남짓으로 다르게 보일 정도로 좋아졌다. 원형탈모증과 시호 사이에 뭔가 알 수 없는 관계가 있는 것처럼 생각되었다.

그런데 3개월 남짓 시호제를 썼지만 전혀 효과가 없고 온청음을 써서 비로소 머리카락이 생겨난 예가 있다.

언제든지 시호가 듣는 것은 아니라는 좋은 예이다.

원형탈모증은 아니지만 흔히 말하는 젊은 대머리로 쑥쑥 머리카락이 빠지는 환자에게 유모토 큐우신(湯本求眞) 선생이 대시호탕(大柴胡湯)을 주약으로 써서 머리카락이 생겨난 것을 본 적이 있다. 오래된 일이라 자세한 것은 잊어버렸지만 대시호탕합계지복령환(大柴胡湯合桂枝茯苓丸) 같은 것은 아니었을까 생각한다.

부인인데 머리카락이 빠지는 것이 신경 쓰이는 환자에게 가미소요산(加味逍遙散)이 효과를 본 예가 몇 가지 있다. 또 젊은 남자인데 '비듬'이 많고 머리카락이 빠진다고 하는 환자에게 계지가용골모려탕이 들은 예도 있다.

[35] 궤양성대장염(潰瘍性大腸炎)에 위풍탕(胃風湯)

위풍탕은 만성 하리(下痢)로 점혈변(粘血便)이 나오는 자에게 쓰이는데 하리(下痢) 횟수는 하루에 2~3회인 것도 있는가 하면 10여 회인 것도 있다. 하리를 할 때는 픽픽 소리가 나고 가스가 나오는 것이 하나의 목표가 된다. 나는 몇 년 전 직장궤양(直腸潰瘍)으로 직장암(直腸癌)이 될지도 모른다고 진단받은, 하루에 10여 회나 점혈변(粘血便)을 누던 나이든 부인에게 이 처방을 써서 반년쯤으로 정상변이 나오게 한 예를 갖고 있다.

다음의 환자는 51세의 부인인데 4년 전부터 궤양성대장염에 걸려 한때 나은 것 같았어도 되돌아가 재발해서 근치되지 않는다고 했다.

이번에는 8개월 전부터 발병해서 하루에 2~3번의 점혈변이 나왔다. 배변시에는 복통이 있었다. 월경은 순조로웠다. 맥은 약(弱)하고, 복직근(腹直筋)은 좌우 모두 긴장되고, 오른쪽이 특히 더했다. 대변이 나올 때 가스가 나와서 소리가 났다.

위풍탕을 주었다.

열흘분 먹었을 무렵부터 때때로 보통변이 나오게 되고 1개월 남짓 지나자 매일 한 번 보통변이 나오게 되었다.

[36] 평범한 건선(乾癬)에 온청음(溫淸飮)

건선에는 대황목단피탕(大黃牧丹皮湯), 계지복령환(桂枝茯苓丸) 같은 구어혈제(驅瘀血劑)가 낫게 하는 것과 온청음이 낫게 하는 것이 있다.

18세의 여학생으로 다섯 살 때부터 평범한 건선에 걸려 그 동안 진퇴(進退)는 있었지만 근치되지 않는다고 했다.

초진 때에는 전신에 걸쳐 건선이 생겨 있었다. 혀는 건조해서 빨갛고 대변은 하루에 한 번 보고 월경은 순조로웠다. 복진해 보니 어혈(瘀血)의 복증(腹證)을 보이지 않았다. 그래서 온청음을 썼다.

이것은 놀라운 효과를 보였다. 2개월 못되어 완치되고 오늘까지 2년 동안 올 봄에 약간 생기기 시작해서 1개월 정도 복약했다. 그리고 나서 다 나았다.

[37] 병명이 불분명한 흉통(胸痛)에 평간음(平肝飮)

환자는 30세의 주부로 두 아이의 어머니이다. 제왕절개(帝王切開)로 분만했다.

약 2년 전부터 흉통을 호소하게 되고 내과, 정형외과 등에서 진찰을 받았지만 아무 데도 나쁜 곳은 없다고 했다 한다.

그 통증은 처음에는 가슴 아래쪽에 있었는데 점점 위로 올라가 팔을 움직이면 삐그덕 삐그덕 하고 가슴에서 소리가 났다. 그것이 자기에게 들릴 뿐만 아니라 옆에 있는 사람에게도 들렸다. 그럴 때는 통증이 심했다. 어깨결림도 있고 어깨가 뻐근하면 흉통도 심했다. 월경은 순조로웠다. 대변은 약간 변비.

그래서 "흉비가 완급(緩急)한 자는 의이부자산(薏苡附子散)이 이것을 다스린다."라는 『금궤요략』의 조문에 따라 의이부자산을 썼는데 전혀 효과가 없었다. 흉비라는 것은 가슴이 막힌 듯이 아픈 병이다.

환자가 말하기를 등이 널빤지처럼 딱딱하게 느껴지고 아프다고 했다. 이런 증상은 흥분한 뒤에 특히 심하다고 했다. 그래서 시호억간산(柴胡疎肝散)을 써 보았다. 이 약으로 폐암(肺癌)과 폐렴(肺炎)에 의한 흉배통(胸背痛)이 가벼워진 예를 생각해 냈기 때문이었다. 변화가 없었다.

여러 가지로 생각해서 평간음을 쓰기로 했다. 이 처방은 다키 레키소오(多紀櫟窓)가 궁리해 낸 것인데 시호(柴胡), 작약(芍藥), 향부자(香附子), 청피(靑皮), 토별갑(土別甲), 빈랑(檳榔), 아출(莪朮), 오수유(吳茱萸), 감초(甘草)로 되어 있는데 "왼쪽 겨드랑이 아래가 비만(痞滿), 종근긴장(宗筋怒脹), 불쾌한 것을 치료한다."라는 말이 있다. 아사다 슈하쿠(淺田宗伯)는 이 처방이 『만병회춘(萬病回春)』의 평간류기음(平肝流氣飮)보다 훨씬 낫다고 말하고 있다.

나는 이 처방을 쓴 적이 별로 없었지만 왠지 쓰고 싶어져서 주었더니 아주 상태가 좋다고 했다. 식욕이 나고 등이 널빤지처럼 당기는 것이 없어졌다고 했다. 종근(宗筋)의 긴장(怒脹)이 풀렸기 때문이었다. 계속 복용하는 동안에 통증을 잊는 날이 많아졌다. 병명을 몰라도 나으면 환자는 고마워한다.

[38] 듀링(Duhring) 포진상피부염(疱疹狀皮膚炎)63)에 당귀음자 (當歸飮子)

환자는 45세의 부인으로 약 1년 반쯤 전에 팔에 쇠버짐 같은 것이 생겨서 매우 가려워서 근처 의사의 치료를 받는 동안 등, 가슴, 하지에까지 붉은 반점과 수포가 퍼지고, 어떤 곳은 수포가 되고 어떤 곳은 동그란 구진(丘疹)이 되고 습진(濕疹) 같기도 하고, 농가진(膿痂疹) 같기도 하고 근처 의사의 권유로 모 의대부속병원에 입원했다.

여기서는 듀링 포진상피부염(疱疹狀皮膚炎)이라고 진단하여 이에 따른 약을 써서 좋아져서 퇴원했다. 그런데 이것을 쓰면 안구(眼球)가 심하게 충혈되기 때문에 이 약 사용을 그치면 또다시 악화되었다. 이런 것이 일년 가까이 되풀이 되면서 완치되지 않는다고 했다.

환자의 주소(主訴)는 심한 소양증(瘙痒症)이었다. 초진 때는 가슴부터 배가 주가 되고 등에도 몇 군데 동그란 붉은 반점이 있고, 수포가 그 사이에 점재(點在)해 있었다.

구갈(口渴)은 없고 맥이 약(弱)하고, 마른 형이고, 혈색이 좋지 않은

---

63) 역자주 : 발열(發熱), 소양증(少陽證) 등의 전구증상(前驅症狀)과 함께 정형적(定型的)인 피진(皮疹)을 발생한다. 이 피진은 환상(環狀)으로 배열하는 작은 수포로 이루어지고, 홍반이 따르며, 치유 후에는 색소 침착 또는 탈색이 일어나므로 피부변화가 다채롭다.

점을 고려해서 혈허(血虛)에 의한 것이라고 진단해서 당귀음자를 썼다. 열흘 뒤에는 수포성인 것이 전부 없어졌다. 그러나 가려움은 여전히 심했다. 계속해서 다시 열흘분을 주었더니 아주 좋아지고 가려움증도 반으로 줄었다. 다시 열흘분을 주어 이것으로 완치되었고, 그 뒤 일년 남짓 재발하지 않고 있다.

듀링씨 피부염(皮膚炎)에 소풍산증(消風散證)도 있다. 이것은 혈열(血熱)에 의한 것일 때 쓴다. 혈열의 환자에게는 구갈도 있고, 맥에 힘도 있고, 혈색도 좋고, 열상(熱狀)도 있다.

[39] 변형성슬관절증(變形性膝關節症)에 월비가출탕(越婢加朮湯)

변형성슬관절증은 비만 경향이 있는 50세 이상의 부인에게 흔히 보이는 하나의 노화현상인데 십중팔구는 방기황기탕(防己黃芪湯)으로 차도가 있거나 또는 완치된다.

다음의 환자는 방기황기탕으로 효과가 없고 월비가출탕으로 좋아진 예이다.

환자는 62세의 부인인데 반년 남짓 전부터 오른쪽 슬관절이 아프게 되고 그 동안 물이 고여 몇 차례 의사가 물을 빼주었다. 그러나 지금까지도 좋아지지 않고 서거나 앉거나 하는 데 불편함을 느낀다고 했다.

초진은 1964년 4월 16일인데 이 날은 물을 뺀 지 몇 일 뒤였다. 환자는 약간 비만형이고 그 밖에는 별로 이상을 보이지 않았다.

나는 이 환자에게 "풍수(風水), 맥부(脈浮)한 것은 표(表)에 있는 것이다. 그 사람이 혹은 머리에서 땀이 나는데 표에 다른 병은 없고, 환자는 다만 하지(下肢)가 무겁고 허리 이상은 괜찮은데 허리 이하는 이미 부어 음부(陰部)에 이르며, 굴신(屈伸)하기 어려운 것을 방기황기탕이 치료한다."라는 조문에 의해 방기황기탕을 썼다. 그러자 도리어 부종(浮腫)이 심해지고 그것이 전신적으로 퍼졌다. 소변검사를 했는데 단백질은 음성이었다.

그래서 오령산을 주었더니 부종은 그쳤지만 무릎의 동통은 그치지 않았다. 생각해 보고 이번에는 월비가출탕을 썼다.

방기황기탕과 월비가출탕의 차이는 허실(虛實)에 있고, 그 병의 증상은 흔히 비슷하다.

이 환자는 근육의 긴장이 좋기 때문에 황기(黃芪)를 쓰기보다도 마황(麻黃)을 써야 되겠다고 판단했기 때문이다. 황기는 흔히 말하는 디룩디룩 살찐 듯한 근육에 긴장이 없는 것을 목표로 하는데, 이 환자의 근육은 잘 긴장되어 있었다.

이것은 적중되어 뚜렷한 효과를 보이고 슬관절이 자유롭게 움직이게 되고 동통을 느끼지 않게 되었다.

[40] 고혈압과 불면에 황련해독탕(黃連解毒湯)

64세의 여자로 5년 전부터 고혈압증과 불면으로 괴로워하고 있었다. 게다가 변비 경향이 있었다.

약간 비만인데 흉협고만(胸脇苦滿)도 복직근(腹直筋)의 연급(攣急)도 없었다. 초진시 혈압이 186~80이었다.

황련해독탕을 주어 고혈압약과 불면약을 그만쓰기로 했다.

때때로 잠을 못 잘 때가 있지만 불면약의 신세를 지지 않고 있다. 혈압도 최고가 180을 넘지는 않았다.

그 사이 하코네(箱根)64)에 가서 맛있는 음식을 지나치게 먹었는지 하리(下痢)를 해서 반하사심탕을 먹고, 그 다음해 정월이 되어 감기에 걸려 기침이 심하게 나서 맥문동탕을 먹은 적이 있지만, 그 밖에는 황련해독탕을 계속 복용했다. 이것을 먹고 있으면 편히 잘 수 있고 기분도 좋았다. 여행할 때는 황련해독환(黃連解毒丸)을 가지고 다닌다. 요즘은 혈압도 160 안팎이고, 최저는 80 정도이다.

---

64) 역자주 : 일본 혼슈우섬 코오이가와현(神奈川縣) 남서부의 해안 지역.

황련해독탕은 『외대비요(外臺秘要)』에 나오는 처방이고 황련(黃連), 황금(黃芩), 치자(梔子), 황백(黃柏) 4가지로 되었는데, 이 환자에게는 여기에 대황(大黃)을 더해서 썼다.

『증후(症候)에 따른 한방치료의 실제』의 「불면」이라는 곳에서 나는 다음과 같이 말했다.

"머리가 맑아 좀처럼 잘 수 없고 기분이 가라앉지 않고, 사소한 것이 마음에 걸리고, 초조하고 상기될 때에 황련해독탕은 이런 경향의 불면에 쓴다. 그래서 고혈압증(高血壓症), 갱년기장애(更年期障碍) 등이 있을 때 오는 불면에 쓸 때가 있다. 이와 같은 증상으로 변비가 있으면 삼황사심탕(三黃瀉心湯)을 쓰든가 황련해독탕가대황(黃連解毒湯加大黃)을 쓴다.

황련에는 충혈(充血)을 제거하고 흥분을 가라앉히는 효과가 있어서 황련아교탕(黃連阿膠湯)과 감초사심탕(甘草瀉心湯), 그밖에 황련이 들어 있는 처방을 불면에 쓰는 일이 있다. 치자에는 충혈을 없애고 번조(煩躁)를 진정시키는 효과가 있어서 치자만을 불면에 쓰는 일도 있고, 불면에 쓰는 처방 중에는 이러한 치자를 조제하는 것이 있다."

[41] 현기증, 두통, 하리(下痢)에 진무탕(眞武湯)

51세의 여자로 혈색이 좋지 않고 야위어 있었다. 현기증, 두통, 오심(惡心)이 있었고 이것은 몇 년 동안 계속되고 있었다. 쉽게 피곤하고 특히 눈이 피곤했다. 어깨가 뻐근했다. 때때로 푹푹 열감이 느껴졌다. 발은 차다. 식욕은 적다. 대변은 단단하다. 월경은 3년 전부터 멈추어 있다. 혈압은 100~66. 맥은 약(弱)했다.

복부는 탄력이 모자라고 저항, 압통은 없고 배꼽 위에서 진수음(振水音)이 들렸다.

진무탕을 주었다.

이것을 열흘분 먹고 내원했을 때는 현기증은 남아 있었지만 두통은 없어졌다. 그 동안 한 번의 복통과 함께 하리를 했다.

다시 열흘분을 먹자 현기증도, 하리도 없어졌다.

잠시 휴약.

이번에는 왼쪽 무릎관절과 오른쪽 턱관절이 아프다며 내원했다. 진무탕을 주었더니 즉시 좋아졌다.

그 뒤로는 건강했는데 여름이 되어 기후가 더워지면 두통, 현기증, 하리, 식욕부진을 호소했는데, 진무탕 열흘분으로 모든 증상은 없어졌다. 혈압은 116~72.

이 환자는 혈색이 나쁜 점, 현기증, 하리 경향, 냉증(冷症), 맥약(脈弱) 등을 목표로 해서 진무탕을 썼다.

증(證)에는 주증(主證)과 객증(客證)이 있는데, 이 경우 관절통(關節痛)은 객증이라고 생각하고 앞에 기술한 주증을 목표로 해서 진무탕을 썼다.

진무탕은 동계(動悸)와 현기증이 있는 경우에 쓰는 형(型)과 복통, 하리가 있을 때 쓰는 형(型)의 두 가지가 있는데 앞의 증은 비교적 적고, 뒤의 증이 많다.

어느 것이나 허증(虛證)이고, 맥에도 배에도 힘이 없고 냉증이라는 것이 공통점이다.

[42] 현기증과 두통에 반하백출천마탕(半夏白朮天麻湯)

58세의 여자로 현기증과 두통을 주소(主訴)로 내원했다. 하리(下痢) 경향이 있었다. 식욕은 있었다. 맥은 침소(沈小)했다.

복진해 보니 하복(下腹)은 물렁물렁하고 군데군데 융기되어 있었다. 장관(腸管)에 가스가 차 있는 것을 알 수 있었다. 배꼽 위에서 동계(動悸)가 느껴졌다. 왼쪽 하복(下腹)에서 직장(直腸) 주변에 단단한 덩어리가 느껴지지만 압통은 없었다.

반하백출천마탕을 쓴다.

이것을 먹자 아주 기분이 좋아졌고, 현기증도 두통도 없어지고 대변도 정상이 되었다. 20일 뒤에는 배에 탄력이 생기고 긴장되어 갔다.

이 환자에게는 한편으로 진무탕도 생각해 봤지만 현기증과 두통을 목표로 해서 반하백출천마탕을 썼다.

졸저『증상(症狀)에 따른 한방치료의 실제』의「두통」항에서 나는 다음과 같이 서술했다.

"반하백출천마탕을 쓰는 두통은 머리가 무겁다고 호소하는 것이 많고 현기증을 수반하는 것이 많다. 현기증을 수반한다고 하기보다는 현기증이 주소이고, 여기에 두통을 수반하는 경우가 많다. 게다가 냉증(冷症)이고, 혈색은 붉은 기미가 적고, 색이 하얗거나 파랗다. 배에 힘이 없는 경우가 많다. 맥도 약(弱)하다". 그런데 반하백출천마탕이 진무탕보다는 실증(實證)이고, 점점 허(虛)해지면 진무탕증이 된다.

[43] 기관지천식(氣管支喘息)에 소청룡탕(小靑龍湯)

17세의 남자로 어렸을 때부터 지병으로 천식이 있고 봄, 가을과 기후가 바뀌는 때와 장마철에는 특히 심한 발작이 있다.

발작시에는 우선 물 같은 콧물이 흐르고 줄곧 재채기가 나온다. 게다가 계속해서 호흡하기가 고통스럽고 옆으로 누울 수도 없게 된다.

복진(腹診)해 보니 복부는 상부(上部)가 널빤지처럼 긴장되어 있었다.

소청룡탕을 주었다. 이것을 먹자 매일 하리(下痢)를 하게 되고 식욕이 떨어졌는데 천식 발작은 나아졌다.

그러나 계속 먹자 하리도 그치고 식욕도 생겼다. 소청룡탕으로 하리하기도 하고 식욕이 떨어지기도 한 것은 현기증 때문이었을 것이다.

소청룡탕증은『상한론(傷寒論)』에 있듯이 '심하(心下)의 수기(水氣)'가 근원으로, 이것이 외래의 자극에 의해 작용해서 기침이 되고 가래가 되고 물 같은 콧물이 된다. 그것이 이 처방을 쓰는 목표이다. 그

러나 이 심하의 수기가 반드시 복진할 때 진수음(振水音)으로서 나타
날 수 있다고는 단정할 수 없다. 이 환자의 경우는 복벽(腹壁)이 딱딱
하게 긴장되어 있어서 진수음을 들을 수 없었다.

한편 소청룡탕증에서는 이 환자처럼 복벽이 긴장되어 있는 것도 있
지만 반드시 그렇다고 단정지을 수는 없다.

[44] 만성 해수(咳嗽)에 괄여지실탕(括呂枳實湯)

36세의 여자로 예전에 비장(脾臟)이 나쁘다는 진단을 받은 적이 있
다고 했다. 어렸을 때부터 기침이 나는 버릇이 있었는데 5년쯤 전부터
심해지고 매일 아침 격렬한 기침이 났다. 3월과 9월은 특히 기침이 심
했다. 월경시에도 기침이 강하고 그때는 혈담(血痰)이 나는 일도 있었
다.

의사는 기관지확장증(氣管支擴張症)이라고 진단했다고 한다.

이른 아침에 강한 기침이 나서 가래가 끊이지 않는다는 점은 괄려
지실탕을 쓰는 목표이다. 만일 이른 아침에 기침과 함께 다량의 가래
가 나온다면 청폐탕(淸肺湯)과 영감강미신하인탕(苓甘薑味辛夏仁湯)
을 쓰는 목표이다.

그래서 이 환자에게는 괄려지실탕을 주었다. 이것을 먹자 위(胃)가
조금 무거운 것처럼 느껴지지만 기침은 나아졌다고 했다.

그래서 흉협고만(胸脇苦滿)을 고려해서 시호지길탕(柴胡枳桔湯)을
주었다. 그런데 환자는 앞의 약이 기분이 좋으니까 처음 약을 먹고 싶
다고 했다.

그래서 다시 괄려지실탕으로 돌아가서 계속 복용하기를 1년 2개월.
요즘은 거의 기침으로 괴로워하는 일은 없고 감기도 걸리지 않게 되었
다.

환자가 먹고 왠지 기분이 좋다고 하는 경우는 그 기분을 존중하지
않으면 안된다. 이론상으로는 이상하게 생각되어도 먹고 기분이 좋은

경우는 그 약이 증(證)에 맞을 때가 많고, 먹고 기분이 좋지 않을 경우는 증에 맞지 않을 때가 많다.

[45] 불면에 반하사심탕(半夏瀉心湯)

35세의 남자로 낮에는 괜히 졸립고 밤에는 잘 수가 없었다. 낮에는 머리가 멍청해 있다. 목에 뭔가 막힌 듯한 느낌이 있어서 매일 아침 이를 닦을 때 토할 것 같았다. 목이 말랐다. 쉽게 피곤해졌다. 손발이 때때로 저렸다. 눈이 피로하고 등이 무겁다. 견갑(肩胛) 사이 부분을 지압하면 트림이 나서 기분이 좋아졌다. 대변은 하루에 한 번 보았다. 아트라신(attraxin)[65]을 먹으면 기분이 좋아졌다.

복증(腹證)은 다음과 같았다.

반하사심탕을 먹으면 아주 기분이 좋고 잘 수 있게 되었다. 머리도 맑아졌다. 아트라신도 필요 없게 되고 일이 재미있어졌다. 1개월로 완치되었다.

반하사심탕은 심하비경(心下痞硬), 복중뢰명(腹中雷鳴), 하리(下痢) 또는 구토(嘔吐)가 있는 자에게 쓰이는데 심하비경뿐이고 하리와 구토가 없는 자에게도 쓴다.

이 환자의 복증에는 심하비경이 있었는데 반하사심탕을 쓴 목표이다. 낮에 괜히 졸립다는 것은 옛사람이 비허(脾虛)라고 부른 상태인데 소화(消化)가 좋지 않은 것을 가리킨다. 목에 뭔가 막혀 있다는 상태는 심하비경의 연장(延長)이다. 등이 무거운 것도 심하비경 환자에게서 흔히 볼 수 있는 증상이다.

반하사심탕 중의 감초(甘草)의 양을 증가시킨 것에 감초사심탕(甘草瀉心湯)이라고 부르는 처방이 있는데 심하비경이 있어서 편히 잘 수 없는 자에게 쓰인다. 그래서 반하사심탕으로 불면이 낫고 불면증약이

---

65) 역자주 : 용액 속에 들어 있는 특이물질로, 이것을 조직 속에 주사하면 상피세포의 향화성(向化性)에 영향을 미친다.

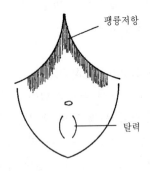

팽륭저항

탈력

필요 없게 되어도 이상할 것은 없다.

이 경우에 반하후박탕(半夏厚朴湯)과의 감별이 필요하다. 이 처방은 흔히 불안신경증(不安神經症)에 쓰이고 목에 뭔가 막혀 있다고 호소하는 일이 있지만 불면을 호소하는 일은 비교적 드물다. 복증 상에서도 심하부(心下部)의 팽만을 호소할 때는 있지만 심하비경은 분명하지 않을 때가 많다.

[46] 간경변증, 고혈압증에 쓴 각종 처방

55세의 남자로 3개월쯤 전에 심하게 코피가 난 적이 있는데 동맥경화증(動脈硬化症)이라고 진단받았다.

1개월쯤 전부터 식후 2~3시간 지나면 심하(心下)가 아프고 흑변(黑便)이 나오게 되었다. 게다가 등도 아프고 가슴앓이가 있다. 대변은 매일 본다. 맥은 현대(弦大)하다.

복진(腹診)하니 배꼽 위에서 동계(動悸)가 항진하고 있었다. 뚜렷한 압통은 아무 데도 없었다. 이날 혈압은 156~98.

고혈압증 외에 위궤양(胃潰瘍)도 있는 듯해서 황련해독탕가감초(黃連解毒湯加甘草)를 주었다.

심하(心下)의 통증은 나아졌다. 식후에 걸으면 상반신, 특히 왼손 쪽에 탈력감이 심했다. 혈압은 170~100. 황련해독탕가조등황기(黃連解

毒湯加釣藤黃芪)를 주었다.

심하로부터 오른쪽 계륵하(季肋下)에 걸쳐 간(肝)이 느껴졌다. 유로빌리노겐66) 양성. 소시호탕가인진(小柴胡湯加茵蔯)을 썼다. 그 동안 복수(腹水)가 괴기 시작해서 배가 고통스러워 잘 수가 없었다. 인진오령산(茵蔯五苓散)을 썼다.

모 대학병원에 입원하여 간경변증(肝硬變症)이라고 진단받았다. 입원 중에도 약을 먹고 싶다고 해서 실비음(實脾飮)을 주었다.

2개월 뒤 증상이 나아졌고 복수도 감소해서 퇴원하고 우리 병원에 외래로 찾아 왔다.

복수 때문에 간이 만져지지 않았다. 혈압은 160~86. 소시호탕합인진오령산(小柴胡湯合茵蔯五苓散)을 쓴다.

복수는 점점 줄어들었고 간이 만져졌다. 혈압은 최고 150~160을 오르내리고 최저는 90 안팎. 그 무렵 가족 중 한 사람이 자살을 해서 심한 충격을 받아 불면이 계속되고 가슴앓이가 있게 되었다. 움직이면 가슴이 아팠다.

소시호탕가용골모려탕가황련조등(柴胡加龍骨牡蠣湯加黃連釣藤)을 썼다. 혈압이 148~82까지 내려갔다. 다른 증상은 나아졌지만 가슴앓이가 아무리 해도 낫지 않았다. 『중방규구(衆方規矩)』의 청울할담탕(淸鬱豁痰湯)을 썼더니 이걸로 가슴앓이가 완치되었다.

그래서 다시 시호가용골모려탕(柴胡加龍骨牡蠣湯)을 썼다.

묽은 침이 입에 괴어 기분이 나빴다. 반하사심탕을 썼다. 잠이 잘 안 오고 가슴앓이도 있게 되고, 혈압이 또 높아졌다.

황련해독탕합사역산(黃連解毒湯合四逆散)을 썼다. 대변이 회색이 되었다고 해서 걱정하고 있었는데 그것은 하루 만으로 그쳤다. 도무지

---

66) 역자주 : 유로빌린이 장관(腸管) 내에서 세균에 의해 환원되어 생성되는 무색의 빌란(bilane)형. 피롤 유도물로 중성용액에서는 황색을 띠고, 산성액에서는 오렌지색을 띤다.

가슴앓이가 멎지 않았다. 그래서 여러 가지로 생각해 보고 육군자탕 (六君子湯)을 썼더니 가슴앓이가 그쳤다.

이미 30년 남짓 전의 일인데 무슨 방법을 써도 가슴앓이가 멎지 않는 부인이 있었는데 최후에 인삼탕가대자석(人蔘湯加代赭石)을 써서 겨우 완치시킨 예를 생각해 냈다. 쓴 맛의 약으로 효과가 없을 때는 거꾸로 단맛의 약을 써 볼 필요가 있다는 것을 통감했다.

혈압이 186~106이나 되었다. 두통이 심하고 발이 찼다. 심하(心下)가 막혔다. 조등산(釣藤散)을 썼다. 이것을 1년 정도 계속했다.

간(肝)은 만져지지 않고 대학병원의 검사로는 간기능이 좋아졌다고 하는 것이었다. 왼손이 나른한 것도 등이 아픈 것도 좋아졌다. 두통도 좋아졌다. 위(胃)의 장애도 없어졌다. 다만 혈압은 여전히 최고 170~150 사이를 오르내리고, 최저는 104~94 사이를 오르내리고 있다.

이 환자는 그 뒤 10년 동안은 별다른 고장도 없었는데 3년 전부터 뇌출혈(腦出血)에 걸려 작년에 사망했다는 것을 가족으로부터 들었다.

이 예는 병도 무겁고 복잡하였고 내 치료도 서툴렀지만 오래 앓아 온 환자로 참을성 있게 복약을 계속했기 때문에 가까스로 나을 수 있었던 예이다. 환자와 의사의 심리적인 유대가 중요하다.

[47] 불임과 습진에 온경탕(溫經湯)

36세의 여자로 불임을 주소(主訴)로 내원. 결혼한 지 16년이나 되는데 한 번도 임신한 적이 없다고 했다. 게다가 손바닥과 손가락에 습진이 있고, 이 습진은 지금까지는 연고를 바르면 나아졌는데 요즘은 이것도 효과가 없다고 했다.

환자는 혈색도 영양도 보통인데 냉증(冷症)이고, 허리(특히 오른쪽) 주변으로부터 오른쪽 대퇴부(大腿部)에 걸쳐 차갑고 당기는 느낌이 있었다. 월경량은 적고 늦어졌다. 오른쪽 복직근이 경직되어 있었다.

당귀작약산(當歸芍藥散)을 주었다. 이것을 먹자 습진이 심해지고

코 밑에도 새로운 것이 생겨서 가려웠다.

온청음가형개연교(溫淸飮加荊芥連翹)를 썼다. 변화가 없었다. 소풍산(消風散)을 썼다. 습진은 조금 나아졌지만 위(胃)가 아프게 되었다. 월경이 늦어졌다. 게다가 등이 차가워지고 목까지 뻐근했다.

당귀음자(當歸飮子)를 썼다. 습진은 그대로이고 발이 매우 찼다.

그래서 이 환자의 습진 상태가 진행성지장각피증(進行性指掌角皮症)의 환부와 비슷한 점을 알아차리고 온경탕을 쓰기로 했다. 그때까지 몇 가지 예의 지장각피증이 온경탕으로 좋아졌고, 게다가 온경탕이 불임증(不姙症)에 효과가 있다는 점도 고려한 것이었다.

이것을 먹기 시작하자 습진이 빠른 속도로 좋아지고 2개월 정도로 완치되었다. 게다가 월경이 비로소 28일 주기로 돌아오게 되었다.

이 환자는 그 뒤 1년 남짓 이 처방을 계속 복용하고 결혼 18년 만에 임신해서 경사스럽게도 사내아이를 낳았다.

그런데 이 환자의 남편은 몸에 이상은 없었지만 정자의 운동이 활발하지 못하다는 것이었다. 약을 먹고 싶다고 해서 팔미환을 주었다. 어쩌면 이 팔미환도 효과가 있었는지도 모른다.

온경탕은 『금궤요략(金匱要略)』의 「부인잡병(婦人雜病)」에 나와 있는데 다음과 같이 그 용법을 나타내고 있다.

"여쭙습니다. 부인이 50세 정도 되어 하리(下痢)가 수십일 그치지 않고[어느 책에는 하리가 하혈(下血)로 되어 있다. 이것이 맞지 않을까 생각한다] 저녁에는 열이 나서 하복(下腹)이 당기고, 배가 부풀고, 손바닥이 후끈후끈 달아오르고, 입술이 건조한 것은 무슨 까닭일까요? 선생님께서 대답하시기를 이 병은 대하[帶下 ; 편작(扁鵲)이 대하의(帶下醫)였다는 전설이 있다. 이 대하의는 부인과(婦人科) 의사인데 여기서 대하라고 하는 것은 부인병이다]병이다. 그것은 조산(早産)하여 어혈(瘀血)이 하복(下腹)에 있어서 없어지지 않기 때문이다. 어떻게 그런 것을 알 수 있는가 하면 입술이 건조하기 때문이다. 이것은 온경탕의 주치이다."

이 지시 뒤에 처방이 나와 있고 처방 뒤에 "또 부인(婦人)의 하복(下腹)이 차기 때문에 오랜 동안 임신을 못하고 자궁출혈(子宮出血)이 있기도 하고 월경이 지나치게 많기도 하고 또 늦기도 하는 것도 치료한다."라는 말이 있다.

이것을 읽으면 이 환자가 임신한 것은 이 온경탕 덕분이었다고 생각된다.

[48] 협심증에 연년반하탕(延年半夏湯)

55세의 여자로 2~3년 전부터 두통을 호소하게 되었다. 최근 왼쪽 상박(上膊)으로부터 손가락에 걸쳐 부종(浮腫)이 나타나고 동계(動悸), 헐떡거림, 왼쪽 어깨의 뻐근함을 호소하게 되고 심전도(心電圖)에 의한 진단으로 협심증이라고 했다. 협심증 치료제를 쓰면 동계와 헐떡거림은 나아지지만 변비하게 된다고 했다.

나는 이것을 옛사람들이 말하는 견벽(肩癖)이라고 진단해서 연년반하탕가대황(延年半夏湯加大黃)을 주었는데 이것을 열흘 먹은 것만으로 동계가 그치고 어깨결림, 두통도 사라지고 대변은 잘 통하게 되고 그로부터 1년 남짓 완전히 건강해졌다.

연년반하탕을 쓰는 목표에 대해서 호소노 시로오(細野史朗) 씨는 (1) 위(胃)의 증상이 자·타각적 어느 것으로든지 반드시 나타난다. 자각적인 위의 증상이 모자라는 경우라도 서 있을 때의 심와부압통(心窩部壓痛), 왼쪽 배통(背痛)이 반드시 나타나는 것. (2) 왼쪽 어깨의 결림이 자·타각적 어느 것으로든지 나타난다. (3) 족랭(足冷). (4) 좌측 계륵부(季肋部) 또는 왼쪽 유방(乳房) 아래쪽의 동통(疼痛) 또는 동통에 가까운 느낌(예를 들면 부은 것 같은 느낌) 등이 가장 중요한 증상이고, 그 밖에 변비 경향과 좌측에 강하게 나타나는 복근(腹筋) 긴장. 더욱이 맥과 혀, 복력(腹力) 등으로부터 추정해서 체력적으로 약간 쇠약

상태에 있는 것 등이 참고가 된다고 말하고 있다.

[49] 야간 빈뇨(頻尿)에 팔미환(八味丸)

54세의 남자로 약 10년 전부터 야간 빈뇨(頻尿)가 시작되어 1회의 양이 100cc 정도씩 밤중에 14~15번이나 오줌이 나왔다. 작년에 혈뇨(血尿)가 나왔다. 그 뒤로 부고환(副睾丸)이 부었다.

의사는 신장결핵(腎臟結核)을 의심하기도 하고 왼쪽 신장(腎臟)에 종양(腫瘍)이 있다고도 말했다.

지금도 빈뇨가 계속되고 있었다. 게다가 오른쪽 허리로부터 다리가 당겼다. 식욕은 있지만 입에 물이 괴는 경향이 있었다. 대변은 하루에 한 번 보았다. 오줌은 맑지도 탁하지도 않고 단백질도 음성이다.

환자는 10년 동안이나 앓았다는데도 얼핏 보아 건강한 것처럼 보였고 영양도 부족하지 않았다. 진단은 내려지지 않았다. 전립선비대(前立腺肥大)가 의심스럽지만 확실하지 않았다. 어쨌든 팔미환을 주었다.

그러자 2주 뒤에 내원해서 야뇨(夜尿)는 2~3번으로 그치게 되었다고 했다. 다만 대퇴내측(大腿內側)이 당기고 때때로 밤에 심하통(心下痛)이 있다고 했다.

앞의 처방을 계속 썼다. 밤에 심하통은 없어졌지만 어깨가 뻐근했다. 다시 앞의 처방을 주었다. 때때로 공복시에 오른쪽 겨드랑이 밑이 쿡쿡 찔렀다. 더더욱 앞의 처방을 계속 썼다.

5개월 복용으로 자각증상은 다 없어졌다.

병명은 분명하지 않았지만 야간 빈뇨를 목표로 해서 팔미환을 쓴 예이다.

팔미환으로는 때때로 위장장애(胃腸障碍)를 일으킬 때가 있다. 이 환자도 심하통을 호소했지만 그것에 의해 처방을 바꾸지 않고 팔미환으로 밀고 나가서 나았다. 야간 빈뇨가 주증(主證)이고 심하통은 객증(客證)이기 때문에 주증이 움직이지 않으면 처방을 바꿀 필요가 없는 것이다.

[50] 기관지천식(氣管支喘息)에 맥문동탕(麥門冬湯)

28세의 여자로 임신 7개월이었다. 이 환자는 작년 9월에 천식으로 고통스러웠던 적이 있고, 올해 또 9월이 되어 천식으로 고통스럽게 되고, 여러 가지 치료를 했지만 나아지지 않아서 11월 6일에 나에게 진찰을 청했다. 기왕력으로는 오른쪽에 중이염(中耳炎)이 있고, 지금도 가끔 고름이 나왔다.

주소(主訴)는 기침과 발작성호흡촉박(發作性呼吸促迫)이었다. 약간 변비 경향이 있었다. 복진해 봐도 복부가 팽만한 것 말고는 뚜렷한 변화가 없었다. 맥은 약간 부(浮)했다.

그래서 소청룡탕을 썼다. 열흘 동안 이것을 먹었지만 전혀 효과를 보이지 않았다. 그래서 임신기침에 맥문동탕으로 뚜렷한 효과를 본 적이 여러 번 있는 것과 배로부터 목 쪽으로 뭔가 치밀어 오르는 듯하다는 점을 종합해서 맥문동탕을 쓴 결과 뚜렷한 효과가 있고, 기침도 호흡촉박도 없어지고, 대변도 매일 잘 통하게 되었다. 다만 약간 가슴앓이가 있다고 하는데 이것을 계속 써서 20일간으로 완치되었다.

맥문동탕은 '대역상기(大逆上氣), 인후불리(咽喉不利)'를 목표로 해서 쓰는데 '거스르는 것을 그치게 하고 기(氣)를 내리는' 효과가 있으므로, 이것이 천식에 들은 것도 이상하지는 않다.

[51] 한성(寒性) 농양(膿瘍)에 대시호탕합소승기탕(大柴胡湯合小承氣湯)

환자는 41세의 부인으로 초진은 1964년 5월 23일. 이 환자는 지금까지 몇 번 흉골 부분이 공모양으로 부어올랐다가 그것이 어느샌가 사라지고 그럴 때마다 늑간신경통(肋間神經痛) 같은 동통(疼痛)이 있었다. 그러나 그 공 같은 것이 뭔지 확실한 진단은 내려지지 않았다.

그런데 올해는 4월 17일에 흉통(胸痛)이 일어나서 그것이 계속되고 원래의 부분이 부어서 아프게 되었다. 그래서 외과의사에게 보여 X선으로 조사했는데 뼈에 이상은 없다는 진단이었고, 그때는 고름이 없다고 하는 것이었다.

초진 때는 그 융기가 계란만하고 손가락 끝으로 눌러도 열감이 없고 발적하지도 않았다. 강하게 압박하면 동통이 있지만 자발통은 가벼운 것 같았다. 맥은 현(弦)하고 복진해 보면 심하부(心下部)가 주먹만하게 융기해서 단단하고, 이것을 압박하면 아팠다. 복증(腹證)으로부터 생각하면 '심하급(心下急), 울울미번(鬱鬱微煩)'이라는 대시호탕증(大柴胡湯證)이다. 대변은 변비였다. 월경은 1년 전부터 멎어 있었다. 나는 이 환자에게 대시호탕합소승기탕을 주었다. 이것은 대시호탕에 후박(厚朴)을 더한 것인데 나는 대시호탕증으로 복만(腹滿)이 심한 자에게 이렇게 가미(加味)하고 있다.

열흘분 복용 뒤 진찰에서는 별로 변화가 없었다. 다만 심하(心下)가 급(急)하던 증상이 약간 가벼워졌을 뿐이었다. 이날 환자가 말하기를 근처 의사가 환부에 침을 놓았더니 고름이 조금 나왔다고 했다. 그러나 외견상으로는 초진 때와 같았다. 이날 또 앞의 처방을 열흘분 주었다.

6월 20일 환자는 밝은 얼굴로 찾아 왔다. 약간의 감기기운으로 오한(惡寒)이 있었지만 이렇게 좋아졌습니다라고 하는 것을 보면 흉골(胸骨) 상의 융기는 거의 없어졌고 심하급의 증상도 없었다. 심하급이라는 것은 명치 부위가 막힌 느낌이다. 이런 상태로 좋아지는 것은 아닐까 생각하고 계속해서 앞의 처방을 주었다.

그런데 이 환자가 내 약을 먹으면서 여러 가지 치료를 하고 있었던 것은 아닐까 의심되는 자료를 발견했다. 그것은 근처 의사의 치료도 받고 있었던 것 같았고, 6월 20일에 내원했을 때는 접수창구에서 온시토오 야카즈(溫知堂矢數) 의원의 약봉지를 꺼낸 것이다.

일본사람만큼 약을 좋아하는 국민은 없다고들 한다. 대부분의 환자가 의사에게 진료를 받으면서 약국에서 여러 가지 약을 마음대로 사먹고 있는 것이 보통 일이다. 그러고 보면 이 환자를 낫게 한 것이 나인지 아닌지 분명하지 않은 것이다.

[52] 십이지장궤양(十二指腸潰瘍)에 인삼탕(人蔘湯)

1964년 1월 13일 초진. 환자는 47세의 남자로 작년 11월에 피를 토하고 위궤양(胃潰瘍)이 의심되어 진찰을 받았는데 십이지장궤양인 것이 판명되었다.

그래서 약을 받아서 먹었더니 하리(下痢)가 시작되었다. 그것이 좀처럼 멎지 않아서 하리를 멈추게 하는 약을 받아 먹었더니 이번에는 변비하게 되었다.

12월이 되자 위액(胃液)을 토하게 되었다. 맥을 보니 침지(沈遲)하고 배에는 탄력이 없었다. 입에 침이 고이고 밤중에 위액을 토한다. 토하기 전에 가슴앓이가 있고, 토하면 가슴앓이가 없어졌다. 트림이 나왔다. 하리도 잘했다.

이상의 증상으로 인삼탕을 썼더니 열흘간의 복용으로 묽은 침이 고이지 않게 되고, 하리도 그치고 건강한 변이 나오게 되었다. 1개월도 되지 않아 다르게 보일 정도로 좋아져서 2월 하순에 뢴트겐선으로 조사해 본 결과 완치되었다고 했다.

『상한론(傷寒論)』에 "큰 병이 나은 뒤 희타(喜唾)가 오래 있는 자는 위(胃)에 한(寒)이 있고, 환약(丸藥)을 써서 이것을 따뜻하게 해야 한다. 이중환(理中丸)으로 해야 한다."라는 조문이 있다. 희타(喜唾)라는 것은 자꾸 타액(唾液)을 토해내는 것인데, 위(胃)가 차가우면 묽은 침이 입에 괴어 삼킬 수가 없게 되고, 자주 토하게 된다. 이런 경우에는 이중환으로 위를 따뜻하게 하면 좋아진다고 하는 것이다. 이중환은 인삼탕을 환제(丸劑)로 만든 것이다.

이 환자도 맥이 침지(沈遲)하고, 배에는 탄력이 없고, 입에는 침이 고인다고 하기 때문에 속에 한(寒)이 있다고 진단해서 인삼탕을 쓴 것이다. 속에 한(寒)이 있으면 신진대사가 침쇠(沈衰)해져 있기 때문에 인삼탕으로 이것을 흥분시키면 좋다.

[53] 혈청간염(血淸肝炎)에 인진호탕(茵蔯蒿湯)

초진은 1964년 3월 22일. 환자는 40세의 모 대학교수 부인으로 지난 2월 10일에 자궁근종(子宮筋腫) 수술을 받았다. 그런데 1개월쯤 지나 위(胃)의 상태가 이상해서 진찰을 받은 결과 혈청간염(血淸肝炎)이라는 진단을 받았다. 그리고 나서 3~4일 지나자 황달(黃疸)이 되고 피로가 심해지고 식욕도 없어졌다. 대변은 단단했다.

복진해 보니 간(肝)의 비대(肥大)가 느껴졌고 상복부가 약간 팽만되어 있었다. 약간 구갈(口渴)이 있었다.

나는 이 환자에게 인진호탕을 주었는데 7일분을 다 먹고 내원했을 때는 아주 기분이 좋다고 했다. 식욕도 나고 속이 거북한 것도 없어졌다고 했다. 2주 뒤에는 황달(黃疸)이 없어지고 피곤하지 않게 되었다.

그러나 간의 비대가 그치지 않아서 계속해서 복약하여 2개월이 지난 뒤에 소시호탕합인진호탕(小柴胡湯合茵蔯蒿湯)을 썼다.

4개월 정도 지나 대학에서 검사를 받아 이제 괜찮다고 해서 남편과 함께 외유했다.

혈청간염에는 인진호탕, 소시호탕합인진호탕, 대시호탕합인진호탕(大柴胡湯合茵蔯蒿湯), 인진오령산(茵蔯五苓散) 등이 흔히 쓰이지만 인삼탕(人蔘湯)과 육군자탕(六君子湯), 소건중탕(小建中湯) 등을 쓰지 않으면 안되는 것도 있다.

[54] 혈우병(血友病) 환자의 장폐색(腸閉塞)에 계지가작약탕가촉
　　초인삼[桂枝加芍藥湯加蜀椒人蔘 ; 중건중탕(中建中湯)]

3월 초의 아직 추운 날 아침의 일이다. 전화에서 울고 있는 듯한 여
자의 목소리로 선생님 기억하십니까, K입니다라고 했다.

내가 순간 답변을 못하자 눈물겨운 목소리로 지난해 진찰받은 혈우
병 형제 K입니다라고 한다. 내 기억은 되살아났다.

6~7년이나 전의 일이다. 가메도(龜戶)67)의 어느 집에서 진찰을 부
탁해서 혈우병 형제를 진찰한 적이 있다. 그 환자가 K였다.

그때 그 형제는 혈우병성슬관절염(血友病性膝關節廉)으로 누워 있
었다. 게다가 때때로 격렬한 복통을 일으킬 때가 있다는 것이었다.

근대의학에는 이 병에 듣는 약이 없다고 해서 5년쯤 전부터 뜸선생
님에게 진료받고 있었는데 뜸이 가장 잘 듣습니다라고 그 부모는 뜸의
효과를 칭찬했다.

그 뜸선생님은 이미 40을 넘은 것 같은데도 독신이고 어느 집의 2층
에 세들어 왕진전문으로 뜸을 뜨고 있다고 한다. 더구나 그 선생님은
게이오오대학(慶應大學) 의학부(醫學部)를 졸업했는데도 근대의학을
버리고 뜸을 연구하고 있다고 한다. 그런데 2개월쯤 전부터 그 선생님
이 왕진을 해주지 않아서 하숙집으로 찾아갔더니 3개월쯤 전부터 갑
자기 자취를 감추어 완전히 행방불명이라고 했다.

용한 선생님이군요라고 나는 맞장구를 쳤지만 왠지 납득되지 않는
묘한 기분이었다.

그 선생님에게 진료받기만 하면 이렇게는 되지 않았을 것이라고 생
각합니다라고 그 부모는 뜸선생이 명의라는 것을 높이 격찬해서, 혈우
병 치료에 자신이 없는 나는 어떻게든 그 선생님을 찾아내야겠군요라
고 말하지 않을 수 없었다.

---

67) 역자주 : 일본 혼슈우섬 토오쿄오 북동부의 지명.

그런데 그때 내가 쓴 처방은 귀기건중탕(歸芪建中湯)인데 이걸로 겨우 슬종창(膝腫脹)이 그쳐서 걸을 수 있게 되어 휴약(休藥)했다.

그때 모친이 방금 막 울면서 나에게 전화를 걸어온 것은 다음과 같은 사건이 일어났기 때문이다.

환자는 형인데 갑자기 격렬한 복통을 일으키고 배에 덩어리 같은 것이 생겼다. 근처 의사는 곧바로 대학병원으로 가라며 상대해 주지 않는다. 그래서 T대학 부속병원에 입원했다.

여기서는 장폐색이라고 진단받았는데 혈우병이 있어서 수술해도 소용없고, 수술하지 않으면 목숨을 2~3일 부지할 것입니다라고 하는 것이었다.

그래서 나를 생각해 내고 울면서 전화를 건 것이었다. 그때 나는 일종의 영감 같은 것을 느껴 "낫습니다. 한방으로 낫습니다."라고 대답하고 달려온 모친에게 계지가작약탕가촉초인삼을 준 것이다. 그런데 이것을 정오 지나서부터 먹기 시작한 결과 저녁 6시에는 방귀가 나오기 시작하고 복통이 나아졌다.

죽음을 기다리고 있던 의사는 그 다음날 점점 증상이 나아져서 건강해지는 환자를 보고 기적이라며 놀라는 것이었다. 환자는 병원의 약을 먹지 않고 내 약만 먹고 있는데 담당의사는 한방약을 먹고 있는 것을 몰랐다.

1개월 정도 이 약을 계속 복용하는 동안 환자는 식욕도 나고 걸을 수 있게 되어 4월 하순에 퇴원했다.

계지가작약탕에 촉초와 인삼을 더한 것에 교이(膠飴)를 넣으면 소건중탕(小建中湯)과 대건중탕(大建中湯)의 합방(合方)이 된다. 그래서 나는 이것을 중건중탕이라고 명명하고 장(腸)의 연동불온(蠕動不穩), 장(腸)의 경련(痙攣) 등에 쓰고 있는데 그야말로 고마운 약이다.

그런데 이 환자는 퇴원하고 1개월 남짓 지나고부터 혈청간염을 일으켜서 식욕이 전혀 없고, 전신이 노란 색을 띠고, 가려움이 심하고, 잠을 편하게 못자고, 가족들은 또 치료되지 않는 것인가 하고 걱정했다.

나는 이 환자에게 소시호탕합인진호탕을 주었는데 1주일 정도 지나자 식욕이 조금씩 나서 기분이 좋아지고 3주일 정도로 황달(黃疸)도 없어졌는데 완치가 되기까지 4개월 걸렸다.

이 환자는 입원 중 매일 수혈(輸血)을 하고 있었기 때문에 이것이 원인으로 혈청간염에 걸린 것이었다.

[55] 루드비히(Ludwig) 후두염[68])에 감로음(甘露飮)

25세의 여자로 40일쯤 전에 발열(發熱)하고 게다가 계속해서 입 안이 붓고 의사로부터 루드비히 후두염이라고 진단받아 약을 받아 먹었더니 좋아졌다. 그래서 복약을 중지했더니 곧 재발하였으므로 다시 먹기 시작했는데 이번에는 효과가 없고, 현재는 혀 아래에서 약간 왼쪽으로 치우쳐 매실 크기의 종창이 있다. 자발통은 없다. 그 밖의 증상으로서는 식은땀, 불면, 식욕부진 등이 있다. 맥은 현(弦)하고 대변은 하루에 한 번 보고, 월경은 정상이며, 왼쪽 계륵하(季肋下)에 약간의 저항과 압통이 있고, 배꼽 위에서 진수음(振水音)이 들렸다.

나는 이 환자에게 감로음을 썼다. 그러자 열흘간의 복용으로 식은땀이 그치고 불면이 없어지고, 식욕이 나고 체중이 늘고, 혀 아래의 종창(腫脹)이 반으로 줄었다. 그래서 이것을 1개월 계속 복용해서 완치되었다.

감로음은 송대(宋代)의 『화제국방(和劑局方)』이라는 책에 나와 있는 처방인데 하나오카 세이슈우(華岡靑洲)는 이 처방으로 설저(舌疽)를 치료했고, 토도 칸인(百百漢陰)은 이 처방이 견순(繭脣)에 효과가 있다고 서술하고 있다. 설저는 설암(舌癌)이고, 견순은 구순암(口脣癌)인데 설저와 견순이라고 불리는 것이 모두 암(癌)이었다는 것은 아니

---

68) 역자주 : 구강상부(口腔床部) 및 경상부(頸上部)의 봉와직염으로 다른 질환의 합병증으로서 일어난다.

고, 이것과 비슷한데 같지 않은 것이 포함되어 있었다고 생각해야 한
다.

감로음은 치조농루(齒槽膿漏), 구내염(口內炎) 등에도 쓰인다.

[56] 원인과 병명 모두 불분명한 혀가 굽는 병에 가미팔선탕(加味 八仙湯)

환자는 47세의 남자로 1963년 9월 2일 초진.

이 환자는 1959년에 오른쪽 시신경마비(視神經麻痺)에 걸리고, 1961
년에 간염(肝炎)에 걸렸다. 이번의 병은 8월 18일부터 갑자기 혀가 굽
어 말이 잘 안 나오고 밥 먹는 것도 힘들게 되었다. 그래서 토오쿄오의
모 대학부속병원에서 진찰받았지만 원인, 병명이 모두 불명이었다.

환자는 거무스름한 근골질 체격이었다. 혀를 보면 혀의 오른쪽 반이
부어 이상한 모양으로 굽어 있었다. 게다가 밥맛이 없고 오른쪽 목 부
위가 매우 뻐근하다고 했다. 두통도 있었다. 맥은 약간 현(弦)하고 작
다. 혈압은 134~88. 대변은 하루에 한 번.

나는 이 환자에게 가미팔선탕을 썼다. 나는 예전에 이 처방으로 안
면신경마비(顏面神經麻痺)를 치료한 적이 있기 때문에 이 환자에게도
시험삼아 써 봤다.

그러자 혀가 굽는 것이 점차 나아지고 목도 뻐근하지 않게 되고
1964년 2월 23일의 진찰에서는 잠시 혀가 굽었던가 하고 생각될 정도
로 말도 잘 나오게 되고 음식도 흘리지 않게 되었다.

이 처방은 『중방규구(衆方規矩)』의 마목문(麻木門)에 다음과 같이
나와 있다. "손발이 마목(마비되는 것)되고 혹은 동통(疼痛)이 있는 것
을 치료한다. 생각건대 마목을 치료하는 주처방(主處方)이다. 습담(濕
痰)에 의해 손발이 마비되는 자는 기허(氣虛)이다. 이 처방을 써야 한
다. 만일 약하게 저리는 자는 혈허(血虛)이다. 한 남자가 상체(上體)가
저리고 특히 혀가 저려 술맛을 모를 때에 이 처방을 쓰면 효과를 본다.

이것은 어머니가 70여 세 때 기침 뒤에 혀가 저려 음식의 맛을 몰랐는데 이 처방 세 첩으로 나았다."

원인도 병명도 모르지만 치료법이 있는 한방이 얼마나 고마운 것인가.

[57] 원인과 병명 모두 불분명한 근육통에 갈근탕가의이인(葛根湯加薏苡仁)

환자는 11세의 남자아이로 초진은 1963년 11월 21일.

이 환자는 어렸을 때 자가중독증(自家中毒症) 버릇이 있었는데 그 밖에는 뚜렷한 고통을 몰랐다. 그런데 4월경부터 등과 대퇴부(大腿部)에 동통(疼痛)을 호소하고 학교에도 못 가고 집에서도 동통이 걱정되어 공부를 못한다고 했다.

9월이 되자 게다가 오른 팔도 아프게 되었다. 여러 가지 치료를 해 봤지만 나아지지 않았다. 최근 의사는 신경 탓이라며 문제시하지 않는다고 했다.

체격, 영양 모두 보통이었으며, 맥은 부대삭(浮大數)하고, 심계항진(心悸亢進)이 있었다. 이것은 초진으로 환자가 흥분되어 있었기 때문일지도 모른다.

동통은 오른쪽 견갑(肩胛) 사이 부위와 오른쪽 상박(上膊), 좌우의 대퇴(大腿) 내측에서의 근육동통이다. 복진해 보니 왼쪽 하복에서 왼쪽 복직근이 조금 긴장되어 있을 뿐이고 달리 뚜렷한 변화를 보이지 않았다.

나는 이 환자에게 갈근탕가의이인을 썼는데 2주 복용으로 병을 잊고 학교에 갈 수 있게 되고 그대로 완치되었다.

이 환자에게 갈근탕을 쓴 것은 맥이 부대삭하고 전신적으로 근육긴장이 좋다고 하는 점을 목표로 했다. 이때 의이인은 사족(蛇足)이었을지도 모르지만 이걸로 근육긴장이 풀려 통증이 없어지는 경우가 있기 때문에 첨가해 보았다.

이와 같은 환자를 신경성(神經性)이라고 해서 상대하지 않는 것은 문제가 있다. 자기가 치료할 수 없다고 해서 그것을 신경 탓으로 돌리는 것은 무슨 짓인가?

한방은 옛날부터 심신일여(心身一如)의 입장에 서 왔다. 근년에 정신신체의학 등을 부르짖기 시작한 서양의학과는 취지가 다르다.

[58] 만성 습진에 백호가계지탕(白虎加桂枝湯 ; 첫번째)

만성 습진(濕疹)에는 소풍산(消風散), 온청음(溫淸飮), 당귀음자(當歸飮子) 등이 흔히 쓰이지만 백호가계지탕을 만성 습진에 써서 뚜렷한 효과를 본 예를 보고한다.

백호가계지탕은 『금궤요략(金匱要略)』의 「학병편(瘧病篇)」에 나와 있는데 "온학(溫瘧)은 그 맥이 평(平)과 같고, 몸에 한(寒)이 없고, 단지 열(熱)하고, 골절(骨節)이 동번(疼煩)하고, 때때로 토한다. 백호가계지탕이 이것을 다스린다."라는 말이 있지만 이 조문으로부터는 이것을 습진에 쓰는 힌트를 얻기 어렵다.

나는 언젠가 번조(煩躁) 상태가 격렬해서 얼굴에서 불이 타오르는 것 같고, 심하게 가려울 때는 오한(惡寒)이 있다고 하는 습진 환자에게, 석고(石膏)에 번조를 치료하는 작용이 있는 것에 힌트를 얻어 백호가계지탕을 써서 뚜렷한 효과를 보고 그것을 『증상(症狀)에 따른 한방치료의 실제』에 발표했다. 그 뒤 또 같은 경험을 했기 때문에 보고한다.

24세의 미혼 여인으로 환자는 몸집이 작고 살은 적당히 쪘다. 약 10년 전부터 습진으로 괴로워하고 그 동안 여러 가지 손을 써 봤지만 낫지 않았다. 그래서 작년 아는 사람의 권유로 두 달 동안 단식원에 들어가 단식을 해봤지만 그래도 좋아지지 않았다.

습진은 안면(顔面)과 목덜미로부터 목에 걸쳐 퍼지고, 그 밖에 하지

(下肢)의 슬관절(膝關節)의 안쪽에 조금 있었다. 환부는 건조해서 까칠까칠했다. 결가(結痂)[69]도 없고 분비물도 없었다. 올리브기름 같은 것이라도 발라 두지 않으면 피부가 당기는 느낌이 있고 작은 가루가 떨어졌다. 환부의 피부는 거의 융기하지 않았다. 이 습진은 여름에는 악화되었다.

식욕은 있지만 구갈(口渴)은 없었다. 냉증(冷症)은 아니었다. 맥은 침소(沈小)하고 힘이 있었다. 설태(舌苔)는 없었다. 대변은 하루에 한 번 보았고, 월경은 단식을 하고 나서 그치고 그 뒤로는 없었다.

복진해 보니 오른쪽 복직근이 강하게 긴장하고 왼쪽도 계륵하(季肋下)에서 가볍게 긴장되어 있었다.

나는 이 환자에게 백호가계지탕을 주고 석고(石膏)의 하루량을 20g으로 했다. 그러자 7일분 복용으로 소양감(瘙痒感)이 줄어들고, 환부가 매끄럽게 되고, 3주 뒤에는 슬관절의 일부에 조금 습진이 남아 있을 뿐 다 나았다.

요시마스 토오도오(吉益東洞)가 『약징(藥徵)』에서 말한 것처럼 석고에는 구갈을 치료하는 작용이 있지만 이 환자처럼 구갈이 없는 경우도 치료할 수 있다는 점에 주목하기 바란다.

[59] 만성 습진에 백호가계지탕(두번째)

25세의 미혼 여인으로 몸집이 크고 약간 살찐 영양상태가 좋은 체격. 습진은 초등학교 때부터 있었고 온갖 치료를 해 보았다. 부신피질 호르몬도 써 봤지만 이것은 한때는 좋지만 중단하면 곧 악화될 뿐만 아니라 기분이 좋지 않아서 요즘은 그만두고 있다.

습진은 안면(顔面), 목덜미, 목에 있고 팔꿈치관절 안쪽에도 조금 있다. 환부는 건조한데 군데군데 출혈(出血) 흔적이 검게 되어 있는 것은

---

69) 역자주 : 피부에 생기는 딱지.

가려워서 긁었기 때문일 것이다.

맥은 침소(沈小)하고 힘이 있었다. 설태(舌苔)는 없지만 구갈(口渴)이 있었다. 대변은 하루에 한 번 보았고 월경은 순조로웠다. 복진해 보니 복부에는 탄력이 있고, 배꼽 부위에서 동계(動悸)가 약간 항진하고 있었다.

나는 이 환자에게 소풍산(消風散)을 3주간 계속 주었지만 전혀 변화가 없었다. 그래서 온청음가형개연교(溫淸飮加荊芥連翹)를 썼다. 이것을 먹기 시작해서 약간 좋아진 것 같기도 하지만 또다시 악화되고 일진일퇴(一進一退)했다.

그래서 백호가계지탕으로 하고 석고(石膏)를 30g 썼다. 그러자 열흘 뒤에 내원한 것을 보니 얼굴부터 목에 걸쳐 못 알아볼 정도로 좋아졌다. 팔은 별로 좋지 않았다. 그래서 팔에는 백운고(白雲膏)를 바르고 앞의 처방을 계속 썼다.

최근 지금까지 이렇게 좋은 것은 없었다고 할 정도로 좋아졌다. 이 환자도 앞의 환자도 맥이 침소(沈小)하다는 것에 주목해 두자.

만성 습진에 백호가계지탕을 써서 뚜렷한 효과를 얻은 예를 썼고, 이번에는 백호가인삼탕(白虎加人蔘湯)을 쓴 예이다.

[60] 습진에 백호가인삼탕(白虎加人蔘湯)

26세의 부인으로 반년쯤 전부터 습진으로 괴로워하고 있다.

습진은 안면(顔面)이 주가 되고 목과 목덜미에도 조금 나 있다. 얼굴에는 심상성좌창(尋常性痤瘡)이 있다.

청상방풍탕(淸上防風湯)을 썼더니 헌 것처럼 되어 매우 가려웠다. 십미패독산(十味敗毒湯)을 썼더니 가죽이 벗겨져서 가려웠다. 당귀음자(當歸飮子)를 썼더니 가려움이 점점 더 심해졌다. 온청음을 써도 역시 가려웠다.

백호가인삼탕을 썼더니 놀라운 효과를 나타내어 가려움을 잊게 되

있다. 1개월도 걸리지 않아 보통 피부로 되고 지금까지와 달리 흰 가루가 떨어지지 않게 되었다고 기뻐했다.

[61] 특발성탈저(特發性脫疽)에 당귀탕(當歸湯)

1955년 무렵이었다. 특발성탈저에 당귀탕을 써서 놀라운 효과를 나타낸 적이 있었는데, 1963년 가을에도 특발성탈저에 당귀탕을 써서 격렬한 동통(疼痛)이 누그러져 기뻐한 적이 있지만 이 환자는 주위 사람의 권고로 끝내 하지(下肢)를 절단해 버렸다. 다음에 발표하는 환자는 당귀탕이 잘 들어서 그럭저럭 나을 거라는 예견이 내려진 경우이다.

환자는 51세의 남자로 1년쯤 대변이 하루에 7~8번이나 나오는데도 하리(下痢)는 없고 무른 변이었다. 그것이 최근 하루에 2~3번으로 그치게 되었다. 그 무렵부터 왼쪽 장딴지가 매일 아침 아팠다. 그러는 중에 왼쪽 가운데 세 발가락이 아프게 되고 그것이 점점 심해졌다. 그래서 모 병원에 입원해서 특발성탈저라고 진단받았다. 그러나 좀처럼 나아지지 않아서 퇴원해서 한방치료를 받기 위해 1964년 4월 13일에 내원했다.

맥을 보니 현(弦)하고 약간 삭(數)했다. 복진해 보니 배꼽 상부에서 좌측에 저항이 있고 동통을 호소했다. 상복부는 팽만되고 발이 찼다. 왼쪽발은 서 있으면 발가락 끝이 막히는 것처럼 아파 오지만 밤에 잘 수 없을 정도로 아픈 것은 아니었다. 왼쪽 발등의 동맥은 약하긴 하지만 느껴졌다. 탈저로서는 중증(重症)은 아니었다.

그래서 당귀염통탕(當歸拈痛湯)을 썼지만 효과가 없었다. 도리어 배가 부풀어 심하부(心下部)가 아프고 발이 차가운 것이 심해졌다고 했다. 나중에 탈저에는 이 처방이 효과가 없다는 것을 알았다.

토도 칸인(百百漢陰)의 『오죽루방함구결(梧竹樓方函口訣)』에서는 당귀념통탕 항에서 다음과 같이 말하고 있다.

"언젠가 한 남자가 이 증상[오오츠카(大塚)가 말하는 습열로부터

오는 족통(足痛)]을 앓았다. 오른쪽 엄지 발가락과 검지 발가락이 빨
갛게 부어 열이 있어서 통증을 참을 수 없었고, 그 부기가 점점 발톱까
지 파급되고 통증이 무릎까지 미쳐 무릎 아래가 약간 붓게 되었다. 의
사들은 모든 수단을 다 써 봤지만 효과가 없고 단지 밤낮 화롯불에 기
대어 있기만 하고 신음이 그치지 않았다. 그래서 이요시 코쇼오칸(伊
良子將監)에게 진찰을 청했더니, 이것은 습열각기(濕熱脚氣)라고 부르
는 종류 중 하나인데 결코 탈저는 아니다. 탈저라고 하는 것은 『외과
정종(外科正宗)』에 있듯이 새까맣다고 하며 검게 되는 것이다. 이렇게
빨갛게 붓는 것은 아니다라고 하며 당귀염통탕을 주었더니 단지 몇 첩
으로 그 통증을 잊어버린듯이 나아 버렸다. 나도 그 이래 여러 번 이와
같은 증(證)을 만나 이 처방을 써서 놀라운 효과를 얻었다.”

이 설에 의해서도 알 수 있듯이 당귀염통탕은 오늘날의 통풍[痛風
; 토구가와(德川) 시대의 통풍이 아니다] 또는 이와 유사한 것에 효과
가 있지만 탈저에는 효과가 없다는 것을 알 수 있다.

그래서 족랭(足冷)을 목표로 계지가령출부탕(桂枝加苓朮附湯)을 썼
지만 효과가 없었다.

여러 가지 생각하던 중에 언젠가 당귀탕(當歸湯)으로 뚜렷한 효과
를 얻은 것을 생각해 내고 심하(心下)의 동통과 족랭을 목료로 당귀탕
을 쓰기로 했다. 이것을 열흘 남짓 먹자 심하의 동통이 먼저 나아지고
계속해서 대퇴부(大腿部)의 동통이 가벼워지고 계속해서 왼쪽 세 발
가락이 아프지 않게 되었다. 발등의 동맥이 느껴지게 되었다.

당귀탕은 『외대비요(外臺秘要)』에 나와 있는 처방인데 7권에 다음
과 같이 나와 있다.

소품당귀탕(小品當歸湯). 심복교통(心腹絞痛). 모든 허(虛)하고 냉
기(冷氣)가 가득한 것을 치료하는 처방.

당귀(當歸) 3냥, 건강(乾薑) 4냥, 감초(甘草) 3냥(구운 것), 작약(芍
藥) 2냥, 후박(厚朴) 3냥(구운 것), 황기(黃芪) 2냥, 촉초(蜀椒) 1냥(이

슬맞힘), 반하(半夏) 3냥(씻은 것), 육계(肉桂) 3냥, 인삼(人蔘) 3냥.

위의 10가지를 잘라 물 한 말로 달여 3되 2홉을 취한다. 튼튼한 사람은 1되로 해도 되고, 약한 사람은 8홉을 복용한다. 크게 냉(冷)한 자는 부자(附子) 한 개를 볶아서 첨가한다. 해조류, 배추, 양고기, 말린 오징어, 생파를 금한다.

나는 부자를 넣지 않고 썼다. 게다가 금식법(禁食法)을 지키지 않고 해조류와 생야채를 많이 먹도록 권했다.『외대비요』의 처방 뒤에 나와 있는 금식법은 나로서는 이해하기 어려운 것이 많기 때문이었다.

[62] 신경증(神經症)에 당귀탕(當歸湯)

당귀탕은 혈색이 좋지 않은 냉증(冷症) 환자로 흉부에 가스(gas)가 충만하고, 특히 상복부가 심했고 그 때문에 흉부가 압박받는 경향이 있는 자에게 잘 듣는다. 늑간신경통(肋間神經痛)이라고도 하고 혹은 협심증(狹心症)이라고도 하여, 분명한 병명도 없고 흉배(胸背)의 통증이 만성화된 자에게 써서 뚜렷한 효과를 얻을 때가 있다.

당귀탕의 주치에는 심복교통(心腹絞痛), 제허냉기(諸虛冷氣), 만통(滿痛)을 치료한다는 말이 있고, 하라 난요오(原南陽)[주1]는 진심통[眞心痛 ; 협심증과 심근경색(心筋梗塞)에 해당된다]은 아닐까라고 생각하는 것 같은데 매일 아프고 괴로워하는 자에게는 당귀탕이 좋다. 적석지환(赤石脂丸)을 겸용하는 경우도 있다고 하고, 츠다 겐센(津田玄仙)[주2]도 적석지환 겸용을 추천하면서 그 효과가 귀신과 같다고 말하고 있다. 또 이케다 슈우하쿠(淺田宗伯)는 이 처방은 복부에 구급(拘急)이 있어서 아프고 그로부터 견배(肩背)에 사무쳐 매우 아픈 자에게 좋다고 말하고 있다.

이 당귀탕의 증(證)은 의외로 많고 신경증 특히 심장부(心臟部)에 이상을 호소하는 자에게 써서 뚜렷한 효과를 얻는다. 2년 전 매일 몇 차례 협심증 같은 발작으로 고통스러워 하던 67세의 남자에게 이 처방을 주어 뚜렷한 효과를 얻었는데 최근 또 다음과 같은 경험을 했다.

환자는 39세의 남자로 직업은 의사였다. 기왕증(既往症)에 급성간염(急性肝炎)과 담석증(膽石症) 같은 발작이 있고, 5년 전에 가슴이 막히는 느낌이 있었으며 그것이 계속되어 현재와 같은 발작이 일어나게 되었다. 발작시에는 가슴이 막혀 심장이 멎을 것 같아진다. 그러나 그 시간은 짧고 곧바로 가라앉는다. 기차를 타고 있을 때에도 일을 하고 있는 중에도 불안감이 있다. 한방약으로서는 반하후박탕(半夏厚朴湯)과 계지가용골모려탕(桂枝加龍骨牡蠣湯)을 먹어 봤지만 효과가 없었다고 했다. 대변은 하루에 한 번 보고 식욕은 보통이며, 수면은 양호했다.

복진하면 상복부가 팽만하고 흉협고만(胸脇苦滿)이 있었다.

당귀탕을 주었다.

1개월 뒤 환자로부터 다음과 같은 편지와 함께 약주문이 있었다.

"……(전략)…… 덕분에 최근 아주 좋아졌습니다. 현재 때때로 심와부(心窩部)로부터 인두부(咽頭部)에 걸쳐 히스테리성 공모양의 '막히는' 느낌이 있습니다만 처음에 비하면 거의 없어져서 불안감도 적어졌습니다. 척추 양쪽 특히 견갑골(肩胛骨) 하각부(下角部)로부터 요부(腰部)에 걸쳐 걸리는 느낌이 조금 있습니다. 계속 현재의 약을 복용하고 싶습니다. ……(하략)……"

내가 처음 당귀탕을 쓴 것은 전쟁·중의 일인데 니이가타신문(新潟新聞) 토오쿄오 지국에서 근무하고 있는 40세 정도의 남자였다.

당시의 기록이 없어서 상세한 것은 불분명하지만 무척 치료하기 힘들었다고 생각되고 아직도 대강은 기억하고 있다.

환자는 혈색이 별로 좋지 않은 마른 체격이고, 심장이 나쁘다며 진찰을 청했다. 주소(主訴)는 때때로 일어나는 좌흉부(左胸部)의 동통(疼痛)이고 맥은 결체(結滯)되어 있었다. 처음에 무엇을 썼는지는 잊어버렸지만 여러 가지 해보아 효과가 없어서 당귀탕을 쓰기로 했다.

그러자 눈에 띄게 좋아져서 1년 남짓 계속 복용했다.

당귀탕증과 비슷한 것에 인삼탕증, 반하후박탕증, 분심기음증(分心 氣飮證) 등이 있다.

다음의 예는 인삼탕증과 비슷한 것이다.

환자는 55세의 남자인데 1955년에 폐결핵(肺結核)에 걸렸던 적이 있지만 이것은 완치되었다. 이번의 병은 8년 전부터인데 때때로 좌흉통(左胸痛)을 호소했는데 먼젓달부터 위경련(胃痙攣)같이 가슴에 쿡쿡 찌르는 격렬한 통증이 일어나게 되었다. 그때는 생침이 입에 괴었지만 지금은 좋아졌다. 식욕은 있었다. 설태(舌苔)도 조금 있었다. 대변은 하루에 한 번 보았고, 냉증(冷症)이고, 좌우의 복직근(腹直筋)이 긴장되어 있고, 심하(心下)에 진수음(振水音)이 들렸다.

이와 같은 환자에게 인삼탕을 써서 뚜렷한 효과를 얻은 예를 가지고 있지만 이번 환자에게는 당귀탕을 주었다. 열흘분을 먹자 가슴앓이와 흉통(胸痛)은 아직 있지만 식욕이 났다. 꽤 좋아져서 술을 먹었더니 또 흉통이 왔다. 1개월쯤 지나자 흉통이 완전히 없어졌고, 식욕도 나고 혈색은 좋아지고 기운이 났다.

또 당귀탕으로 효과가 없고 반하후박탕으로 뚜렷한 효과를 얻은 예도 있다. 처방의 유사증 감별은 미묘하고, 그 차이는 종이 한 장 차이인 것도 있고, 필설로는 다 표현할 수 없는 것이 있다.

[주1] 하라 난요오(原南陽, 1753~1820) 야마와키 토오몬(山脇東門)의 제자. 미즈토오(水戶) 왕후의 시의(侍醫). 『총계정의사소언(叢桂亭醫事小言)』, 『총계우기(叢桂偶記)』 등 저술이 많다.

[주2] 츠다 겐센(津田玄仙, 1737~1809) 타무라 츠기야마(田村積山)라고도 부른다. 쿄오니와 토오안(饗庭道庵)의 제자. 『요치다담(療治茶談)』, 『요치경험필기(療治經驗筆記)』, 『적산유언(積山遺言)』 등 저술이 많다.

[부록] 처방집(處方集)

[1] 여기서는 이 책에 나오는 처방명과 그 분량을 가나다 순서로 나열했다(처방의 구성과 그 명명법에 나와 있는 것은 뺀다). 약명 아래의 작은 아라비아 숫자는 g수를 나타낸다.

[2] 특별히 미리 밝혀 두지 않은 것은 모두 어른의 하루량이고, 12살 정도는 그 반의 양을 쓰고, 여섯 살 정도는 3분의 1 양을 쓰고, 3살 정도는 4분의 1을 쓴다.

[3] 이 책에서 ○○환(丸), ○○산(散)라고 되어 있는 것은 환(丸) 또는 산(散)을 탕제(湯劑)로 해서 쓸 경우의 분량이다.

[4] 달이는 물의 분량은 1일량을 물 600ml 정도에 넣고 한 시간 가까이 걸쳐 반량으로 달이고, 앙금을 거르고 두 번 또는 세 번으로 나누어 복용한다. 어린아이, 젖먹이는 각각 2분의 1, 3분의 1, 4분의 1로 감량한다.

[5] 여기에 나타낸 분량은 일반적인 표준에 지나지 않으므로 병의 경중(輕重), 환자의 체질의 강약, 약물의 품질의 상하 등에 따라 양의 가감(加減)이 필요하다.

[6] 부자(附子)와 오두(烏頭)는 극약(劇藥)이고, 용법을 잘못하면 중독(中毒)을 일으킬 수가 있기 때문에 신중을 기하기 바란다. 내 진료소에서는 백하부자(白河附子)라고 일컬어 판매하고 있는 것을 흙냄비로 10분~15분 동안 약한 불로 볶아서 쓰고 있다. 이렇게 하면 중독을 일으킬 염려가 적어진다.

[7] 이 책에서 생강(生薑)이라고 되어 있는 것은 생것 그대로의 생강이고, 약방(藥房)에서 생강이라고 해서 팔고 있는 것은 건강(乾薑)이므로 생것의 분량의 3분의 1~4분의 1의 양을 쓴다.

[8] 약을 달이는 용기는 쇠주전자는 좋지 않기 때문에 유약을 바르지 않고 약한 불에 구운 흙그릇을 쓴다. 흙그릇이 없으면 알루마이트(alumite)[70] 제품으로 대용한다.

---

70) 역자주 : 알루미늄의 표면에 생성시킨 내식성산화피막(耐蝕性酸化被膜)을 갖는 물질의 상품명.

[가]

가미귀비탕(加味歸脾湯) : 귀비탕(歸脾湯)에 시호(柴胡) 3g, 치자(梔子) 2g을 가한다.

가미소요산(加味逍遙散) : 당귀(當歸), 작약(芍藥), 백출(白朮), 복령(茯苓), 시호(柴胡) 각 3, 감초(甘草), 목단피(牧丹皮), 치자(梔子) 각 2, 생강(生薑) 3, 박하(薄荷) 1.

가미팔선탕(加味八仙湯) : 당귀(當歸), 천궁(川芎), 지황(地黃), 반하(半夏) 각 2, 복령(茯苓), 작약(芍藥), 진피(陳皮) 각 2.5, 인삼(人蔘), 우슬(牛膝), 진교(秦艽), 방풍(防風), 강활(羌活) 각 1.5, 백출(白朮) 3, 시호(柴胡), 계지(桂枝), 감초(甘草) 각 1.

갈근탕(葛根湯) : 갈근(葛根) 8, 마황(麻黃), 생강(生薑), 대조(大棗) 각 4, 계지(桂枝), 작약(芍藥) 각 3, 감초(甘草) 2.

감로음(甘露飮) : 비파엽(枇杷葉), 숙지황(熟地黃), 천문동(天門冬), 지실(枳實), 인진(茵陳), 건지황(乾地黃), 맥문동(麥門冬), 석곡(石斛), 감초(甘草), 황금(黃芩) 각 2.5 (천문동과 숙지황을 빼도 된다)

감수반하탕(甘遂半夏湯) : 감수(甘遂) 1.5, 반하(半夏) 6, 작약(芍藥) 5, 감초(甘草) 2.5 이상을 원칙대로 달여 앙금을 제거하고 봉밀(蜂蜜)을 넣고 녹여 마신다.

감초건중탕(甘草建中湯) : 감초(甘草) 4, 건강(乾薑) 2.

감초마황탕(甘草麻黃湯) : 감초(甘草) 1, 마황(麻黃) 3. [이상 돈복(頓服)]

감초부자탕(甘草附子湯) : 감초(甘草) 2, 백출(白朮) 4, 계지(桂枝) 3.5, 부자(附子) 1.

감초분밀탕(甘草粉蜜湯) : 감초(甘草) 2, 미분(米粉)71) 1, 봉밀(蜂蜜) 4. 감초를 삶아 앙금을 제거한 것에 미분과 봉밀을 넣는다.

감초사심탕(甘草瀉心湯) : 반하사심탕(半夏瀉心湯)에 감초(甘草) 1g을 더한다.

감초탕(甘草湯) : 감초(甘草) 8.

계강조초황신부탕(桂薑棗草黃辛附湯) : 계지(桂枝), 생강(生薑), 대조(大棗) 각 3, 감초(甘草), 마황(麻黃), 세신(細辛) 각 2, 부자(附子) 1.

계지가령출부탕(桂枝加苓朮附湯) : 계지탕(桂枝湯)에 복령(茯苓), 출(朮) 각 4g, 부자(附子) 1g을 더한다.

계지가작약대황탕(桂枝加芍藥大黃湯) : 계지가작약탕(桂枝加芍藥湯)에 대황(大黃) 1g을 더한다.

계지가작약탕(桂枝加芍藥湯) : 계지(桂枝), 생강(生薑), 대조(大棗) 각 4, 감초(甘草) 2, 작약(芍藥) 6.

---

71) 역자주 : 쌀가루.

계지감초용골모려탕(桂枝甘草龍骨牡蠣湯) : 계지(桂枝) 4, 감초(甘草), 용골(龍骨), 모려(牡蠣) 각 2

계지감초탕(桂枝甘草湯) : 계지(桂枝) 4, 감초(甘草) 2.

계지복령환료(桂枝茯苓丸料) : 계지(桂枝), 복령(茯苓), 목단피(牧丹皮), 도인(桃仁), 작약(芍藥) 각 4.

계지인삼탕(桂枝人蔘湯) : 계지(桂枝) 4, 甘草(甘草), 출(朮), 인삼(人蔘) 각 3, 건강(乾薑) 2.

계지탕(桂枝湯) : 계지(桂枝), 작약(芍藥), 대조(大棗), 생강(生薑) 각 4, 감초(甘草) 2.

괄려지실탕(瓜呂枳實湯) : 당귀(當歸), 복령(茯苓), 패모(貝母) 각 3, 괄여실(括呂實), 길경(桔梗), 진피(陳皮), 황금(黃芩), 생강(生薑) 각 2, 축사(縮砂), 목향(木香), 감초(甘草), 치자(梔子), 지실(枳實), 죽여(竹茹) 각 1.

궁귀교애탕(芎歸膠艾湯) : 천궁(川芎), 감초(甘草), 애엽(艾葉) 각 3, 당귀(當歸), 작약(芍藥) 각 4.5, 지황(地黃) 6. 이상을 원칙대로 달여 앙금을 제거하고 아교(阿膠)를 넣어 다시 불 위에 올리고 잘 녹여서 마신다.

귀기건중탕(歸芪建中湯) : 당귀건중탕(當歸建中湯)에 황기(黃芪) 2g을 가한다.

귀비탕(歸脾湯) : 황기(黃芪) 2, 인삼(人蔘), 출(朮), 복령(茯苓), 산조인(酸棗仁), 용안육(龍眼肉) 각 3, 당귀(當歸) 2, 생강(生薑) 3, 대조(大棗), 원지(遠志) 각 1.5, 감초(甘草), 목향(木香) 각 1.

길경탕(桔梗湯) : 길경(桔梗) 2, 감초(甘草) 3.

[나]

내탁산(內托散) : 인삼(人蔘) 2.5, 황기(黃芪), 천궁(川芎), 방풍(防風), 길경(桔梗), 후박(厚朴), 계지(桂枝) 각 2, 당귀(當歸) 3, 백지(白芷), 감초(甘草) 각 1.

[다]

당귀건중탕(當歸建中湯) : 당귀(當歸), 계지(桂枝), 생강(生薑), 대조(大棗) 각 4, 작약(芍藥) 5, 감초(甘草) 2.

당귀사역가오수유생강탕(當歸四逆加吳茱萸生薑湯) : 당귀(當歸), 계지(桂枝), 작약(芍藥), 목통(木通) 각 3, 세신(細辛), 감초(甘草) 각 2, 대조(大棗) 5, 오수유(吳茱萸) 2, 생강(生薑) 4,

당귀염통탕(當歸拈痛湯) : 당귀(當歸), 지모(知母), 강활(羌活), 인진(茵陳), 황금(黃芩), 백출(白朮), 저령(猪苓), 택사(澤瀉) 각 2, 창출(蒼朮), 방풍(防風), 갈근(葛

根), 인삼(人蔘) 각 2, 고삼(苦蔘), 승마(升麻), 감초(甘草) 각 1.

당귀음자(當歸飮子) : 당귀(當歸) 5, 작약(芍藥), 천궁(川芎), 질리(蒺梨)[72], 방풍(防風) 각 3, 지황(地黃) 4, 형개(荊芥), 황기(黃芪) 각 1.5, 하수오(何首烏) 2, 감초(甘草) 1.

당귀작약산료(當歸芍藥散料) : 당귀(當歸), 천궁(川芎) 각 3, 작약(芍藥), 복령(茯苓), 출(朮), 택사(澤瀉) 각 4.

당귀탕(當歸湯) : 당귀(當歸), 반하(半夏) 각 5, 작약(芍藥), 후박(厚朴), 계지(桂枝), 인삼(人蔘) 각 3, 건강(乾薑), 황기(黃芪), 촉초(蜀椒) 각 1.5, 감초(甘草) 1.

대건중탕(大建中湯) : 촉초(蜀椒) 2, 건강(乾薑) 5, 인삼(人蔘) 3. 이상을 원칙대로 달여 앙금을 제거하고, 교이(膠飴) 20g을 넣고 다시 불 위에 올려 5분 동안 팔팔 끓이고 이것을 온복(溫服)한다.

대궁황탕(大芎黃湯) : 치두창일방(治頭瘡一方)과 같다.

대방풍탕(大防風湯) : 당귀(當歸), 작약(芍藥), 지황(地黃), 황기(黃芪), 방풍(防風), 두충(杜仲), 출(朮) 각 3, 천궁(川芎) 2, 인삼(人蔘), 강활(羌活), 우슬(牛膝), 감초(甘草), 대조(大棗) 각 1.5, 생강(生薑) 3, 부자(附子) 1.

대속명탕(大續命湯) : 속명탕(續命湯)과 같다.

대시호탕(大柴胡湯) : 시호(柴胡) 6, 반하(半夏), 생강(生薑) 각 4, 황금(黃芩), 작약(芍藥), 대조(大棗) 각 3, 지실(枳實) 2, 대황(大黃) 1.

대황감초탕(大黃甘草湯) : 대황(大黃) 4, 감초(甘草) 1.

대황목단피탕(大黃牧丹皮湯) : 대황(大黃) 2, 목단피(牧丹皮), 도인(桃仁), 망초(芒硝) 각 4, 과자(瓜子) 6.

대황부자탕(大黃附子湯) : 대황(大黃) 1, 부자(附子) 1, 세신(細辛) 2.

도핵승기탕(桃核承氣湯) : 도인(桃仁) 5, 계지(桂枝) 4, 망초(芒硝) 2, 대황(大黃) 3, 감초(甘草) 1.5

독선산(禿癬散) : 웅황(雄黃) 2푼, 유황(硫黃) 4푼, 담반(膽礬) 1푼, 대황(大黃) 3푼. 이상을 가루로 만들어 대합(大蛤) 속에서 초(醋)로 개어 진흙 상태로 환부에 바른다.

[마]

마자인환(麻子仁丸) : 마자인(麻子仁) 5푼, 작약(芍藥), 지실(枳實), 후박(厚朴) 각 2

---

72) 역자주 : 질려(蒺藜).

푼, 대황(大黃) 4푼, 행인(杏仁) 2푼. 이상을 연밀(煉蜜)로 환(丸)으로 만들어 1
회 양을 2 또는 4등분해서 돈복(頓服)한다.

마행감석탕(麻杏甘石湯) : 마황(麻黃), 행인(杏仁) 각 4, 감초(甘草) 2, 석고(石膏)
10.

마황부자감초탕(麻黃附子甘草湯) : 마황(麻黃), 감초(甘草) 각 3, 부자(附子) 1,

마황세신부자탕(麻黃細辛附子湯) : 마황(麻黃) 4, 세신(細辛) 3, 부자(附子) 1.

마황연초적소두탕(麻黃蓮軺赤小豆湯) : 마황(麻黃), 연교(連翹), 생강(生薑), 대조
(大棗), 상백피(桑白皮) 각 3, 행인(杏仁) 4, 적소두(赤小豆) 10, 감초(甘草) 1.

마황의감탕(麻黃薏甘湯) : 마황(麻黃) 4, 행인(杏仁) 3, 의이인(薏苡仁) 10, 감초(甘
草) 2.

마황탕(麻黃湯) : 마황(麻黃), 행인(杏仁) 각 5, 계지(桂枝) 4, 감초(甘草) 1.5

맥문동탕(麥門冬湯) : 맥문동(麥門冬) 10, 반하(半夏), 갱미(粳米) 각 5, 대조(大棗)
3, 인삼(人蔘), 감초(甘草) 각 2.

목방기탕(木防己湯) : 목방기(木防己) 4, 석고(石膏) 10, 계지(桂枝), 인삼(人蔘) 각 3.

[바]

반하백출천마탕(半夏白朮天麻湯) : 반하(半夏), 백출(白朮), 창출(蒼朮), 진피(陳皮),
복령(茯苓) 각 3, 맥아(麥芽), 천마(天麻), 생강(生薑), 신곡(神麴) 각 2, 황기(黃
芪), 인삼(人蔘), 택사(澤瀉) 각 1.5, 황백(黃柏), 건강(乾薑) 각 1.

반하사심탕(半夏瀉心湯) : 반하(半夏) 5, 황금(黃芩), 건강(乾薑), 인삼(人蔘), 감초
(甘草), 대조(大棗) 각 2.5, 황련(黃連) 1.

반하후박탕(半夏厚朴湯) : 반하(半夏) 6, 복령(茯苓) 5, 생강(生薑) 4, 후박(厚朴) 3,
소엽(蘇葉) 2.

방기황기탕(防己黃芪湯) : 방기(防己), 황기(黃芪) 각 5, 출(朮), 생강(生薑), 대조(大
棗) 각 3, 감초(甘草) 1.5

방풍통성산(防風通聖散) : 당귀(當歸), 작약(芍藥), 천궁(川芎), 부자(附子), 연교(連
翹), 박하(薄荷), 생강(生薑), 형개(荊芥), 방풍(防風), 마황(麻黃) 각 1.2, 대황(大
黃), 망초(芒硝) 각 1.5, 길경(桔梗), 백출(白朮), 감초(甘草), 황금(黃芩), 석고(石
膏) 각 2, 활석(滑石) 3.

배농산(排膿散) : 지실(枳實), 작약(芍藥) 각 3푼, 길경(桔梗) 1푼. 이상을 가루로 해
서 한 번 만든 것을 셋으로 나누고, 계란 노른자 한 개를 첨가해서 잘 저어 끓인

물로 마신다. 1일 3회 복용.

배농탕(排膿湯) : 길경(桔梗) 4, 감초(甘草), 생강(生薑) 각 3, 대조(大棗) 6.

백운고(白雲膏) : 참기름 1000ml, 백랍(白蠟) 300, 야자유 7.5, 경분(輕粉) 7.5, 장뇌(樟腦) 7.5. 먼저 참기름을 끓여 수분을 증발시키고 다음에 백랍을 넣고 완전히 용해시켜 헝겊으로 걸러 뜨거울 때 야자유, 경분, 장뇌를 넣고 잘 저어서 약간 응고시켜 하얀 벽색(壁色)으로 만든다.

백호가계지탕(白虎加桂枝湯) : 지모(知母) 5, 갱미(粳米) 8, 석고(石膏) 20, 감초(甘草) 2, 계지(桂枝) 4.

백호가인삼탕(白虎加人蔘湯) : 지모(知母) 5, 갱미(粳米) 8, 석고(石膏) 20, 감초(甘草) 2, 인삼(人蔘) 3.

변제심기음(變製心氣飮) : 계지(桂枝), 빈랑(檳榔) 각 2.5, 복령(茯苓), 반하(半夏) 각 5, 목통(木通) 3, 소자(蘇子), 토별갑(土別甲), 지실(枳實) 각 2, 상백피(桑白皮), 감초(甘草), 오수유(吳茱萸) 각 1.

보중익기탕(補中盆氣湯) : 황기(黃芪), 인삼(人蔘), 출(朮) 각 4, 당귀(當歸) 3, 진피(陳皮), 생강(生薑), 대조(大棗), 시호(柴胡) 각 2, 감초(甘草) 1.5, 승마(升麻) 1

복령감초탕(茯苓甘草湯) : 복령(茯苓) 6, 계지(桂枝) 4, 생강(生薑) 3, 감초(甘草) 1.

복령사역탕(茯苓四逆湯) : 복령(茯苓) 4, 감초(甘草), 건강(乾薑), 인삼(人蔘) 각 2, 부자(附子) 1.

복령택사탕(茯苓澤瀉湯) : 복령(茯苓), 택사(澤瀉) 각 4, 출(朮), 생강(生薑) 각 3, 계지(桂枝) 2, 감초(甘草) 1.5

복령행인감초탕(茯苓杏仁甘草湯) : 복령(茯苓) 6, 행인(杏仁) 4, 감초(甘草) 1.

부자이중탕(附子理中湯) : 인삼탕(人蔘湯)에 부자(附子) 1g을 더한다.

부자탕(附子湯) : 부자(附子) 1, 복령(茯苓), 작약(芍藥) 각 4, 출(朮) 5, 인삼(人蔘) 2.

분소탕(分消湯) : 창출(蒼朮), 복령(茯苓), 백출(白朮) 각 2.5, 진피(陳皮), 후박(厚朴), 향부자(香附子), 저령(猪苓), 택사(澤瀉) 각 2, 지실(枳實), 대복피(大腹皮), 축사(縮砂), 목향(木香), 생강(生薑), 등심초(燈心草) 각 1.

분심기음(分心氣飮) : 계지(桂枝), 작약(芍藥), 목통(木通), 반하(半夏), 감초(甘草), 대조(大棗), 생강(生薑), 등심초(燈心草) 각 1.5, 상백피(桑白皮), 청피(靑皮), 진피(陳皮), 대복피(大腹皮), 강활(羌活), 복령(茯苓), 자소(紫蘇) 각 2.

[사]

사역가인삼탕(四逆加人蔘湯) : 사역탕(四逆湯)에 인삼(人蔘) 2g을 더한다.

사역산(四逆散) : 시호(柴胡) 5, 지실(枳實) 2, 작약(芍藥) 4, 감초(甘草) 1.5

사역탕(四物湯) : 당귀(當歸), 천궁(川芎), 작약(芍藥), 지황(地黃) 각 3,

사역탕(四逆湯) : 감초(甘草) 3, 건강(乾薑) 2, 부자(附子) 1.

산조인탕(酸棗仁湯) : 산조인(酸棗仁) 10, 지모(知母), 천궁(川芎) 각 3, 복령(茯苓) 5, 감초(甘草) 1.

삼물황금탕(三物黃芩湯) : 황금(黃芩), 고삼(苦蔘) 각 3, 지황(地黃) 6.

삼황사심탕(三黃瀉心湯) : 대황(大黃), 황금(黃芩), 황련(黃連) 각 1. 이상을 우려낼 경우에는 여기에 끓인 맹물 100ml를 가하고 3분 동안 팔팔 끓여 앙금을 제거해 서 돈복(頓服)한다.

생강사심탕(生薑瀉心湯) : 반하사심탕(半夏瀉心湯)에서 건강(乾薑) 1g을 줄이고 생 강(生薑) 2g을 더한다.

소건중탕(小建中湯) : 계지(桂枝), 생강(生薑), 대조(大棗) 각 4, 작약(芍藥) 6, 감초 (甘草) 2. 이상을 원칙대로 달여 앙금을 제거하고, 아교(阿膠) 20g을 더해 다시 불 위에 올려 5분 동안 팔팔 끓여서 온복(溫服)한다.

소경활혈탕(疎經活血湯) : 당귀(當歸), 지황(地黃), 창출(蒼朮), 천궁(川芎), 복령(茯 苓), 도인(桃仁) 각 2, 작약(芍藥) 2.5, 우슬(牛膝), 위령선(威靈仙), 방기(防己), 강활(羌活), 방풍(防風), 용담초(龍膽草), 진피(陳皮) 각 1.5, 백지(白芷), 감초(甘 草) 각 1, 생강(生薑) 3.

소반하가복령탕(小半夏加茯苓湯) : 반하(半夏), 복령(茯苓), 생강(生薑) 각 5.

소속명탕(小續命湯) : 부자(附子) 0.5, 방풍(防風), 작약(芍藥), 방기(防己) 각 2, 인삼 (人蔘), 감초(甘草) 각 1, 생강(生薑) 3, 행인(杏仁) 3.

소시호탕(小柴胡湯) : 시호(柴胡) 7, 반하(半夏) 5, 생강(生薑) 4, 황금(黃芩), 대조(大 棗), 인삼(人蔘) 각 3, 감초(甘草) 2.

소시호탕합반하후박탕(小柴胡湯合半夏厚朴湯) : 소시호탕에 후박(厚朴) 3g, 복령 (茯苓) 5g, 소엽(蘇葉) 2g을 더한다.

소자강기탕(蘇子降氣湯) : 소자(蘇子) 3, 반하(半夏) 4, 진피(陳皮), 후박(厚朴), 전호(前 胡), 계지(桂枝), 당귀(當歸) 각 2.5, 대조(大棗) 1.5, 생강(生薑) 3, 감초(甘草) 1.

소청룡탕(小靑龍湯) : 마황(麻黃), 작약(芍藥), 건강(乾薑), 감초(甘草), 계지(桂枝), 세신(細辛), 오미자(五味子) 각 3, 반하(半夏) 6.

소풍산(消風散) : 당귀(當歸), 지황(地黃), 석고(石膏) 각 3, 지모(知母), 호마(胡麻) 각 1.5, 창출(蒼朮), 우방자(牛蒡子), 방풍(防風), 목통(木通) 각 2, 감초(甘草), 선태(蟬蛻), 고삼(苦參), 형개(荊芥) 각 1.

속명탕(續命湯) : 행인(杏仁) 4, 麻黃(麻黃), 계지(桂枝), 인삼(人蔘), 당귀(當歸) 각 3, 천궁(川芎), 건강(乾薑), 감초(甘草) 각 2, 석고(石膏) 6

시작육군자탕(柴芍六君子湯) : 육군자탕(六君子湯)에 시호(柴胡), 작약(芍藥) 각 3g 을 넣는다.

시호가용골모려탕(柴胡加龍骨牡蠣湯) : 시호(柴胡) 5, 반하(半夏) 4, 복령(茯苓), 계지(桂枝) 각 3, 황금(黃芩), 대조(大棗), 생강(生薑), 인삼(人蔘), 용골(龍骨), 모려(牡蠣) 각 2.5, 대황(大黃) 1.

시호계지건강탕(柴胡桂枝乾薑湯) : 시호(柴胡) 6, 계지(桂枝), 괄여근(括呂根), 황금(黃芩), 모려(牡蠣) 각 3, 건강(乾薑), 감초(甘草) 각 2.

시호계지탕(柴胡桂枝湯) : 시호(柴胡) 5, 반하(半夏) 4, 계지(桂枝) 2.5, 황금(黃芩), 인삼(人蔘), 작약(芍藥), 생강(生薑), 대조(大棗) 각 2, 감초(甘草) 1.5

시호소간산(柴胡疎肝散) : 시호(柴胡), 작약(芍藥) 각 4, 지실(枳實) 3, 감초(甘草) 2, 향부자(香附子), 천궁(川芎) 각 3, 청피(靑皮) 2, 치자(梔子) 3, 건강(乾薑) 1.

시호지길탕(柴胡枳桔湯) : 시호(柴胡), 반하(半夏) 각 5, 생강(生薑), 황금(黃芩), 괄여인(括呂仁), 길경(桔梗) 각 3, 감초(甘草) 1, 지실(枳實) 1.5

신비탕(神秘湯) : 마황(麻黃) 5, 행인(杏仁) 4, 후박(厚朴) 3, 진피(陳皮) 2.5, 감초(甘草), 시호(柴胡) 각 2, 소엽(蘇葉) 1.5

신이청폐탕(辛夷淸肺湯) : 신이(辛夷) 2, 지모(知母), 백합(百合), 황금(黃芩), 치자(梔子) 각 3, 맥문동(麥門冬), 석고(石膏) 각 5, 승마(升麻) 1, 비파엽(枇杷葉) 2.

실비음(實脾飮) : 분소탕(分消湯)의 지실(枳實)을 지각(枳殼)으로 바꾼 것.

십미패독산(十味敗毒湯) : 시호(柴胡), 박속(樸樕)(또는 앵피(櫻皮)), 길경(桔梗), 천궁(川芎), 복령(茯苓) 각 3, 독활(獨活), 방풍(防風) 각 2, 감초(甘草), 형개(荊芥) 각 1, 생강(生薑) 3, 나는 여기에 연교(連翹) 3g을 더해서 쓴다.

십육미류기음(十六味流氣飮) : 당귀(當歸), 천궁(川芎), 작약(芍藥), 계지(桂枝), 인삼(人蔘), 길경(桔梗) 각 3, 백지(白芷), 황기(黃芪), 목향(木香), 오약(烏藥), 후박(厚朴), 지각(枳殼), 빈랑(檳榔), 소엽(蘇葉), 방풍(防風), 감초(甘草) 각 2.

십전대보탕(十全大補湯) : 인삼(人蔘), 황기(黃芪) 각 2.5, 출(朮), 당귀(當歸), 복령(茯苓), 숙지황(熟地黃) 각 3.5, 천궁(川芎), 작약(芍藥), 계지(桂枝) 각 3, 감초(甘

草) 1.

[아]

안중산(安中散) : 계지(桂枝) 4, 현호색(玄胡索), 모려(牡蠣) 각 3, 회향(茴香) 1.5, 축
사(縮砂), 감초(甘草) 각 1, 고량강(高良薑) 0.5

양지탕(良枳湯) : 복령(茯苓), 반하(半夏) 각 6, 계지(桂枝), 대조(大棗) 각 4, 감초(甘
草) 2, 고량강(高良薑) 1, 지실(枳實) 2.

억간부비산(抑肝扶脾散) : 인삼(人蔘), 출(朮), 복령(茯苓) 각 2, 용담초(龍膽草), 백
개자(白芥子) 각 1, 산사자(山楂子), 진피(陳皮), 청피(靑皮), 신곡(神麯) 각 2.,
호황련(胡黃連), 황련(黃連), 시호(柴胡), 감초(甘草) 각 1.

억간산(抑肝散) : 당귀(當歸), 조구등(釣鉤藤), 천궁(川芎) 각 3, 출(朮), 복령(茯苓)
각 4, 시호(柴胡) 2, 감초(甘草) 1.5

억간산가진피반하(抑肝散加陳皮半夏) : 억간산(抑肝散)에 진피(陳皮) 3, 반하(半夏)
5를 가한다.

여신산(女神散) : 당귀(當歸), 천궁(川芎), 백출(白朮), 향부자(香附子) 각 3, 계지(桂
枝), 인삼(人蔘), 황금(黃芩), 빈랑(檳榔) 각 2, 황련(黃連), 목향(木香), 감초(甘
草) 각 1.5, 정향(丁香), 대황(大黃) 각 0.5

연년반하탕(延年半夏湯) : 반하(半夏) 5, 시호(柴胡), 토별갑(土別甲), 길경(桔梗), 빈
랑(檳榔) 각 3, 인삼(人蔘) 2, 생강(生薑) 3, 지실(枳實), 오수유(吳茱萸) 각 1.

영감강미신하인탕(苓甘薑味辛夏仁湯) : 복령(茯苓), 반하(半夏), 행인(杏仁) 각 4, 오
미자(五味子) 3, 감초(甘草), 건강(乾薑), 세신(細辛) 각 2.

영강출감탕(苓薑朮甘湯) : 복령(茯苓) 6, 건강(乾薑), 백출(白朮) 각 3, 감초(甘草) 2.

영계감조탕(苓桂甘棗湯) : 복령(茯苓) 6, 계지(桂枝), 대조(大棗) 각 4, 감초(甘草) 2.

영계미감탕(苓桂味甘湯) : 복령(茯苓) 6, 계지(桂枝) 4, 오미자(五味子) 3, 감초(甘草) 2.

영계출감탕(苓桂朮甘湯) : 복령(茯苓) 6, 계지(桂枝) 4, 백출(白朮) 3, 감초(甘草) 2.

오령산료(五苓散料) : 택사(澤瀉) 6, 저령(猪苓), 복령(茯苓), 출(朮) 각 4.5, 계지(桂
枝) 2.5

오수유탕(吳茱萸湯) : 오수유(吳茱萸) 3, 인삼(人蔘), 대조(大棗) 각 2, 생강(生薑) 4.

오적산(五積散) : 창출(蒼朮), 진피(陳皮), 복령(茯苓), 백출(白朮), 반하(半夏), 당귀
(當歸) 각 2, 후박(厚朴), 작약(芍藥), 천궁(川芎), 백지(白芷), 지각(枳殼), 길경
(桔梗), 건강(乾薑), 계지(桂枝), 마황(麻黃), 대조(大棗), 생강(生薑), 감초(甘草)

각 1.

온경탕(溫經湯) : 반하(半夏), 맥문동(麥門冬) 각 4, 당귀(當歸) 3, 천궁(川芎), 작약(芍藥), 인삼(人蔘), 계지(桂枝), 아교(阿膠), 목단피(牧丹皮), 생강(生薑), 감초(甘草) 각 2, 오수유(吳茱萸) 1.

온담탕(溫膽湯) : 반하(半夏), 복령(茯苓) 각 6, 생강(生薑) 3, 진피(陳皮) 2.5, 죽여(竹茹) 2, 지실(枳實) 1.5, 감초(甘草) 1.

온청음(溫淸飮) : 당귀(當歸), 지황(地黃) 각 4, 작약(芍藥), 천궁(川芎), 황금(黃芩) 각 3, 치자(梔子) 2, 황련(黃連), 황백(黃柏) 각 1.5

용골탕(龍骨湯) : 용골(龍骨) 3, 복령(茯苓) 4, 계지(桂枝), 원지(遠志), 맥문동(麥門冬), 모려(牡蠣) 각 3, 감초(甘草) 1.5, 생강(生薑) 2.

용담사간탕(龍膽瀉肝湯) : 차전자(車前子), 황금(黃芩), 택사(澤瀉) 각 3, 목통(木通), 지황(地黃), 당귀(當歸) 각 5, 치자(梔子), 감초(甘草), 용담초(龍膽草) 각 1.

월비가출탕(越婢加朮湯) : 마황(麻黃) 6, 석고(石膏) 8, 생강(生薑), 대조(大棗) 각 3, 감초(甘草) 2, 출(朮) 4.

위풍탕(胃風湯) : 당귀(當歸), 작약(芍藥), 천궁(川芎), 인삼(人蔘), 백출(白朮) 각 3, 복령(茯苓) 4, 계지(桂枝), 속(粟) 각 2.

육군자탕(六君子湯) : 인삼(人蔘), 백출(白朮), 복령(茯苓), 반하(半夏) 각 4, 진피(陳皮), 생강(生薑), 대조(大棗) 각 2, 감초(甘草) 1.

윤장탕(潤腸湯) : 당귀(當歸), 숙지황(熟地黃), 건지황(乾地黃) 각 3, 마자인(麻子仁), 도인(桃仁), 행인(杏仁), 지각(枳殼), 후박(厚朴), 황금(黃芩), 대황(大黃) 각 2, 감초(甘草) 1.5

의이부자산료(薏苡附子散料) : 의이인(薏苡仁) 10, 부자(附子) 1.

의이인탕(薏苡仁湯) : 마황(麻黃), 당귀(當歸), 출(朮) 각 4, 의이인(薏苡仁) 8, 계지(桂枝), 작약(芍藥) 각 3, 감초(甘草) 2.

이중탕(理中湯) : 인삼탕(人蔘湯)과 같다.

이출탕(二朮湯) : 백출(白朮), 복령(茯苓), 진피(陳皮), 천남성(天南星), 향부(香附子), 황금(黃芩), 위령선(威靈仙), 강활(羌活) 각 2.5, 반하(半夏) 4, 창출(蒼朮) 3, 감초(甘草) 1, 생강(生薑) 3.

인삼탕(人蔘湯) : 인삼(人蔘), 감초(甘草), 출(朮), 건강(乾薑) 각 3.

인진오령산(茵蔯五苓散) : 오령산(五苓散)에 인진(茵蔯) 4g을 더한다.

인진호탕(茵蔯蒿湯) : 인진(茵蔯) 4, 치자(梔子) 3, 대황(大黃) 1.

[자]

자감초탕(炙甘草湯) : 자감초(炙甘草), 생강(生薑), 계지(桂枝), 마자인(麻子仁), 대
조(大棗), 인삼(人蔘) 각 3, 지황(地黃), 맥문동(麥門冬) 각 6, 아교(阿膠) 2.

자근모려탕(紫根牡蠣湯) : 당귀(當歸) 5, 작약(芍藥), 천궁(川芎), 자근(紫根) 각 3,
대황(大黃), 인동(忍冬) 각 1.5, 승마(升麻), 황기(黃芪) 각 2, 모려(牡蠣) 4, 감초
(甘草) 1.

자운고(紫雲膏) : 참(깨)기름 1000, 당귀(當歸), 자근(紫根) 각 100, 황랍(黃蠟) 380,
돼지기름 25. 먼저 참기름을 달여 황랍, 돼지기름 넣어 녹이고 다음으로 당귀를
넣고 끝으로 자근을 넣어 선명한 자적색(紫赤色)이 되면 헝겊으로 여과해서 굳
게 한다. 자근을 넣을 때의 온도는 140도가 적당하다. 그런데 여름과 겨울에는
황랍의 양을 가감(加減)한다.

자음강화탕(滋陰降火湯) : 당귀(當歸), 작약(芍藥), 지황(地黃), 천문동(天門冬), 맥
문동(麥門冬), 진피(陳皮) 각 2.5, 출(朮) 3, 지모(知母), 황백(黃柏), 감초(甘草)
각 1.5

작감황신부탕(芍甘黃辛附湯) : 작약(芍藥) 4, 감초(甘草) 3, 대황(大黃) 1, 세신(細辛)
2, 부자(附子) 1.

작약감초부자탕(芍藥甘草附子湯) : 작약(芍藥), 감초(甘草) 각 3, 부자(附子) 1.

작약감초탕(芍藥甘草湯) : 작약(芍藥), 감초(甘草) 각 3.

작약탕(芍藥湯) : 작약(芍藥) 4, 황금(黃芩), 당귀(當歸), 황련(黃連) 각 2, 감초(甘
草), 목향(木香), 지각(枳殼), 대황(大黃), 빈랑(檳榔) 각 1.

저령탕(猪苓湯) : 저령(猪苓), 복령(茯苓), 활석(滑石), 택사(澤瀉) 각 3. 이상을 원칙
대로 달여 앙금을 제거하고 아교(阿膠) 3g을 넣고 다시 불 위에 올려 잘 녹여서
불에서 내려 마신다.

저령탕합사물탕(猪苓湯合四物湯) : 저령탕과 사물탕을 합한 것.

적석지환(赤石脂丸) : 오두(烏頭)(볶은 것), 부자(附子)(볶은 것), 건강(乾薑) 각 1푼,
촉초(蜀椒), 적석지(赤石脂) 각 2푼. 이상을 가루로 만들어 연밀(煉蜜)로 환제
(丸劑)로 만들어 1일 3회(0.5g) 복용한다.

조등산(釣藤散) : 조구등(釣鉤藤), 귤피(橘皮), 반하(半夏), 맥문동(麥門冬), 복령(茯
苓) 각 3, 인삼(人蔘), 국화(菊花), 방풍(防風) 각 2, 석고(石膏) 5, 감초(甘草) 1,
생강(生薑) 3.

조위승기탕(調胃承氣湯) : 대황(大黃) 2, 망초(芒硝), 감초(甘草) 각 1.

죽여온담탕(竹茹溫膽湯) : 시호(柴胡), 죽여(竹茹), 복령(茯苓), 맥문동(麥門冬), 생강(生薑) 각 3, 반하(半夏) 5, 향부자(香附子), 길경(桔梗), 진피(陳皮), 지실(枳實) 각 2, 황련(黃連), 감초(甘草), 인삼(人蔘) 각 1.

증손목방기탕(增損木防己湯) : 목방기탕(木防己湯)에 소자(蘇子) 5, 상백피(桑白皮), 생강(生薑) 각 3.

진무탕(眞武湯) : 복령(茯苓) 5, 작약(芍藥), 생강(生薑), 출(朮) 각 3, 부자(附子) 1.

[차]

청상견통탕(淸上蠲痛湯) : 맥문동(麥門冬) 5, 황금(黃芩) 4, 강활(羌活), 독활(獨活), 방풍(防風), 백출(白朮), 당귀(當歸), 천궁(川芎), 백지(白芷) 각 3, 만형자(蔓荊子), 국화(菊花) 각 2, 세신(細辛), 감초(甘草) 각 1.

청상방풍탕(淸上防風湯) : 형개(荊芥), 황련(黃連), 박하(薄荷), 지실(枳實), 감초(甘草) 각 1.5, 치자(梔子), 천궁(川芎), 황금(黃芩), 연교(連翹), 백지(白芷), 길경(桔梗), 방풍(防風) 각 3.

청습화담탕(淸濕化痰湯) : 천남성(天南星), 황금(黃芩), 생강(生薑) 각 3, 반하(半夏), 복령(茯苓), 창출(蒼朮) 각 4, 진피(陳皮) 2.5, 강활(羌活), 백지(白芷), 백개자(白芥子), 감초(甘草) 각 1.5

청심연자음(淸心蓮子飮) : 연자육(蓮子肉), 맥문동(麥門冬), 복령(茯苓) 각 4, 인삼(人蔘), 차전자(車前子), 황금(黃芩) 각 3, 황기(黃芪), 지골피(地骨皮) 각 2, 감초(甘草) 1.5

청열해독탕(淸熱解鬱湯) : 치자(梔子), 창출(蒼朮) 각 3, 천궁(川芎), 향부자(香附子), 진피(陳皮) 각 2, 황련(黃連), 감초(甘草), 지각(枳殼) 각 1, 건강(乾薑) 0.5, 생강(生薑) 3.

청울화담탕(淸鬱化痰湯) : 진피(陳皮) 2, 반하(半夏) 3, 복령(茯苓) 3, 황련(黃連) 1.5, 치자(梔子) 2, 창출(蒼朮) 3, 천궁(川芎), 향부자(香附子), 축사(縮砂), 신곡(神麴), 산사자(山楂子), 목향(木香) 각 2, 감초(甘草) 1.5, 생강(生薑) 3.

청폐탕(淸肺湯) : 황금(黃芩), 길경(桔梗), 진피(陳皮), 상백피(桑白皮), 패모(貝母), 행인(杏仁), 치자(梔子), 천문동(天門冬), 대조(大棗), 죽여(竹茹) 각 2, 복령(茯苓), 당귀(當歸), 맥문동(麥門冬) 각 3, 오미자(五味子) 2, 생강(生薑) 2, 감초(甘草) 1.5

치두창일방(治頭瘡一方) : 연교(連翹), 창출(蒼朮), 천궁(川芎) 각 3, 방풍(防風), 인

동(忍冬) 각 2, 형개(荊芥), 감초(甘草), 홍화(紅花) 각 1, 대황(大黃) 0.5, 이것은 어린아이의 1일 양.

칠물강하탕(七物降下湯) : 당귀(當歸), 작약(芍藥), 천궁(川芎), 지황(地黃) 각 3, 조등(釣藤) 4, 황기(黃芪) 3, 황백(黃柏) 2.

[타]

탁리소독음(托裏消毒飮) : 인삼(人蔘), 천궁(川芎), 길경(桔梗), 백출(白朮), 작약(芍藥) 각 3, 당귀(當歸), 복령(茯苓) 각 5, 백지(白芷) 1, 조각(皂角) 2, 황기(黃芪), 금은화(金銀花) 각 1.5, 감초(甘草) 1

[파]

팔미환료(八味丸料) : 지황(地黃) 5, 산수유(山茱萸), 산약(山藥), 택사(澤瀉), 복령(茯苓), 목단피(牧丹皮) 각 3, 계지(桂枝), 부자(附子) 각 1.

평간류기음(平肝流氣飮) : 당귀(當歸), 반하(半夏), 복령(茯苓), 진피(陳皮) 각 3, 치자(梔子), 향부자(香附子), 작약(芍藥), 천궁(川芎), 시호(柴胡), 후박(厚朴) 각 2, 황련(黃連), 청피(靑皮), 오수유(吳茱萸), 감초(甘草) 각 1, 생강(生薑) 3.

평간음자(平肝飮子) : 방풍(防風), 지각(枳殼), 길경(桔梗), 계지(桂枝), 작약(芍藥) 각 2, 당귀(當歸), 천궁(川芎), 목향(木香), 인삼(人蔘), 귤피(橘皮), 감초(甘草), 빈랑(檳榔) 각 1, 생강(生薑) 3.

[하]

향소산(香蘇散) : 향부자(香附子) 4, 소엽(蘇葉) 1, 진피(陳皮) 2.5, 생강(生薑) 3, 감초(甘草) 1.

황기건중탕(黃芪健中湯) : 소건중탕(小建中湯)에 황기(黃芪) 4g을 더한다.

황련아교탕(黃連阿膠湯) : 황련(黃連) 3, 작약(芍藥) 2.5, 황금(黃芩) 2. 이상을 원칙대로 달여서 앙금을 제거하고 아교(阿膠) 3g을 넣어 다시 불 위에 놓고 아교를 잘 녹이고 나서 내려 놓고 조금 식힌 뒤에 계란 노른자를 한 개 넣고 잘 저어서 마신다.

황련해독탕(黃連解毒湯) : 황련(黃連) 1.5, 황금(黃芩) 3, 황백(黃柏) 1.5 치자(梔子) 2.

한방의 특질

지은이 오오츠카 게이세츠
옮긴이 김은하 · 변성희

초 판 1998년 1월 15일
2 쇄 2006년 8월 30일

펴낸이 손영일
펴낸곳 전파과학사
등록 1956. 7. 23. 제10-89호
서울 · 서대문구 연희2동 92-18
전화 333-8877 · 8855
팩시밀리 334-8092

* 잘못된 책은 바꿔 드립니다.

ISBN 89-7044-189-1 93510

www.s-wave.co.kr
e-mail:s-wave@s-wave.co.kr